U0121621

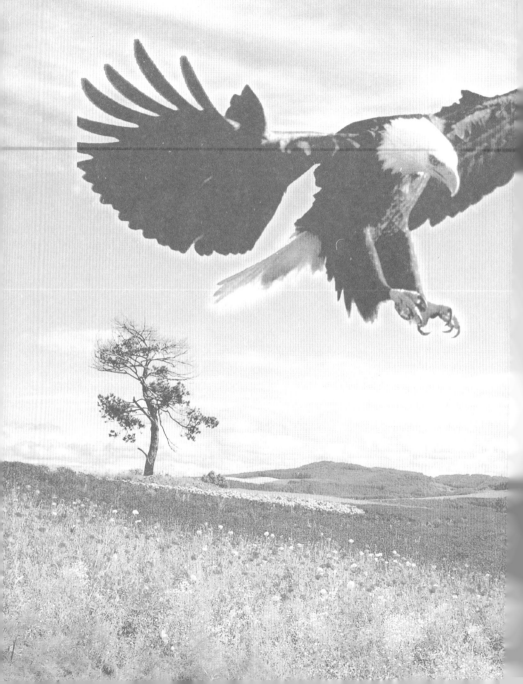

大展好書　好書大展
書香可書　冠群可期

大展好書　好書大展
品嘗好書　冠群可期

休閒保健叢書：34

《黃帝內經》
順時養生法

附 VCD

宋為民｜主編

品冠文化出版社

一卷在手，終生享用，

老幼皆宜，全家受益。

從生到死，均有論述，

規律生活，康壽可期！

知道者，法於陰陽，和於術數，食飲有節，起居有常，不妄作勞，故能形與神俱，而盡終其天年，度百歲乃去。

——《黃帝內經》

每個人的健康與壽命 60%取決於自己，15%取決於遺傳因素，10%取決於社會因素，8%取決於醫療條件，7%取決於氣候環境影響。

——世界衛生組織（WHO）

「以自然之道，養自然之身」

——華佗

本書能助你健康、長壽和少生病或不生病；

擇時服藥、擇時手術；

科學用腦提高工效、提高學習效率；

考試前幫孩子撥正生理時鐘；

助你出好成績：競賽中奪冠軍、拿金牌，考試出好成績；

生理時鐘優生、優育——助你生個健康、聰明的寶寶；

生理時鐘減肥——健康、有效、事半功倍；

與人相處和諧；

助你掌控科學的作息制度；

助你洲際旅行、宇航安全；

防止或減少交通事故等。

上述詳細內容本書均有闡述。

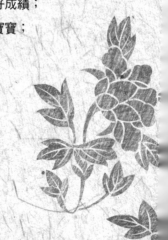

主　編　宋為民
副主編　陸月蓮
編著者（按姓氏筆畫排列）
　　　　宋為民　宋在興　初　悅
　　　　陸月蓮　繆愛琴
繪圖者　劉立克　劉美思　劉　實
　　　　林　玉　張　虹

內容提要

　　健康長壽是人類最美好的理想與願望，欲達此目的便要選擇最科學的養生法。順時養生法——以「自然之道，養自然之身」，這是筆者為之研究時間最長、最深入、內容最豐富、資料最齊全的養生新方法。它的要旨有三：

　　首先，日常生活方式需順應人體生理時鐘運轉的規律（該工作時工作，該休息時休息，該吃飯時吃飯）；

　　其次，儘量減少對生理時鐘的磨損，即不要逆生理時鐘而行，如不要熬夜等；

　　第三，當生理時鐘受損時，就要及時維修生理時鐘。即順應、保養、維修三層次的生理時鐘養生法。

　　本書除了闡述人體主要（睡眠、血壓、血糖、用腦等）的生物節律外，還對一日的養生、一年四季的養生、一生（關鍵期）的養生作了全面詳細的介紹。配有光盤，光盤中介紹了《黃帝內經》十二時辰養生法、《黃帝內經》二十四節氣養生法和《黃帝內經》經絡養生法。

　　當你讀完本書後，就會對養生有許多新的認識和感受；本書若能在你的健康長壽工程中，起到指導和啟發作用，那是對我們的最佳回報和獎賞！

作者簡介

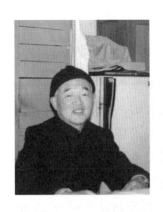

宋為民

宋為民（曾用名宋訓民）1957年畢業於山東大學生物系後留校任教，1959年晉陞講師，1973年調入江蘇農學院，後調入中國科學院中山植物園。1981年調入南京中醫藥大學。1982年晉陞副教授，1989年任教授，1996年退休。

曾任中國時間醫學會常務理事，江蘇省保健委員會委員、南京市老年學會、南京科普創作學會等常務理事、理事或顧問。退休後在金陵、華廈老年大學、電台、省電視台及南京軍區司令部將軍班等講授養生保健課，也是一位著名的養生專家。

專業及科普論著近57部，論文及科普文章近千篇。其中《康壽新觀——生理時鐘養生》一書獲全國優秀作品獎；《人生關鍵期保養大全》獲1998年江蘇省優秀作品獎；《健商（HQ）儲蓄你的生命》獲2003年江蘇省優秀作品獎，南京市科普創作協會特等獎。宋為民「健商在行動系列叢書」6本和宋為民「大健康系列叢書」6本均被授予「中國健康世紀行、全民家庭健康工程和中國自然醫學養生工程、家庭健康指導讀物」。再版書籍6本；多次印刷書籍6本。

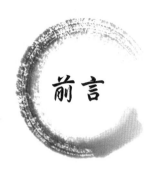

前言

　　順時養生，即人們所熟悉的生理時鐘養生、時間養生。目前已被一部分人所接受，成為他們日常生活中始至不逾的養生信條，這是十分可喜可賀的。但是，還沒有被絕大多數的人所接納，尤其是中青年人群，這也是我們撰寫本書和出版本書的宗旨所在，希望廣泛宣傳、推廣順時養生，使你的健康狀況和壽命都提升一個新台階。

　　順時養生（即生理時鐘養生）的提法雖然始於20世紀的中葉，但它卻與我國傳統醫學（中醫學）中的古老經典醫學名著──《黃帝內經》（以下簡稱《內經》）有著異曲同工之妙處。《內經》中的許多論述又被今天的現代科學手段所證實。這讓我們在驚嘆先人的聰明才智之餘，不得不佩服我們祖先的神奇與偉大，同時也使外國人不得不敬仰與垂慕中華文明的淵源長流。本書中所提及的僅僅是《內經》中的「滄海一粟」。有關養生中的許多內容還待我們日後到《黃帝內經》這個富礦中去挖掘。

　　人體生理時鐘，雖然是個無形的「鐘」，既看不見，也摸不著，但它卻支配和指揮著上百種人體生理、心理活動的「時刻表」。順時養生法以此為科學依據，要求人們

在起居、飲食、作息（勞作、休息）、學習、娛樂等方面順應生理時鐘的節律而運行。即該工作時工作，該睡覺時睡覺，該吃飯時吃飯……這是因為從開天闢地以來，生命（不僅是人）是在大自然中孕育、產生、進化、發展而形成的。自然界包括宇宙天體都有運動的節律，所以世上一切生命（包括植物、動物和人）也都有節律，這叫「天人相應」，是與生俱有的。即「日出而作，日落而息」的生活節律。

可是，自從愛迪生發明電燈以後，以及近現代蓬勃發展的科學技術引入生活──電影、電視、電腦、網絡、手機通訊……在極大地方便人們生活的同時，也大大地干擾了人們的作息規律。所以，當下有許多人的生活，背離了大自然和人體固有的自然規律。

該白天工作的卻在睡覺，到了夜晚該睡覺時，卻又在上網、看電視、過夜生活，甚至通宵達旦，不知不覺過著逆生理時鐘而行的生活。時間一長，便出現失眠、頭痛、食慾不振、心慌、緊張、血壓升高、記憶力衰退等症狀。許多老年病提前在中青年身上出現了。從亞健康狀態慢慢發展到疾病、衰老、癌症，甚至英年早逝。

因此，我們要大力提倡和宣傳順時養生法，這是一種以抓住、應用和發掘人體內因為主的一種新興養生法（縱觀現有的養生法，均為外因養生法）。

順時養生法既簡單易行，又具有無須另外花錢、花時間的特點和優勢。只需遵循時間概念，養成定時吃、喝、拉、撒、睡、作、息等良好的生活習慣。你投入的是有規律的生活，收穫的是終生享用的健、壽、智、樂、美、

德。也就是說，你只要遵循人體自然節律生活，勞逸適度，就能健健康康地活到百歲，圓你一個「百歲夢」。順時養生可讓你實現「樂無須絲竹，健不用醫藥」的良好效果。

另外，我們從長壽老人身上也可看到，他們長壽雖然各有「妙招」，可有一條是共同具有的，這就是「規律生活」。

本書的主要內容有 4 個方面：①順應您的生理時鐘——順時養生法，介紹逐日養生和四季養生；②保養生理時鐘；③維修生理時鐘；④把握您的「生命之鐘」——談人生關鍵期養生、延壽生理時鐘是人體的計時器，一旦停擺，生命即將不復存在，所以要保養好您的生命之鐘，首先就要從小或從現在起做到順時養生，如不得已有悖生理時鐘的行為發生，就要即時「保養」和「維修」您的生理時鐘。這方面的內容書中也一一向您作了介紹。

本書適合醫護專業人員和廣大不同階層、不同年齡的養生人士閱讀，語言通俗易懂，內容翔實可靠又貼近生活，是一本不可多得的養生讀物。

陸月蓮

目錄

第一章

順應生理時鐘──順時養生法

　　我國傳統醫學中的經典《黃帝內經》提出「天人合一」的著名論斷，相傳 2500 年而經久不衰，不僅歷朝歷代都用愈來愈多的內容充實其中，而且為國際養生者所接受，被視為博大精深。

　　闡述「天人合一」的論著也愈來愈豐富，有的已成為養生所遵循的圭臬。華佗提出的「以自然之道，養自然之身」，經過 20 世紀末的「轉世紀思考」，也成了國際上養生保健的最佳方法。

　　「天人合一」最通俗的解釋是：「天」即指自然環境，「人」即指人的心身；「合一」即二者必須和諧、統一。

　　我們所生活的環境是充滿有序節律的，並週而復始地出現，這便是晝夜交替，月盈月虧，年復一年的「日節律」、「月節律」和「年節律」。環境如此，人體也不例外。

　　現在已被發掘的節律有 100 多種，且被現代醫學的生理生化分析所驗證，即人體生理時鐘，它們的起伏波動與外界環境是如此的合拍協調。

這一切都是在生物進化過程中形成的，凡內外環境合拍的才得以生存、進化、繁衍昌盛；在進化中有許多不合拍或不夠合拍的便被淘汰、絕滅。

大自然「優勝劣汰」、「適者生存」的生物進化法則，無處不在提示我們順應生理時鐘養生才是養生的真諦和內核。如今科學愈進步，物質文明愈昌盛，仍需遵循這一自然法則，而不過時。

「以自然之道，養自然之身」的古訓，也就是按照人體生理時鐘的運動規律，來適應大自然的變化規律。「順應」的有力措施是「定時」，養成動力定型。

那麼，怎樣順應呢？

首先要順應對人體影響最大的節律環境，具體說應該適應以下四大節律：

1. 日節律（即晝夜變化律）

在此我們提出逐日養生內容，即吃喝拉撒睡，坐臥走動行都應遵循生理時鐘運行。

2. 月節律

萬物生長靠太陽，也靠月亮，月亮對人體生理的神秘作用也許你並不知曉。

3. 年節律

四季之更替、交換，大自然的春溫、夏熱、秋涼、冬寒，生物的春生、夏長、秋收、冬藏，人要透過養生達到春安、夏泰、秋吉、冬祥。

4. 人體生理時鐘節律（即人生關鍵期養生）

人的一生表現為：生、長、壯、老、已、死的變化過程。

꧁ 第一節・日鐘 ꧂

一、逐日養生

（一）《黃帝內經》十二時辰養生法古今詮釋

《黃帝內經》十二時辰養生法已相傳兩千多年。但由於那時科技不發達，社會進步遲緩，所列內容尚不夠豐富，先後次序不盡科學，動作不夠詳細、準確，但它畢竟沿襲了數千年，在廣大群眾中相承、相傳，有其合理、有效的一面。更可貴的是久遠年代前，我們的祖先早就確定了時間養生的概念和方法。

「因時制宜」是中醫學的三大法則之一，也是「天人合一」原理的具體運用。西方人驚異地發現，近代（20世紀 70 年代）興起的時間醫學，即生命科學中引入時空觀，其實早在兩千多年前的中國就已存在，十二時辰養生法就是它的代表。

1. **卯時（5：00—7：0＝0）**

見晨光披衣起床，叩齒 300 次，轉動兩肩，活動筋骨。先將兩手搓熱，擦鼻兩旁，熨摩兩目 6～7 遍；再將兩耳搓捲 6 遍；然後以兩手抱後腦，手心掩耳，用食指彈中指，擊腦後 24 次。最後去室外打太極拳或練其他拳術。

【點評】叩齒有許多好處，又以早晨叩齒效果最好，現仍應提倡，並作為一天中的第一件事。至於「然後去室外打太極拳」，要看具體情況，首先不宜太早，最好待日出之後，若遇霧霾天不宜去室外活動。

2. 辰時（7：00—9：00）

起床練功後，飲一杯白開水，用木梳梳頭髮百餘遍，有醒腦明目作用。

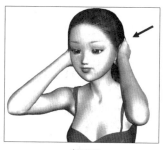
▲擊腦後

洗臉漱口，早餐。早餐宜食粥，宜素淡、宜飽。餐後，徐徐行走百步，邊走邊以手按摩腰部。老年人脾胃虛弱，輕微活動和按摩腹部可促進腸胃蠕動，增強消化能力。

【點評】現在提倡起床後即飲水，不要等練功後。現在早餐的食物要求營養豐富，如牛奶、雞蛋、豆漿、饅頭、蔬菜等。

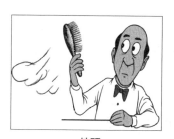
▲梳頭

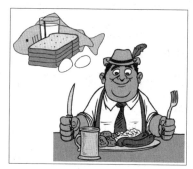
▲營養早餐

3. 巳時（9：00—11：00）

或讀書或理家或種菜、養花。疲倦時即閉目靜坐養神，或叩齒咽津數十口。不宜高聲與人長談，因為說話耗氣。老年人本來氣弱，所以須「寡言語以養氣」。

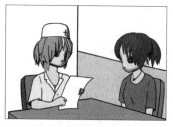
▲與人交談

【點評】相當於現在上班時間，不上班者屬理家時間。此時是用腦的最佳時段。另老人「寡言」也與現代提倡老人交友相悖，現提倡交友說話，否則更易誘發老年痴呆。

4. **午時（11：00—13：00）**

午餐應美食，非指山珍海味，而是求食物暖軟，不要吃生冷堅硬的食物，只吃八分飽。食後用茶漱口，滌去油膩，然後靜坐或午休。

【點評】此條均符合人體節律需求。

5. **未時（13：00—15：00）**

午睡或練氣功，或邀友弈棋，或瀏覽時事，或做家務。

【點評】「瀏覽時事」就是現代生活中看報、看電視，屬鍛鍊大腦範疇，十分必要。

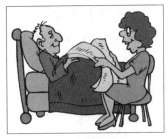
▲午休

6. **申時（15：00—17：00）**

此時或讀名人詩文，或練書法；或去田野綠地，或觀落霞、落日景色以怡情。

【點評】增加怡情、休閒內容均可。

7. **酉時（17：00—19：00）**

練動靜功一段。晚餐宜早、宜少，可飲酒一小杯，不可至醉。用熱水洗腳，有降火、活血、除濕之功效。晚漱口滌去飲食之毒氣殘物，以利口齒。

【點評】所論幾點都很重要。熱水洗腳，現在提倡在睡前洗腳。

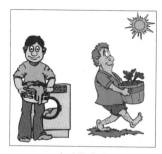

▲未時做家務

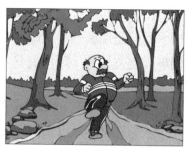

▲申時去田野賞景

8. 戌時（19：00—21：00）

練靜氣功，然後安眠。睡時宜右側，「睡如弓」。先睡心，後睡眼。即睡前什麼都不想，自然入睡。

【點評】現提倡晚練，除氣功還可散步有利睡眠。睡姿除「如弓」外，還可以不固定一種姿勢。

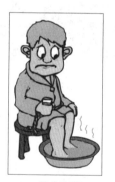

▲熱水洗腳

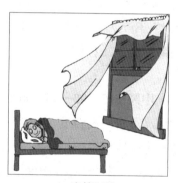

▲自然入睡

9. 亥子時（21：00—1：00）

安睡以養元氣，環境宜靜，排除干擾。「睡不厭蹴，覺不厭舒」，即睡時可屈膝而臥，醒時宜伸腳舒體，使血氣流通，不要只固定一種姿勢。

【點評】這裏強調提高睡眠品質。

10. 丑寅時（1：00—5：00）

此時為精氣發生之時，人以靜為寶，宜節制房事，但也不宜強制，60 歲以後可 20 日或 1 個月 1 次。

【點評】關於節制房事，現代更強調順其自然，隨人隨體質而宜。

（二）養生從清晨開始

1. 晨間養生

清晨是人體的多事時刻，對老年人尤為重要，也可稱為「危險時刻」。對於患有心腦血管疾病的人來說，簡直可稱為「鬼門關」，除了出現諸多不適症狀外，也會帶來許多微觀損傷，可為日後健康埋下「禍根」。所以，早晨養生顯得尤為重要。

(1) **醒後懶床 5 分鐘**　自然定時醒後，不要馬上起床。因為此時各種生理時鐘都處於急驟轉變過程，如血壓、脈搏、心跳、呼吸均在加快；體溫在升高，腎上腺激素等激素都在快速增加；而生長激素、催乳素、免疫功能（細胞免疫及體液免疫）等則快速下降。若立即起床，由臥位到坐位，再到下地行走，會使身體一時適應不了，而易出現血管破裂造成腦出血，或形成血栓（因此時血小板也比睡眠中增加）或眩暈等許多不測症狀。所以，懶床 5 分鐘是非常必要的，不僅老年人要如此，其他年齡段的人也應如此。

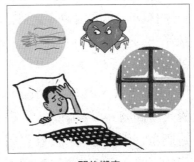

▲醒後懶床

(2) **心理沐浴** 就是給心靈洗個澡，增添愉快的心情，迎接新的一天的到來。古人云：「事不如意者常八九。」你看大千世界，人事紛紜，不如意者竟占了 80%～90%。一天中可能會遇到的人和事

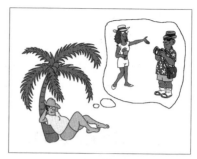

▲心理沐浴

「梳一下辮子」，做個預測，並想像最壞的結果是什麼，有了這一層思想準備，什麼都不怕了，可應對自如，心情就愉快了。由此可見，養生從一睜眼就開始了，它貫穿你生活的始終，每天從愉快中醒來，想想美好愉快的事在等著你去做，對健康十分有利。

(3) **床上養生** 在床上懶 5 分鐘時，除做心理沐浴外，還可在床上做些簡單的動作：

① **揉腹：** 用手掌貼於腹部，按順時針方向做圓形揉撫反覆多次，可促進腸蠕動，可克服便秘和腹瀉。揉腹和心理沐浴可同時進行。

② **乾洗臉、乾梳頭：** 先把雙手的手心搓熱，然後用雙手抹臉，力度適中，直到臉微熱止。再用雙手的四指當梳子來「梳頭」。可使臉上、頭上的血液循環加快，也有健腦作用。

③ **叩齒、提肛：** 叩齒，即上下牙相對運動叩擊出聲，可固齒、可健腦，因牙根、牙齦的神經十分豐富，透過刺激它們而達健腦固齒作用。提肛可防便秘、痔瘡。叩齒的同時，用唾液漱口並咽下反覆數次。

(4) 起床的學問

① 三個「半分鐘」：即坐起後停半分鐘，穿衣後將雙腿垂於床沿停半分鐘，立起後在床前站半分鐘，再邁步。這樣做可防止意外跌倒，尤其是老年人，在體位變動時，生理時鐘來不及適應這種劇變。

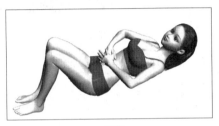

▲揉腹

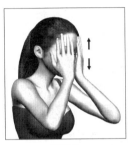

▲乾洗臉

② 喝水：儘早飲下早晨第一杯「生命之水」。它的主要作用：A. 儘快補充人體缺水狀況。經過一夜的消耗，水分已散失盡，如尿液的排泄、隱性汗液的蒸發（隨呼吸排出的水蒸氣）。B. 稀釋血液黏稠度，否則易形成血栓。C. 起內部洗滌作用，即讓體內毒素儘快隨尿液排出，清潔腸道，迎接新的一天的到來。

(5) 定時大便　早晨大便可最大限度地排出毒素。

(6) 定時進早餐與早餐革命　早餐一定要吃好，吃得及時。現在提出早餐革命，即早上營養儘量要全面，除了牛奶、豆漿、雞蛋等含有蛋白質外，還要有蔬菜、水果，再加上麵包、稀飯、包子、饅頭等（每日取 1～2 種即可）碳水化合物。有人說「早餐像皇帝，中餐像平民、晚上像乞丐」。這是反映一日三餐應該如此安排。但實際情況往往是倒過來了，晚餐像皇帝，早餐反而像乞丐，吃得簡簡

單單，有的甚至不吃東西就上班、上學，這是要不得的。

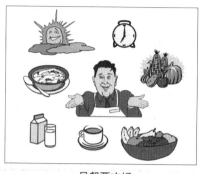

▲早餐要吃好

現在知道國人體質弱、效率差源於不吃早餐和早餐質量差。早餐具有這一天的體力和智力的開關作用，從頭一天晚餐到早餐之前，缺能的飢餓狀態長達十幾個小時，體內的能量與營養明顯不足，及時早餐，注重早餐內容顯得十分重要。

早餐怎樣革命？早餐的食物可分為五類：穀類、肉蛋類、奶類、豆類、蔬果類，食用其中的 4 類為最好，3 類為較好，2 類或少於 2 類為差。建議：牛奶（1 杯）＋雞蛋（1 個）＋麵包（數片）＋一些蔬果為好。

2. 晨間異常

夜晚人體多數節律低下，即中醫所說的「邪氣獨居於身」、「百病加重」，許多潛在的生理異常都會在清晨顯現出來。

(1) 清晨水腫　清晨水腫可能的疾病有：

① 心臟病或腎病：頭面部明顯水腫，特別是眼瞼腫，或伴有全身水腫，提示可能潛在腎臟或心臟疾病。

② 肝病：以下肢水腫為主，也可佈及全身。

③ 貧血：可伴有水腫為主，但程度較輕。

④ 營養缺乏、內分泌紊亂、腳氣病、過敏、妊娠等也都可能伴有清晨水腫。

(2) **清晨頭暈、頭痛**　有兩種可能：一種是患有頸椎骨質增生，壓迫頸動脈造成大腦神經、血管等供血不足而引發頭昏、頭暈；另一種情況則是血液黏稠度過高，患有高血脂症。

(3) **晨僵**　清晨醒來有人會感到全身關節、肌肉僵硬或肢體活動感覺障礙，或半邊肢體活動無力或麻木。有的經過下床活動後症狀逐漸消失，多數是血脂高，易形成血栓、中風等疾病。

(4) **清晨心慌、飢餓、伴疲乏**　清晨四五點鐘醒來後感到「餓得慌」（飢餓難忍），而且是非一般的飢餓、心慌和不適，並伴有疲乏無力，甚至出汗。經吃食物後症狀有所緩解，但仍有口乾舌燥想喝水的念頭。這種情況叫糖尿病黎明現象，是患有糖尿病者才有的。如沒有確診就要到醫院檢測確診、及時治療。

(5) **清晨失眠**　清晨 2～5 點即從夢中醒來，醒後又感到疲乏無力，頭腦不清醒，臨床上叫「清晨失眠」，主要見於各種抑鬱症和心理障礙者。抑鬱症的症狀特點是晨重晝輕。但也有一部分人是神經衰弱症所致。

(6) **黎明腹瀉**　有些人一到黎明就有拉稀腹瀉現象，俗稱「五更瀉」。可能與患有慢性腸炎或腸結核有關。

(7) **清晨咳嗽、咯痰、嗓子痛、鼻塞**　咳嗽咯痰是慢性支氣管炎、支氣管擴張的症狀。嗓子痛、鼻塞可能感冒了，可以先用非藥物方法治療，如按摩、食療等。

3. 晨間發病

許多疾病都有「旦慧、晝安、夕加、夜甚」的特點，因為「夜晚是邪氣獨占於身」，即許多生命節律都處於低

下狀態。到了早晨「大轉變」時期便會發病、加重。「多事時刻的黎明從不靜悄悄」。

(1) 腦中風　中風好發於清晨，重者倒地，輕者感到肢體不靈、失語、偏癱。多為缺血性腦中風，患者有高血壓、高血脂、動脈硬化等富貴病。

(2) 心力衰竭　各種嚴重的心臟病人，如冠心病、風濕性心臟病、肺心病等極易發生心力衰竭。

(3) 尿瀦留　多見於前列腺增生、前列腺炎的老人。原來就有尿頻、夜尿增多症狀，若酗酒或房事過頻就易誘發尿瀦留。

(4) 傾倒綜合徵　實際上是椎動脈──基底動脈在夜間短暫性缺血的特殊表現。

另外，還有些疾病也易在清晨發作，對於身體不適者要提高警惕，以免造成不可能挽回的損失。

（三）起居有序，食睡定時

1. 定時飲水

水是人體六大營養素之首，不可一日無此「君」。人若不吃飯，光喝水可維持 70 天左右，若不吃飯也不喝水，最多只能維持 7 天生命。水既是人體的組成部分，也是人體代謝、生化反應不可缺少的物質，體內代謝產物的輸送和毒物的排泄也要依靠水為載體來完成。所以，水對於健康

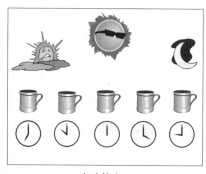

▲定時飲水

人體、養生、延壽有十分重要的作用。

(1) **定時飲水時間** 一天中有 4～5 個最佳飲水時間，分別為：晨起後，10 點，中午飯前，16 點，晚飯後或睡前。這些時間口不渴也應主動飲水。

(2) **飲水量** 根據各人的情況，一般每次飲 250 毫升，每天飲 2000～2500 毫升。

(3) **飲什麼水** 各種飲料都不能代替白開水，除白開水外還有淡茶。

喝水還具有美容、減肥、防衰等作用。

2. 定時午餐

午餐也叫正餐，是一天中最重要的一餐，理想的一天中膳食量的分配是：早餐 25%，中餐 40%，晚餐 25%，小吃（指兩餐之間上下午各進一次小餐）占 10%。因此，午餐不僅要定時，還要定量，要滿足口福的人此時可以多吃一點，但不要暴飲暴食。

就餐時還要保持愉快的心情，因為胃腸也是個「情緒器官」，心情愉快細嚼慢嚥有助消化吸收。而吃飯生悶氣是進餐大忌，為什麼人在悲傷時不思茶飯就是這個道理。這是一種自我性的「保護措施」，免得腸胃受損。

【飯後三忌】 一忌飯後一杯茶，二忌飯後一支菸，三忌飯後百步走。

茶會沖淡胃中的消化液，不利消化吸收，茶中的單寧酸會與食物中的蛋白質結合成固態不易吸收的物質。菸的危害自不必多說，飯後吸菸所吸入的有害物是平時的 5 倍。飯後百步走也不利健康，飽食後，血液流向腸胃幫助消化吸收，而走步是一種運動，除了消耗能量外，肌肉組

織還需足夠的血液補充，就會影響腸胃中的血流量的分佈，所以飯後應靜養，不宜走步。

3. 定時午睡

對生理時鐘的深入研究表明，人腦處於完全清醒狀態，只能維持 4～5 小時，除晚上有一個大的睡眠高峰外，在上午 9 點左右、中午 13 點左右、及下午 17 點左右，各有一個較明顯的睡眠高峰。這種一天 4 次的睡眠節律表現在嬰幼兒和老年人身上更為明顯，其中中午的睡眠高峰最為明顯。

午睡，在我國古已有之，還有專門論述「晝臥」、「晝寢」的書籍。我們自身的實踐也證明，每天 1 次午間小睡，確實對調劑身心、恢復精力大有裨益，對下午的工作、學習效率也有改善，能少出事故和差錯。凡有午睡習慣者，腦出血和心肌梗塞率比無午睡者低。

但也應注意：

⑴ 午睡要定時，有規律。不宜過長，長則 1～2 小時，短則 20 分鐘。

⑵ 注意午睡方式，最好躺著睡。

4. 定時暮練

晨練不如暮練。早晨各種節律都處於快速時期，而晨練又促進節律增快，這樣一來，生理時鐘處於快上加快的狀態，故不利於生理時鐘的保護。而暮練則可

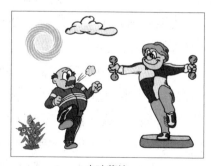

▲定時暮練

迴避這一矛盾。

5. 定時晚餐與晚餐誤區

「早好、中飽、晚少」是祖訓的進餐原則，如今又有多少人遵守？晚間一家人團聚了，豐盛的晚餐與早、中餐形成鮮明對比，也是造成肥胖的「土壤」。這與人體的消化鐘相悖（晚間，實際上從下午起人們吃進的食物多變為脂肪而貯存），正是這個原因，晚餐應儘量早吃、少吃。否則有以下諸多弊端：

(1) 睡眠品質不高，造成消化系統超時、超負荷工作，難以入睡；

(2) 導致肥胖；

(3) 血膽固醇上升；

(4) 低密度脂蛋白（LDL）升高；

(5) 可誘發糖尿病；

(6) 可誘發急性胰腺炎、膽結石；

(7) 誘發尿道結石；

(8) 腸癌部分被消化的蛋白質在細菌作用下產生有毒有害物，長期作用可致腸癌；

(9) 胃癌吃夜宵的人，胃癌發病率比不吃夜宵者高 4 倍；

(10) 早衰、早痴　飽食後會有一種昏昏欲睡的感覺。最新研究發現，這是一種稱為纖維芽細胞生長因子的物質在起作用，在大腦中含量比吃飯前增多數萬倍，是一種促使腦動脈硬化的重要因子。

晚餐誤區有三：

(1) **晚餐太晚**　有的家庭吃晚餐要在 20～21 點，甚至

22 點，其弊端已如前述。

(2) **膳食比例失調**　一定要堅持晚餐少吃的原則，一般一天當中三餐的分配比例是 3：4：3；也有人主張 4：4：2。

(3) **營養過剩**　高蛋白、高脂肪、高能量的攝取導致血管老化、疾病叢生，還會損傷心、肝、腦、腎等重要器官及引發腫瘤。影響睡眠品質促使惡夢發生。

6. 定時就寢

就寢時間可根據各人不同的情況定時。有人一到晚上 21 點就上床；有人才思伴著夜色來，21 點是黃金時刻。但不管如何，不要超過 24 點，22 點到 23 點就寢的人是多數。睡前要用熱水洗腳，解除一天之疲勞。

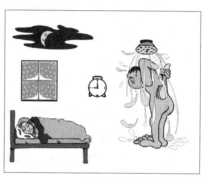

▲定時就寢

綜上所述，「起居有序，飲食有節，不妄勞作，故能形與神俱，而盡終其天年，度百歲乃去」。這句名言是取自《黃帝內經》，距今已千年之久而不過時，對我們今天的生活仍有指導意義，與新興的生理時鐘學說不謀而合，說明古人的智慧確實了不起。

除上述的定時覺醒、定時起床、定時進餐、定時午睡、定時飲水、定時就寢外，還有定時散步或鍛鍊，定時用腦等。

（四）多事的夜晚要當心

1. 夜晚病情易加重

中醫對於病情的變化有精闢的論述：「夫百病者，多以旦慧、晝安、夕加、夜甚。」這句話的大意是：各種疾病的病情變化常常是以下情形，人體正氣在早晨活躍，使病邪減退，叫作「旦慧」；中午時人體正氣更加旺盛，疾病暫時得到安靜，叫作「晝安」；傍晚正氣收斂、病勢不變重，叫作「夕加」；半夜正氣已經入臟，此時病勢最為嚴重，叫作「夜甚」。

醫院值夜班的醫護人員都有這樣的體會，當他們值夜班時，希望不出事，希望病人安安穩穩地過一夜，也不要有死亡發生。但卻偏偏相反，往往夜晚時病人病情加重，甚至死亡增加了。這是因為夜晚節律低下的緣故。

例如，結核病的發熱和盜汗等全身症狀夜晚加重，咯血和氣胸也多發於晚上。哮喘、青光眼的疼痛、腦血栓塞等常發生在夜晚的一定時間。有人測量 20 名正常大學生（男 10 人，女 10 人）的心電圖，在白天這 20 人的心電圖都正常；但夜間測量結果，竟有 6 人不正常，出現心律不整。因為此時人體的節律低下，這就提示：在夜晚做心電圖可提高心臟病的診斷率。

2. 夜晚——生與死的高峰時刻

孕婦分娩大多在夜晚。分娩主要是靠母體子宮肌的收縮而實現的，分娩時，產婦的子宮肌會產生有節律的陣陣收縮，其收縮的強度和頻率都會逐漸地增加，最後，導致嬰兒呱呱墜地。孕婦白天的活動增加胎兒對母體子宮的刺激作用。到傍晚，這種刺激作用便會達到高潮，從而促進

子宮進一步收縮，最後導致夜間分娩。

另外，人體激素的分泌有明顯的晝夜節律。例如，女子腦下垂體分泌的催產素數量，夜間多於白天，而催產素在妊娠後期可成功地引起分娩，這也是孕婦大多在夜間分娩的一個原因。

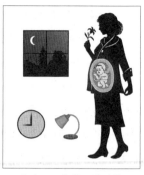

▲夜晚──生與死的高峰

夜晚也是病情加重和死亡的高峰時刻。有人對 107 例因患重症肝炎而死亡的病人的死亡時間進行統計，其中夜晚死亡 61 名，而白天死亡為 46 人，夜晚死亡者明顯多於白天。心源性哮喘、心律失常、心衰等疾病均發病於半夜，而多死亡在後半夜。

3. 夜晚節律低下夜班易出事故

上夜班的人最容易嗜睡，因為身體各部分的生理時鐘運轉到最低潮──「要求」休息（睡眠時）。此時，僅頭腦保持覺醒狀態，而其他節律仍要按其原有的節律進行「休息」，特別是天明前，此時人的警覺性最差，也最容易發生事故。

值夜班或三班制的人，由於短時間內生理時鐘節律頻繁地變動，在夜間警覺性差，動作協調性差。白天可能發現的想到的問題，在夜晚則可能發現不了或想不到，從而貽誤了病情的準確治療。再加上病人的生理時鐘此時也處於低潮。這兩種因素加在一起，便導致事故增多。這是值得夜班醫護人員密切注意的。

其實，不論什麼工作崗位，值夜班都存在生理時鐘低

下的問題。這就要求注
意克服。例如，白天好
好休息等。

**（五）夜班與「開夜
車」損傷你的生理時鐘**

**1.「開夜車」最遲
不要超過23點**

自從愛迪生發明電

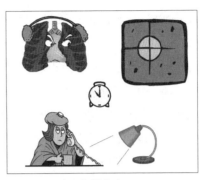

▲勿開夜車

燈以後，人們的工作時間隨之延長了，「開夜車」（熬夜）
也習以為常。但是人體生理時鐘的節律自古以來就已經形
成了定勢。例如，人體的腎上腺皮質激素的分泌節律，具
有晝高夜低的特性。當然它是多種激素的統稱，其中有掌
管無機鹽代謝的皮質激素、掌管糖代謝的糖皮質激素，還
有性激素。開夜車必然引起包括腎上腺皮質激素等在內的
各種激素分泌節律的紊亂，從而影響機體的健康。

「日出而作，日暮而息」的生活方式是順應生理時鐘
節律的，而開夜車是將覺醒與睡眠節律錯亂、顛倒，會導
致體溫、血壓、脈搏、激素分泌等一系列的生理指標發生
紊亂，神經系統的抑制與興奮發生失調。

據調查，人體在正常情況下，臨近睡眠時的工作效率
最低，此時2小時的工作效果，只相當於睡眠之後的20
分鐘。所以開夜車是「得不償失」的工作方式。如果一定
要開，千萬不要超過午夜11點。

中醫認為，子、丑時（23～1點為子時；1～3點為
丑時）是膽肝經當令。膽清則腦清，凡在子時前入睡者，
晨醒後頭腦清新，起色紅潤。反之，則面色青白，易生肝

膽之病。如膽囊炎、膽結石、肝炎等。女性的肝、膽有問題就出現經前綜合徵、經期紊亂等疾病，甚至造成氣血兩虛而出現貧血、面色晦黯、目倦神疲等症狀。

女性長期熬夜會比正常入睡的女性患乳腺癌機率高出40%。因為夜間燈光的影響，使人體內分泌褪黑素的抗氧化、抑制癌變細胞作用削弱。

現代科學也證明，機體的循環、神經、呼吸和內分泌系統在凌晨 0～3 點都處於「低潮」階段，此黃金時刻不入眠，健康必受損。若再堅持，對肝臟影響極大，尤其是有肝疾者，更不能輕易「開夜車」、熬夜。

2. 晝夜輪換班的節律衛生

現在有許多單位由於生產的連續性和工作性質決定，必須有一部分人在夜間上班。比如煉鋼廠、電廠、醫院……那麼上夜班的人會不會影響健康呢？事實證明，上夜班者只要主動撥好自己的生理時鐘，方可免受或少受影響。若不注意也會影響健康。

如有些人上完夜班下班後不抓緊時間休息，而上街買東西、約會、看電視、打撲克……這樣的人，當然要影響健康。

(1) 夜班對健康的損傷

有的人，由於生理節律顛倒，夜班後筋疲力盡，但回到家卻又無法入睡，這是因為人體內的自然睡眠週期不能適應的緣故。若在短時間內頻繁地更換日夜班次，就會出現此現象；如更換得不頻繁，反而相對要好些。

例如，在長期上夜班的工人中，只有 8%的人上班時感到睏倦。然而，如果每週更換班次，則有 60%的人上

班打瞌睡。那些頻繁更換日夜班次的工人，平時也顯得無精打采，而且經常病魔纏身，心臟病發病率比非輪班的工人高出 20%。這一情況應引起管理者注意而加以研究。

(2) 怎樣解決上述的健康問題呢？

① 提倡不要頻繁地輪換日夜班次。因為生理時鐘剛剛適應新的作息制度又要變動班次，對於醒睡鐘來講又要做新的調整，這樣下去永遠無法適應。而較長間換一次，或許剛換班的頭幾天會出現不適感，待適應新的作息後，有一段穩定的時間，這樣對健康的影響會小一些。

② 在具體制定輪班時間表時，不要採用逆時針方向輪班，而要合理地採用順時針的輪班。例如，上完一週早班後，轉而又要上一週夜班，然後又上一週中班。這樣安排正好是沿著逆時針方向輪班的。據研究逆時針輪班的人，適應性差。人們對順時針變化的適應要比對逆時針變化的適應快 50%。所以應改為如下的順時針順序：上 3 週早班，再上 3 週中班，然後上 3 週夜班。

(3) 夜班工作者應如何保護自己？

首先，要保證充足的睡眠。上夜班的人，應為自己制定一個夜班工作作息時刻表，睡眠時間應比上白班多 1～2 小時。例如，下午上 6 點到夜裏 2 點的班，睡眠可安排在 2 點半到早晨 7 點半，和中午 12 點半到下午 5

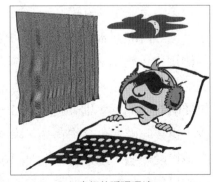

▲良好的睡眠環境

點。上後半夜班，睡眠可安排在上午 8 點半到 11 點半，和晚上 7 點到上班前半小時。

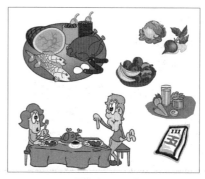

▲調節生理時鐘飲食

不僅要保證充足的睡眠時間，還要保證睡眠品質。科學研究告訴我們，3 小時的熟睡比 8 小時的淺睡效果要好得多。睡前不要喝濃茶、咖啡、抽菸，也不要過久地看書。可用熱水洗洗腳，有助於入睡。

睡眠環境應安靜、幽暗、空氣新鮮、溫度適宜。窗上掛起黑色或深色帷幔，或眼上蒙一黑布條，可起到鎮靜催眠作用。

其次，要保證充足的營養。夜班工作能量消耗較大，應適當增加優質蛋白質的攝入，如瘦肉、魚蝦、蛋類和豆製品。上夜班的人眼睛容易疲勞，故還要多供給富含維生素 A 的食物，如動物肝臟、蛋類、奶類、胡蘿蔔、韭菜、菠菜、南瓜、甘藷等。

美國芝加哥某實驗室，為從白天班轉入夜班的人設計了一種專門的週末飲食，來幫助他們適應體內生理時鐘節奏的變化，稱為「調節生理時鐘飲食」。星期五早餐、午餐吃高蛋白食品。晚餐吃高碳水化合物（糖類）食品。如果要喝咖啡的話，則要在下午 3～5 點之間。星期六吃得少，更要吃碳水化合物食品。除早晨外，不要喝咖啡，晚上睡得晚一些，星期天早上要起得遲一些，然後吃些高蛋白的早餐和午餐，晚上睡前吃高碳水化合物食品。

（六）一日之內也要講究「四季養生」

歷朝歷代的養生家均都強調，人的生活規律必須順應四季變化，以免引發疾病。在一年中，陽氣有一個生、長、收、藏的變化過程，我們度過的每一天也是一樣，根據陽氣的變化可分為：春、夏、秋、冬四季。

⑴ **晨起如春** 早晨起床，如漫漫冬日結束後陽氣開始生發的春季。此時養生的要點是：

一要經常運動，經過一夜休息，猶如人體經過一冬的蟄伏，陽氣開始生發，機體需要靠運動增加活力。

二要與春季養陽對應，用「春捂」來保護陽氣的不足，晨起鍛鍊也應注意保暖，否則易感風寒。

⑵ **日間如夏** 白天的工作、學習時間，正如陽氣充足的夏天，人的機體正處於高度興奮狀態，應充滿活力地投入到工作中去。吃過中午飯，正是陽氣由盛極向衰退轉化之時，因時正值午睡之時，若有條件，稍睡半小時至一小時，以恢復人體的疲勞感，為下午的工作積蓄更多的能量。

⑶ **暮時如秋** 太陽落山，氣溫開始下降，正如秋天由茂盛轉向蕭條，陽氣由「收」轉「藏」，應該順應「冬藏之理」，早些休息，使身心得到及時調整。

⑷ **入夜冬藏** 理論上是這樣要求，可是，現代人夜生活豐富多彩，經常有商務活動、夜間娛樂或加班熬夜，約有 1/3 的人在燈光下忙碌，他們與自然規律相悖，日久必影響健康。

一日的不同時段養生，猶如一年四季的養生，都有相通之處。

（七）健康作息時間表

這是國際養生所推薦的最新（2009 年）最健康的作息時間表供你參考使用。

7：30 起床 英國研究人員發現，那些在早上 5：22～7：21 起床的人，其血液中有一種能引起心臟病的物質，並且含量較高，因此，在 7：21 之後起床對身體健康更加有益。

醒後打開檯燈 這樣將會逐漸調整體內的生理時鐘，有助於進入醒來的生理時鐘模式。

起床後喝一杯水 醒後喝一杯白開水，可以及早結束缺水狀態，有利人體排毒和內臟洗滌。

7：30～8：00 刷牙 在早餐前刷牙，可使牙齒外面塗上一層含氟的保護層。

8：00～8：30 吃早飯 早飯可以幫助你維持血糖水平的穩定。早飯一定要吃好，所謂吃好，就是要有蛋白質、碳水化合物、蔬菜和水果。

8：30～9：00 避免運動 研究人員發現，早晨進行鍛鍊的運動員，更容易感染疾病，因為此時的免疫系統功能最弱。但是，每天走路上班的人，比那些久坐不運動的人患感冒的機率低 25%。

9：00 工作和學習 開始一天的工作或學習，這時處理較複雜的工作能力最強。

10：30 讓眼睛離開屏幕休息一下 如果你使用電腦工作，那麼每工作 1 小時，就讓眼睛休息 3 分鐘。

11：00 吃點水果 這是一種解決身體血糖下降的好方法。吃一個橙子或一些紅色水果，能補充鐵及維生素 C

的含量。

12：00 **在麵包上加一些豆類和疏菜** 這時你需要一頓可口的午餐。

13：00～14：00 **午休一會兒** 那些每天中午午休 30 分鐘或更長時間的人（每週至少午休 3 次），因心臟病死亡的機率可下降 37%。

16：00 **喝優酪乳** 在每天三餐之間喝些優酪乳，有利心臟健康和穩定血糖水平。

17：00～19：00 **鍛鍊身體** 根據生理時鐘的活動規律，這個時間是運動的最好時間。

19：30 **晚餐少吃點** 晚飯應以少而清淡的飲食為主，多吃會引起血糖升高，並增加消化系統的負擔，影響睡眠。

21：00 **看會兒電視** 看電視是放鬆一天的疲勞，但不宜躺在床上看，會影響睡眠品質。

22：30 **洗個溫水澡** 體溫適當降低有助於放鬆和入睡。

23：30 **上床睡覺** 正好享受 8 小時充足的睡眠。

二、特殊的日子也要撥正生理時鐘

（一）雙休日勿磨損生理時鐘

雙休日的出現是每週一次，即週節律，不過這個節律不在人體內部，而在外環境，或稱外關鍵期，把握不好就可引發疾病。所以，在特殊的日子裏更應注重順應生理時鐘及其保養。

1. 休閒——一柄身體健康的雙刃劍

會休閒就能有益身心健康，不會休閒就可能損害健康，使人病痛叢生，甚至早衰夭壽，因此，每個人都要學會科學的休閒。

培根說：人的差異在於休閒時間如何度過。因為休閒最見個性，是「個性釋放」的最易表現時機，最可見人的真偽善惡。

那麼，我們該怎樣休閒呢？一般人認為，休閒就是自由支配時間，愛幹什麼就幹什麼，毫無目的可言。其實休閒和幹事一樣總有個目的和標準，不能光憑高興、隨便。

首先，休閒要有健康這一標準和目標的確定，休閒內容和項目的選擇才會現出智慧。休閒不是為了放縱自己而忘掉健康。陶行知說：「適當的休息是健身的主要秘訣，千萬不可忽略」。「健康的體魄恢復時，智力和創造力就會再生的」（羅曼・羅蘭）。休閒的內容多多，一般選擇與工作有「互補」作用的休閒方式。如腦力勞動者，選擇運動類型的休閒方式或短程郊遊；體力勞動者則應選擇靜的腦力休閒，如打麻將、下棋等。

其次，從從容容才是真。

從容，也是休閒的一項標準，因為時間被工作、上班、學習緊張、焦慮所占據，休閒時儘量從容以對，即享受舒緩、平和、泰然、自若、大度、恬淡的生活方式。從容是一種強身益智的生活態度。「事從容則有餘味，人從容則有餘年」（洪應明《菜根譚》）。而「閒散無聊的生活，足以摧人早衰」（歌德）。

第三，「閒」不要過頭，不少人認為休閒就要盡興，

可是他們得到的卻是疲勞、懶散、心身皆累，因為「閒」過了頭，損害了生理時鐘的「準點」運轉。例如，打麻將適可而止，不一定非要盡興，否則就會出現麻將綜合徵，出現腰痠背痛、茶飯不思，甚至出現中風等疾病，那損失就大了。休閒也要有個「度」，這把雙刃劍使用好了對健康有利，使用不好有損健康。

2. 週末瘋狂，磨損「生物之鐘」

自從實行雙休日制以來，「休閒」就成了一個時髦話題和一種生活方式。可是，休閒是一把雙刃劍，它可以為康壽帶來健康，也可以帶來疾病。這害處從週末開始。

(1) 瘋狂度週末害莫大焉　許多人過週末是休而不閒，長時間地搓麻將、聚餐酗酒、豪飲無度、沒完沒了地「坐吧」、上網……直至深夜，甚至通宵達旦，美其名曰：現代生活新潮流。如此瘋狂休閒，打亂了正常生活的秩序，顛倒了「生命節律」，耗費了錢財，損壞了心神。更多的人誤認為週末就是放縱自己的日子。

(2) 生理時鐘磨損百病生　愛因斯坦說：「你能不能看到眼前的事物，決定你用什麼理論，理論決定你能看到什麼。」生理時鐘理論系統發現了人體生理時鐘規律，自人類誕生時它便伴隨著我們，存在於每個人的身上。但由於沒有理論，千百年來都熟視無睹。現在我們已經知道人的一切生理指標（已知 130 多種，它們關係到人體健康與壽命長短）在 24 小時中都呈波動狀態，呈現畫高夜低，如體溫、血壓等；也有一些節律是畫低夜高，如生長激素和腎上腺皮質素。

週末瘋狂帶來的是生理時鐘磨損和紊亂，一次磨損起

碼要 5～6 天才能恢復；上週的磨損尚未調整過來，下週的磨損又接踵而至。試想，一年有 50 多個雙休日，合 100 多天，幾乎占全年 1/3 的時間，這樣無度折騰，惡性循環，還能有健康與你相伴嗎？還能達延年益壽嗎？

世界衛生組織（WHO）莊嚴宣佈，21 世紀對人類最大的威脅不是艾滋病、癌症、瘟疫、核擴散，而是生活方式病（或生活習慣病），道理也在此。

⑶ 莫趕「新潮流」　「以自然之道，養自然之身」與生理時鐘養生不謀而合，提倡的是回歸自然，規律生活，吃要定時，睡要定時，玩要有度，這就是東方養生保健的精髓所在。雙休日、節假日人是放假了，可是生理時鐘並沒有放假。為什麼普普通通的農村人比城市人更長壽，因為他們過的是平靜地有規律的生活。所以，「趕潮流」對健康並不利，過去許多趕潮流者已經後悔了。

在這裏奉勸年輕的朋友們，要歡樂，更要康壽，把歡樂納入規律生活的軌道上來，獲得更高層次的歡樂——在歡樂中有健康相隨相伴；在健康中有歡樂相隨相伴。生理時鐘養生不是禁樂主義者，而是倡樂主義者。

3. 注意「星期一病」

「星期一病」是一組綜合徵，有三大類：

① 軀體方面表現為：疲勞、乏力、懶得動、做事拖拉、渾身沒勁、無精打采、面容呆板、目光呆滯、笑不出來、反應遲鈍。雖經充分休息（靜養、睡眠）也仍感疲乏，恢復不過來。

② 心理方面表現為：胸悶、心煩、無興趣感，理解力和藝術感染力下降，易怒，缺乏友好感，而敵意增加，

心裏空落落的，好像「所有的快樂和興趣都遠離自己而去，人們感到生活空虛，無聊和平淡，很多人會懷疑人生價值」（心理學家海‧克羅欣）。

③ 智力方面表現為：記憶力降低、易忘易記錯、思維遲鈍、辦事效率低下、易出事故、不願動腦子、做事敷衍、很長時間腦子清醒不過來。這些又可導致紀律鬆散、上班（課）遲到、打盹走神，還可導致生病、感冒、發燒、腹瀉、腹痛、頭痛、頭昏、血壓升高、噁心、嘔吐、食慾差、口乾、眼乾，還可引發心腦血管疾病、舊病復發或加重。

星期一病的易發人群以青少年、兒童居多，也有一部分中老年人。中青年，無論是大學生、機關幹部或企業員工，更會利用雙休日「瘋玩」。

筆者數次調查雙休日、節假日長假後第一天上課的大學生，疲乏、心煩、注意力不集中、聽課效率差、記憶力減退者，占 60%～70%。病假也明顯增多。

（二）節假日要保養生理時鐘

傳統節日包括兩個內容，一是有著中華民族悠久歷史、燦爛文化積澱的節日如春節、清明節、端午節、中秋節等。上述統計還不包括西方文化的「洋節」，如情人節。愚人節、聖誕節……其實還有許多被淡忘的傳統節日如元宵節、寒食節、重陽節等。重陽節已演變成老人節。還有七夕節，被稱為中國的情人節，既有現代人的人情味又有童話般的浪漫情調。

不管是哪一種節日，傳統也罷，現代也罷，都不能忘記「健康」兩個字。

1. 節日也要養生

從上面排列的我國當前的各種傳統節假日來看，幾乎占據了全年時間 1/3 還多，如果在這些日子裏只顧放縱、尋樂、晝夜顛倒、吃喝無節制⋯⋯那麼就失去了節假日的原有意義。

節日是為了讓原來緊繃的工作、學習的「弦」，放鬆一下，即是為了調節生活的節奏而設置的。如果不注意健康為目的休息，勢必走向其反面，就是損害健康。

2. 節日也要保養生理時鐘

過年是最長的節假日，若不注意，會造成人體生理時鐘更大的磨損。你放假，可生理時鐘並沒有放假。有人建議改「吃喝型」、「放縱型」度春節為「休閒型」、「充電型」（給健康充電）。為此建議春節仍要做到：

(1) **起、睡有度**　節日難免遲睡、遲起，但要有分寸，不要過分。不要晝夜顛倒的生活。

(2) **飲食有節**　春節是「吃」的 節，但吃得過多會造成熱量過剩、消化不良，甚至上吐下瀉。青少年最好不要喝酒、不抽菸。

(3) **玩、樂有譜**　不要沉湎於遊戲機、網吧、麻將、撲克、撞球，不要玩「玩中有賭、賭中有玩的遊戲。」記住：「保養生理時鐘，節日莫放鬆！」

3. 節假日綜合徵

節假日是一把「雙刃劍」，利弊相參。按說假

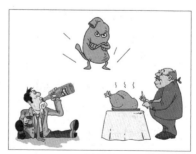

▲勿暴飲暴食

期、節日應是消除腦力疲勞，恢復體力和精力，調整情緒、心境的良好時機。但人們在如何度假上卻存在種種誤區，導致愉快、健康度假適得其反的結果。

更有許多事實證明，節假日後出現了「節假日綜合徵」。例如，體重猛增，體質下降，這種現象常見於學生放寒假之後。精神委靡，面黃肌瘦，甚至帶病返校或上班，這種現象常見於暑假之後。節假日一過普遍處於體質虛弱、疲乏，記憶力減退，注意力不集中，理解力下降，坐臥不寧，心神不定，失眠、健忘，手腳無措，易激動，藝術感染力降低等亞健康狀態。

為什麼會出現節假日綜合徵呢？其根本原因在於打亂了平時的生活規律，造成生理時鐘錯點所致，主要表現在以下幾點：

(1) **飲食不當** 節假日，腦力勞動減輕了，鍛鍊也放鬆了，能量消耗明顯減少。可是一日三餐卻比平時要豐富得多，尤其是節日，那就是比著「吃」，高蛋白、高脂肪、高糖，「三高」「一低」（纖維素低）是家常便飯，弄不好還要增加滋補品。於是節後出現發胖，體重增加也是司空見慣。如有暴飲暴食者，還會留下腸胃疾病，體質必然下降。

(2) **起居無常** 到節假日有許多人就喜歡進行「睡覺比賽」，晚上看電視、打麻將通宵達旦，白天睡覺，晝夜顛倒時常出現，攪亂了原來的醒—睡生理時鐘，幾天都順不過勁來。人體的許多生物節律都被打亂了，磨損生理時鐘節律帶來的後果就是亞健康。

(3) **迷戀影視、遊戲機等娛樂** 任何一種娛樂或遊戲

都玩到適可而止。一旦進入必迷戀,帶來後患,尤其是青少年,自控能力較差。

中老年人節假日都愛玩麻將,麻將有增智防老年痴呆的作用,但也應有度,不要得了「麻將綜合徵」:

① 精神高度集中,易導致神經衰弱的神經疾病,引發視力減退、頭暈目眩。

② 久坐不動易引發多種疾病。可致腰痛、肢體麻木、便秘、痔瘡等病。

③ 挑燈夜戰,飢餓了,麵包、餅乾狼吞虎嚥,食不知其味,使消化功能紊亂,或造成食慾不振、消化不良及潰瘍等消化系統疾病。

④ 賭場空氣渾濁,抽菸者抽菸,不抽菸的也是被動吸菸者。污染嚴重,易傳染疾病。麻將牌上帶菌帶毒,造成許多疾病交叉感染,如感冒、呼吸道疾病、肺結核、肝炎等。

⑤ 心理、情緒大起大落,影響血壓升高,心悸、失眠等,還會引發腦中風、心梗等意外疾病發生。

(4) 樂極生悲 節假日都是歡快喜氣的節日,可是一不小心就會引出樂極生悲的事件。上述麻將桌上老年人玩得時間長,或身體本來小有不適,加上情緒易激動,心腦血管患者極易發生心梗、腦中風。節日愛放爆竹的小孩,一不小心易引發炸傷事故也是常有的事。所以,還是悠著點為好。

(三)健健康康度長假

長假比較均勻地分散在一年 365 天中,有春節、清明節、中秋節、國慶日等,週而復始地出現在我們生活中,

若不好好地把握長假的節奏，有可能讓你的健康，出現這樣那樣的問題。

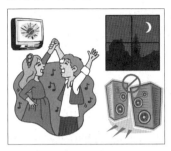
▲勿娛樂過度

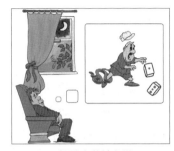
▲提防麻將綜合徵

1. 長假易發哪些疾病？

一般假期中，心血管、消化道、內分泌、呼吸系統、腎臟、肛腸等疾病明顯增多，其中以吃喝玩樂中打破了正常生活規律而誘發疾病的占絕大多數。

(1) **酒精中毒**　節假日親朋好友相聚，少不了推杯換盞，不加節制的飲酒是引起酒精中毒的直接原因。

【**主要症狀**】酒精中毒者除了嘔吐以外，還因神經興奮會有話多、言語不清、動作笨拙等表現。進入昏睡期後，一般表現為面色蒼白、口唇微紫、皮膚濕冷、體溫下降、瞳孔散大、脈搏快、呼吸緩慢、有鼾聲。

【**還可引發其他疾病**】

① 胃腸道出血：嘔吐物呈咖啡色或出現黑色大便，胃部劇烈疼痛，這是胃腸道出血的表現。

② 腦出血：有人多喝了幾杯酒，回家倒床就睡了，到了凌晨患者頭部的一側（或右或左）出現疼痛，隨後就嘔吐，嘔吐和頭痛的症狀加劇，到醫院經頭部 CT 檢查，出現錢幣大出血點。

③ 心肌梗塞：尤其在冬季，天氣越冷心肌梗塞的發生和飲酒的關係越密切。這是因為冬季飲酒後不能由出汗排出酒精，致使酒精在血液中的時間延長、濃度增高，引起血壓增高，而高血壓又誘發心臟血管痙攣，或使心臟小血管破裂，結果導致急性心肌梗塞的發生。

臨床醫生注意到，大約 30% 的上消化道出血與飲酒刺激有關；而冬季飲酒誘發的出血性疾病比夏季飲酒誘發的出血性疾病多十幾倍。冬季又是腦出血的集中時期，有 50%～60% 的腦出血集中發生在 12 月份和 1 月份。

【應對措施】避免空腹飲酒、過量飲酒、愁悶飲酒，更不要用手指刺激咽部來催吐，因為這樣會使腹腔內壓增高，導致十二指腸內容物逆流，而引發急性胰腺炎，十分危險。

⑵ 誘發胃病和急性胃腸炎等消化系統疾病 一名消化內科醫師在節假日後的一個上午要看 60 多個病號。患者大多是由於節日裏吃得太多、太好、太亂，甚至出現飢一頓、飽一頓、冷一頓、熱一頓的現象，胃腸功能嚴重紊亂，結果導致胃病復發、消化不良、膽囊炎發作、腹瀉等一系列消化系統疾病。

【主要症狀】噁心、嘔吐、腹痛、腹瀉、發熱等，嚴重者可出現脫水、休克。急性胃腸炎病人多是噁心、嘔吐在先，接著出現腹瀉，從一日 3～5 次，到一日數十次。暴飲暴食者，還可出現消化道（胃）穿孔。

【應對措施】一旦出現上述症狀，要送醫院診治，消炎、補液、休息。飲食以清淡為主。更主要的是在節日中，生活規律切勿打亂，吃清潔新鮮的食物。

(3) **心腦血管病** 長假期間，尤其是春節前後，心腦血管病人就診者增多，他們患有高血壓、腦血管梗塞或冠心病等。節日期間探親訪友或外出旅遊，加上飲食無度，高油脂、高糖、高蛋白食物攝入過多，都是誘發疾病的因素。有患者忘了平時該服的藥物，或由於氣候、情緒、勞累等因素的影響而誘發高血壓、腦梗、冠心病等疾病。這類患者占節日心腦血管門診病人的 70%多。

【症狀及應對措施】

① 一旦出現暈厥，要讓病人平躺在通風的地方，用力捏患者合谷穴（即虎口部位），如果不能清醒，要立即送往醫院。

② 高血壓患者發病後，要安慰病人，臥床休息。立刻服用降壓藥物。如果病人突然出現劇烈頭痛，伴有嘔吐，甚至意識障礙和肢體癱瘓，讓病人平臥，頭偏向一側，以免將嘔吐物吸入呼吸道。

③ 心臟病人發病時，揭開頸、胸、腰部比較緊的衣服，保持患者溫暖，用衣物或毛毯蓋好。立即打 119 急救電話。

(4) **糖尿病人嘴饞血糖飆升** 7 天長假聚會多、美食多，糖尿病人難免嘴饞，加上家人放鬆監督，再加上缺乏運動及過度愉快，必然引起病情加重。這類病人在節日內分泌門診中占到了 40%以上。

2. 換個心情度長假

國慶日、春節等假期，被人們稱作休閒、娛樂、旅遊、消費的「黃金週」，其實也是梳理心情、補充心理「營養」的黃金週。

⑴ **緊張快節奏的生活積攢了「負健康因子」** 特別在緊張的都市中生活的人，你有沒有感到平時做事「精力不足」、「容易被激惹」、「對生活缺乏信心和興趣」、「渴望逃離」、「與人與事處處充滿不滿情緒、甚至產生敵意」……這就是被心理專家稱為「負健康因子」。凡有負健康因子的人，猶如天空中的「雲」，會越積越多，直到形成「暴雨」，摧毀人的心理健康。所以要及時清除壓在心頭的「雲」，就要利用長假給自己「心靈」來個徹底放鬆、深度放鬆，過一個健康、有活力的假期。

⑵ **學做放鬆練習** 心理學家告訴我們：當個體（人）和環境不協調或產生衝突時，可以用兩個辦法來解決。

其一是改變自己，即調整個人的思維模式和情緒行為方式去適應環境；

其二是改變環境，努力營造適合自己的外在空間。而學習一下放鬆的技巧，就有助於徹底改變不良心情。

其目的是透過集中意會和自我引導來鬆弛交感神經，從而緩解焦慮、抑鬱等負性情緒，調整身心狀態。

具體做法：

第一步靜坐：盤腿而坐更好，意守丹田（即肚臍眼），頭腦裏暫不想任何事和人，要想就想愉快的事，保持心緒寧靜，進入下一步。

第二部冥想：即重新呈現親身經歷過的舒適輕鬆的畫面，如小溪或湖邊的垂釣、海灘上曬太

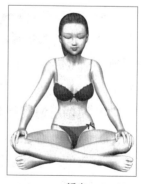

▲靜坐

陽，或漫步在田野、小村，或在竹林中挖筍……引導身體
進入愉快遐想的放鬆狀態。

第三步腹式呼吸訓練：緩慢地吸氣，把氣吸到腹部直
到腹部上浮，呼氣時儘量吐出肺腑部的餘氣，直到腹部癟
進去。這樣反覆有規律地呼吸，可讓心率逐漸減慢。

以上練習每天早晚各一次，每次 30 分鐘到 1 個小
時。學會這種放鬆技巧後，每到情緒緊張不安或無法自控
時，可以使用以上的放鬆辦法，達到心率正常、呼吸自
如、血壓平穩，軀體的緊張也自然而然趨向緩和。

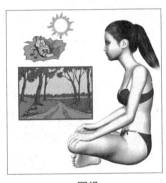

▲冥想

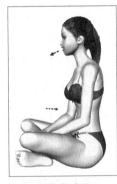

▲腹式呼吸

(3) 換個人際環境　通俗地說即轉換個人角色，會發
現許多未曾體驗過的樂趣。因為每天每個人生活在相同的
環境裏，感覺器官逐漸變得麻木了，心靈也變得越來越遲
鈍。重複單一的社會角色，一成不變的生活方式和習慣，
一成不變的思維模式，使人喪失了對生活的新鮮感和興
趣，而興趣恰恰是維持一定的心理張力，保持生活樂趣與
意義的基本因素之一。

如長期做領導工作的，改頭換面或微服私訪，做一回
普通百姓，體驗一下常人的不同生活。

3. 長假放鬆要有度

長假中有人打算外出旅遊、有人想補補平時缺少的運動、有人打算美美地吃上幾頓、還有人想補補睡眠。他們的打算並沒有什麼不對，關鍵在於一個「度」字。

(1) **要過個保健型長假**　國人度假有 5 種類型：勞碌型、吃喝型、娛樂型、休閒型和保健型。人們只知道放長假了休閒是主要的，很少人想到長假應該過個保健型的。筆者做過多年調查，發現長假過後，在注意力、理解力、疲乏感等方面，受到負面影響的人群占 70%。其中一個很重要的原因，就是假日裏過度放縱自己，打亂了原來正常的生理時鐘節律。過保健型假日，最重要的莫過於注意保持生理時鐘的節律不受影響。

(2) **飲食不能放假**　吃喝、美食是節日裏的重頭戲。有人暴飲暴食，無酒不成宴、無醉不成席的習俗目前還很盛行，所以節日中吃喝的問題真不少，平時能夠只吃 7～8 分飽的人，到了節日也放鬆了警惕。應該做到在放下筷子還想吃點時就離開桌子。

根據生理時鐘節律，尤其到了晚上不能多吃，可是許多宴請都安排在晚上吃喝，這樣吃下去的食物都被變成脂肪貯存起來，想不胖也不行，最終引來心血管等疾病。當然飲食對健康的影響不是立竿見影的，而有個日積月累的過程。工作可以有假期，吃飯不能放假。

(3) **睡眠缺覺、補覺都不科學**　節日期間人們對睡眠有截然不同的兩種態度：一是有意通宵達旦地玩樂，一是拚命地補覺。其實這兩種做法都是錯誤的。

熬夜的人，到了半夜，身體的機能已經降到谷底，硬

撐對人體的損害是可想而知的，日久便導致早衰。但是覺也不能多睡，很多人都有睡覺太多導致乏力、頭暈的經歷，究其原因，也是生理時鐘被破壞所致。所以，要順應「日出而作、日落而息」，與大自然合拍的生活節律是最科學的。

(4) **突擊運動無用甚至有害**　對於上班的人來講，平時因為工作而忽略了運動，於是，一到放假就把運動的願望提到日程上，覺得「動總比不動強」。殊不知，運動和吃飯一樣，必須「有恆、有序、有度」才行。一次運動對人的影響只能管 72 小時，所以提倡一週至少運動 3 次。突然大運動量，反而傷身體。透過假日培養一種良好的運動習慣，是個很好的辦法。

(5) **旅遊時心情比景點重要**　旅遊是節日中安排最多的方式之一。但是，很多人過於看重景點而忽視旅遊的目的是為了放鬆心情。根據自己的體力和精力，以不勞累為宜，否則也會有負面影響，尤其要以達到心情愉快，提高你的「玩商」（即用旅遊的愉快次數，除以旅遊次數）為目的者。如果每次旅遊後身體感覺都非常愉快，那麼玩商就等於「1」；如果 4 次旅遊，只有 2 次愉快，那麼玩商只有「05」。

總之，長假是過保健型的，娛樂、吃喝、運動、睡眠等放鬆節奏也應有個「度」。

三、《黃帝內經》十二時辰養生法

《黃帝內經》中說：「法於陰陽，和於術數，食飲有節，起居有常，不妄作勞，故能形與神俱，而盡終其天

年，度百歲乃去。」

這句話的意思是說，人如果能適應天地陰陽自然變化的規律，運用各種養生的方法，飲食有一定的節制，起居有一定的時間，不做過分的勞作，所以能使形體與精神都互相協調健康，而活到其生命能夠達到的年齡。

又說：「春夏養陽，秋冬養陰……逆其根，則伐其本，壞其真矣。故陰陽四時者，萬物之終始也；死生之本也，逆之則災害生，從之則苛疾不起，是謂得道。」意思是說，春夏之時重視保護陽氣，秋冬之節重視固護陰氣……違反這個規律，就破壞了生命的根本，摧殘身體元氣。因此，天地季節陰陽之氣的變化是萬物生長發育的根本，違背這個規律則會生病，順從這個規律則身體健康，這樣才是掌握了養生之道。

所以，不同季節，養生的方法不同；不同時間，也應根據身體氣血、經脈的運行情況，做與時相應的事情。

一天 24 小時分佈情況如下，每 2 小時為 1 個時辰，從子時（23 時）算起，分別為子、丑、寅、卯、辰、巳、午、未、申、酉、戌、亥。人體的十二個經脈在不同時辰裏，隨著氣血運行，也有不同的反應，十二經脈所主疾病不同，可以根據十二經脈所屬的時辰，選擇鍛鍊經脈，以治療和調理該經所主疾病，這樣，有利於防病和養生。

1. 子 時

《黃帝內經》云：「凡十一臟，取決於膽也。」說明凡身體其他臟腑，取決於膽氣的生發。也可以理解為膽如春天陽氣生發、夜半子時萌生，膽氣生發，則諸臟之氣生，猶如春暖花開，萬物生榮。膽氣不生，則影響諸臟而致

病，猶如有冬無春萬物不生。

五行	季節	方向	氣候	顏色	味道	臟	腑	五官	形體	情志
木	春	東	風	青	酸	肝	膽	目	筋	怒
火	夏	南	暑	赤	苦	心	小腸	舌	脈	喜
土	長夏	中	土濕	黃	甘	脾	胃	口	肉	思
金	秋	西	燥	白	辛	肺	大腸	鼻	皮毛	悲
水	冬	北	寒	黑	鹹	腎	膀胱	耳	骨	恐

▲五行與自然界、人休屬性歸類圖

(1) **子時應該做什麼** 子時處於夜裏 23 時到次日凌晨 1 時之間，中醫認為是膽經發揮作用的時間，膽氣開始生發。應該在此時進入睡眠狀態，如果此時不睡覺，尤其是準備高考的學生、工作壓力大的白領、樂於網路遊戲的網民，經常熬夜，就沒有辦法養好膽氣，就會耗散寶貴的休息時間。

(2) **膽經所主疾病** 口苦、目眩、瘧疾、頭痛、頜痛、目外眥痛、缺盆部痛以及腋下、胸脅肋、股外側至足四趾即本經循行部位疼痛。

(3) **膽經常用穴位** 瞳子髎、上關、懸厘、率谷、頭竅陰、完骨、陽白、頭臨泣、風池、肩井、日月、帶脈、環跳、風市、陽陵泉、光明、懸鐘、足臨泣、足竅陰等。

(4) **膽經鍛鍊方法** 膽經是目前很熱門的一條經，它在人體上循行的路線是最長的。膽經循行從外眼角瞳子髎穴開始，沿著人的頭部兩側，從人的身體兩個側面下來，

至腿外側到達腳部，終止於足四趾端足竅陰穴。因此，鍛鍊足四趾可使膽經得到改善，方法是坐在床上，伸直雙腿，用一軟繩，套在趾端，用手拉放 100 次即可，兩腳交替做。在繩的另一端結一小圈，用時套上，拉完取下，非常方便。

另外，膽經上有許多重要的穴位，如瞳子髎穴是治療眼部魚尾紋的特效穴；風池穴是止鼻塞、防近視的特效穴；肩井穴是治療頸肩不適、預防感冒的特效穴；陽陵泉穴是治療膽囊炎的特效穴等。

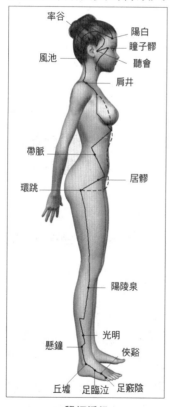

▲膽經循行

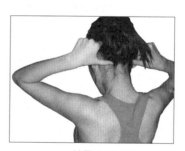

▲按風池穴

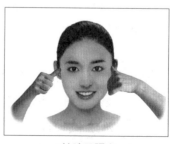

▲按瞳子髎穴

2. 丑 時

《黃帝內經》云：「故人臥血歸於肝，肝受血而能視，足受血而能步，掌受血而能握，指受血而能攝。」說明人在躺臥安靜的時候，血就歸於肝臟。肝臟貯藏了血液，所以目得到血就能看東西，足得到血就能行走，手得到血就能握物，手指得到血就能拿東西。

中醫認為，肝藏血，主疏洩、主筋、其華在爪，開竅於目。是指肝臟具有貯藏血液和循環血液的功能，能調理和疏通人體情緒、消化功能和氣血運行，主管四肢關節運動組織，使爪甲堅韌，並能使五臟六腑的精氣，由血脈運注於目。因此，如果肝血不足，肝臟功能弱，常表現為兩目昏花、鬱悶不樂、多疑善慮、胸脅脹痛、四肢麻木、筋肉拘攣、爪甲軟薄等。

(1) **丑時應該做什麼**　丑時處於凌晨 1 時到 3 時之間，中醫認為是肝經發揮作用的時間，是肝血進入新陳代謝的階段，應該在此時進入熟睡狀態，好好休息，讓血液在肝中儲藏和處理，排出有毒的物質，留住新鮮的血液。如果此時不睡覺，尤其是在此時喝酒的話，會對肝臟造成極大的影響，會影響肝臟的排毒工作，肝中的血不新鮮，就無法供給身體的各個部位，因此，經常熬夜的人會臉色不好，發青，就說明肝臟沒有休息好。

(2) **肝經所主疾病**　腰肋痛、胸滿、呃逆、遺尿、小便不利、疝氣、少腹腫痛、肋及腿內側至足大趾即本經循行部位疼痛。

(3) **肝經常用穴位**　行間、太衝、蠡溝、膝關、足五里、陰廉、章門、期門等。4肝經鍛鍊方法　肝經循行從

足大趾大敦穴開始，沿著足內踝，上行膝內側，沿著股部內側，進入陰毛中，繞過陰部，上達小腹，挾著胃旁，屬於肝臟，聯絡膽腑，向上通過橫膈，分佈於脅肋，沿著喉嚨的後面，進入鼻咽部，連接於「目系」（眼球聯繫於腦的部位），向上出於前額，與督脈會合於巔頂，終止於期門穴。因此，鍛鍊足大趾可使肝經得到改善，方法是坐在床上，伸直雙腿，用一軟繩套在足大趾端，用手拉放 100 次即可。在繩的另一端結一小圈，用時套上，拉完取下，非常方便。

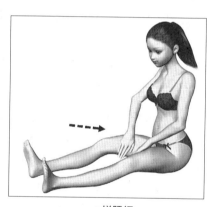

▲搓肝經

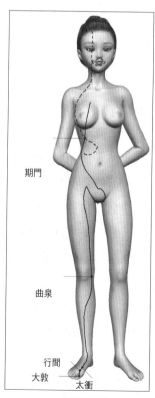

期門

曲泉

行間

大敦

太衝

▲肝經循行

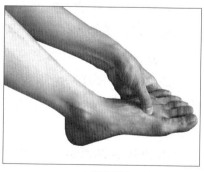

▲按太衝穴

另外，肝經上有許多重要的穴位，如行間穴是治療青光眼的特效穴；章門穴是治療胸脅痛的特效穴；期門穴是提高肝功能的特效穴等。

3. 寅 時

《黃帝內經》云：「肺者，氣之本，魄之處也；其華在毛，其充在皮，為陽中之太陰，通於秋氣。」說明肺是氣的根本，為魄所居之處，其榮華表現在毫毛，其充養的組織在皮膚，是陽中的太陰，與秋氣相通。

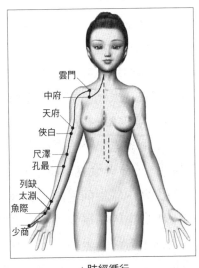

雲門
中府
天府
俠白
尺澤
孔最
列缺
太淵
魚際
少商

▲肺經循行

中醫認為，肺主氣、司呼吸，主宣發、外合皮毛，主肅降、通條水道，開竅於鼻。說明人體由肺，吸入自然界的清氣，呼出體內的濁氣，在肺氣的推動下使津液輸布全身，讓全身的水道通暢。因此，如果肺氣受阻或肺功能弱，則易患感冒、咳嗽、鼻塞、咽炎等呼吸系統疾患。

(1) **寅時應該做什麼** 寅時處於凌晨 3 時到 5 時之間，中醫認為是肺經發揮作用的時間，是前一時辰經過肝部新陳代謝的血液，此時運行到肺部，由肺部輸送到全身。此時，應該進入深睡眠狀態。有些老年人或體弱多病的人，由於身體氣血不足，此時會出現失眠或醒來的現象。有心臟病的人，此時最易誘發；有咳喘病的人，此時

會咳得很厲害。因此，建議老年人不要過早起床鍛鍊，心臟功能弱的人，也要晚些起床，而且起床時動作不要過於突然，應平穩地先坐起，再慢慢下地活動。

(2) **肺經所主疾病**　咳嗽、氣喘、氣短、咯血、傷風、胸部脹痛、喉痛、手臂內側前緣及肺經循行部位疼痛、肩臂部冷痛。

(3) **肺經常用穴位**　中府、雲門、天府、尺澤、孔最、列缺、太淵、魚際、少商等。

(4) **肺經鍛鍊方法**　肺經循行起於中府穴，向下聯絡大腸，迴繞過來沿著胃的上口，通過橫膈，屬於肺臟，從「肺系」（肺與喉嚨相聯繫的部位）橫行出來（中府），向下沿上臂內側到前臂內側前緣，經過魚際，沿著魚際的邊緣，出拇指內側端少商穴。因此，鍛鍊手拇指可使肺經得到改善，方法是坐在床上，兩臂向左右平伸，兩手握拳，拇指一伸一屈，算作 1 次，運動 100 次。也可將一手食指、中指相併，推另一手拇指外側，做 32 次。

另外，肺經上有許多重要的穴位，如尺澤穴是治療肩臂痛的特效穴；列缺穴是治療頭痛的特效穴；魚際穴是預防感冒的特效穴；少商穴是治療急性咽炎的特效穴等。

4. 卯 時

《黃帝內經》云：「夫胃、大腸、小腸、三焦、膀胱，

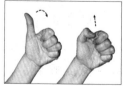

▲鍛鍊肺經

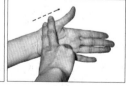

▲推擦肺經

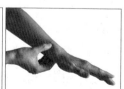

▲按列缺穴

此五者，天氣之所生也，其氣象天，故瀉而不藏。此受五臟濁氣，名曰傳化之腑，此不能久留，輸瀉者也。魄門亦為五臟使，水穀不得久藏。」說明胃、大腸、小腸、三焦、膀胱，這五種器官是秉承陽氣所生的，像天陽之氣運轉不息，所以主傳瀉而不貯藏。它們還能接受五臟濁氣，名為傳化之腑。濁氣不能長久停留，而應輸瀉。肛門也是五臟的役使，水穀糟粕不能長時間留藏。

又說：肺與大腸相表裏。說明若肺氣通暢，則大腸傳導正常，糞便排出順利；若肺氣不通，則津液不能下達，可見大便困難；若大腸實熱，腑氣不通，又可引起肺氣不利而喘咳胸滿。

(1) 卯時應該做什麼　卯時處於早晨 5 時到 7 時之間，中醫認為是大腸經發揮作用的時間，是前一時辰肺部

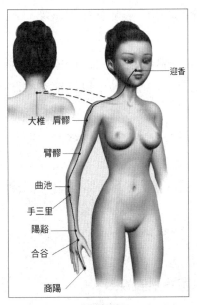

▲大腸經循行

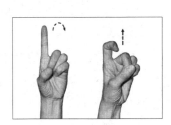

▲鍛鍊大腸經

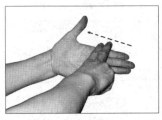

▲推大腸經

將血液輸送到全身之後,「喚醒」大腸,大腸在此時將人體前一天吸收的食物進行分類,把營養物質進行吸收,把糟粕毒素排出體外。

此時,應該進行排毒,即大便。一般來說,生活有規律的人,都在晨起後進行排便,這可是個良好的習慣。建議大家晨起後先喝一杯白開水,然後就去排便。有條件的話,可以在起床前做一套按摩操:

① **舒指**:醒來後不必急於睜開雙眼,可先舒張十指,一握一放。

② **浴面**:用雙手輕輕在面部做上下推擦洗臉狀,順序為:口角→鼻旁→前額→太陽→面頰→口角。如此反覆10次。

③ **熨目**:兩手掌相互摩擦,搓熱後將兩手掌心放置於兩眼上,使兩眼球有溫熱舒適感,並輕輕按壓眼球。如此反覆3次。

④ **點穴**:以中指指端依次點揉下列穴位:攢竹、迎香、太陽、下關、頰車。每穴大約20秒,以局部有酸脹感為佳。

⑤ **震天**:牙齒咬緊,單掌掌心在頭頂百會穴,做有節奏的輕重適宜的拍擊10次。

⑥ **擦胸**:以左手在右前胸從上到下橫擦5遍,然後用右手在左前胸同樣操作。

⑦ **摩腹**:以雙手相疊,以肚臍為中心,順時針方向摩腹20圈。

⑧ **擦腰**:以雙手掌上下擦熱兩側腰部。

⑨ **搓足**:以對側手掌小魚際擦熱足底湧泉穴。

⑩ **梳頭：**雙手十指微屈，以指端或指腹自前髮際向後髮際做梳埋頭髮的動作。如此反覆 15 次。最後叩齒起床。

⑵ **大腸經所主疾病**　腹痛、腸鳴、腹瀉、便秘、咽喉腫痛、手臂外側前緣及大腸經循行部位疼痛、熱腫或痛冷等症。

⑶ **大腸經常用穴位**　商陽、合谷、陽谿、手三里、曲池、肩 、巨骨、扶突、迎香等。

⑷ **大腸經鍛鍊方法**　大腸經循行起於食指端商陽穴，出合谷兩骨之間，循臂上行，到達肩部，進入鎖骨上窩，聯絡肺臟。另一條支線沿頸部上行至頰，入下齒中，還出挾口，交人中，上挾鼻孔，終止於迎香穴。因此，鍛鍊手食指可使大腸經得到改善，方法是坐在床上，兩臂向左右平伸，兩手握拳，食指一伸一屈，算作 1 次，運動100 次。也可將一手食指、中指相併，推另一手食指外側，從梢到根，做 32 次。

另外，大腸經上有許多重要的穴位，如合谷穴是保健、止痛、防病的大穴；商陽穴是治療暈厥的特效穴；曲池穴是退燒的特效穴；迎香穴是治療鼻炎的特效穴等。

5. 辰 時

《黃帝內經》云：「平人之常氣稟於胃，胃者平人之常氣也，人無胃氣曰逆，逆者死。」說明健康人的脈氣來源於胃，胃為水穀之海，乃人體氣血生化之源，所以胃氣為健康人之脈氣，如果人的脈息無胃氣，就是逆象，見逆象就是死脈。中醫認為，脾與胃相表裏，脾胃對飲食有受納、腐熟、消化、吸收及輸布的功能，為氣血生化之源。

脾主運化，以上升為順，胃主受納，以下降為宜，二者共同完成升清降濁的功能。

(1) **辰時應該做什麼** 辰時處於早晨 7 時到 9 時之間，中醫認為是胃經發揮作用的時間。此時，應該是吃早飯的時間。俗話說，早餐要吃好。現代人往往晚上熬夜，早晨起床較晚，急急忙忙去上班，經常不吃早餐，或胡亂對付一口了事，殊不知，長此以往，會引起嚴重的營養不良，還會導致膽囊疾病。中醫認為，脾胃為「後天之本」，胃氣的好與壞，關鍵在「養」，胃養好了，營養才能吸收，身體才能好。

(2) **胃經所主疾病** 腸鳴腹脹、水腫、胃痛、嘔吐、口渴、咽喉腫痛、鼻出血、胸部及膝髕等本經循行部位疼痛、熱病發狂等症。

(3) **胃經常用穴位** 四白、地倉、頰車、缺盆、乳根、天樞、梁丘、足三里、解谿、內庭等。

(4) **胃經鍛鍊方法** 胃經是一條很長的經絡，起於鼻翼兩側，上行至鼻根，向下沿鼻外側（承泣），循行經齒齦、環繞口唇，沿著腮部向上至耳前，沿著髮際，到達前額。面部支脈沿喉嚨進入鎖骨上窩，向下經胸、腹、下肢，一直到達足次趾尖（屬兌）。因此，經常拍打、搓揉足陽明胃經對腹脹、水腫、胃痛、嘔吐或消穀善飢、口渴、咽喉腫痛等有很好的效果，尤其是在早晨 7 時到 9 時拍打，對治療上述疾病有效。

方法是從足部前外側開始拍打，沿小腿向上至大腿，重點按揉內庭穴 60 下、拍打足三里 100 下，然後雙手掌同時揉搓腹前側，到達面部時，同時按揉四白穴 100 下。

再從面部向下拍打，反覆操作 2 次。

也可由鍛鍊足次趾來使胃經得到改善，方法是坐在床上，伸直雙腿，用一軟繩，套在足次趾端，用手拉放 100 次即可。在繩的另一端結一小圈，用時套上，拉完取下，非常方便。

另外，胃經上有許多重要的穴位，如四白穴是明目、緩解眼睛疲勞的特效穴；天樞穴是治療腹瀉的特效穴；足三里穴是保健、防病的大穴；頰車穴是治療牙痛的特效穴等。

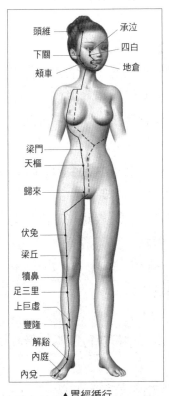

頭維　　承泣
下關　　四白
頰車　　地倉

梁門
天樞
歸來

伏兔
梁丘
犢鼻
足三里
上巨虛
豐隆
解谿
內庭
內兌

▲胃經循行

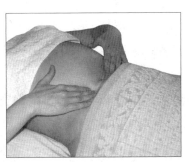

▲按天樞穴

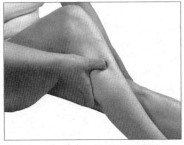

▲按足三里穴

6. 巳 時

《黃帝內經》云:「脾者土也,治中央,常以四時長四臟,各十八日寄治,不得獨主於時也。脾臟者,常著胃土之精也。土者,生萬物而法天地,故上下至頭足,不得主時也。」說明脾在五行屬土,在五方之中主中央,它在四季當中分別旺於四臟主治之時,所以為四臟之長,各於季終暫治十八日,所以脾不專主於一時。

脾臟貯藏胃的精氣,而為胃行其津液,以營養四肢百骸,脾土的這種作用,就好像天地養育萬物一樣,所以它能從上到下,從頭至足,輸送水穀精微,無處不到,而不專主於一時。

中醫認為,脾主運化,脾統血,主肌肉,脾胃對飲食有受納、腐熟、消化、吸收及輸布的功能,為氣血生化之源。早飯吃多了,不會發胖,因為有脾臟將其消化。如果脾失健運或脾功能弱,則會出現消化不良、腹脹、倦怠、消瘦、泄瀉、口唇淡白或萎黃等。

(1) 巳時應該做什麼 巳時處於上午 9 時到 11 時之間,中醫認為是脾經發揮作用的時間。此時,應該是工作和學習的最好時間,學生應該學習,上班族應該工作,老年人應該到戶外鍛鍊。另外,中醫講「脾開竅於口,其華在唇」,說明脾臟功能強的人,嘴唇應該是紅潤的,如果一個人嘴唇發白、乾裂,說明脾氣不足。

(2) 脾經所主疾病 胃脘痛、噯氣、腹脹、便溏、身重無力、嘴唇乾裂、下肢內側及本經循行部位腫脹、厥冷等。

(3) 脾經常用穴位 隱白、太白、公孫、三陰交、陰

陵泉、血海、衝門、大橫、大包等。

　　(4) **脾經鍛鍊方法**　起於足人趾末端隱白穴，沿著大趾內側赤白肉際，經過大趾本節後上行至內踝前面，再上腿肚，沿著脛骨後面，經膝股部內側前緣，進入腹部，屬於脾臟，聯絡胃，由橫膈上行，挾咽部兩旁，聯繫舌根，分散於舌下；胃部支脈向上通過橫膈，流注於心中，與手少陰心經相接，終止於大包穴。因此，經常拍打、搓揉足太陰脾經對心悸、癲狂、消穀善飢、腹脹、呵欠、顏黑、

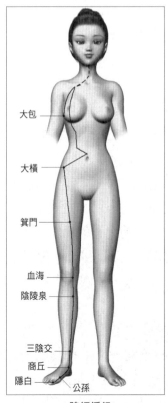

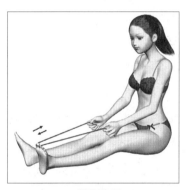

▲鍛鍊脾經

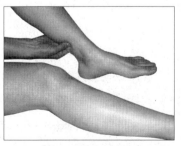

▲脾經循行

▲按三陰交穴

大腹水腫、尿黃、汗出、口眼斜等有很好的效果。

方法是從足大趾隱白穴開始揉搓，沿小腿內側向上至大腿，重點按揉三陰交、陰陵泉、血海穴各 60 下，然後雙手掌同時揉搓腹前側。再從腹部向下拍打，反覆操作 2 次。也可透過鍛鍊足大趾來使脾經得到改善，方法是坐在床上，伸直雙腿，用一軟繩，套在足大趾端，用手拉放 100 次即可。在繩的另一端結一小圈，用時套上，拉完取下，非常方便。

另外，脾經上有許多重要的穴位，如三陰交穴是治療更年期綜合徵的特效穴；大橫穴是治療腹瀉的特效穴；公孫穴是治療腰痛的特效穴；陰陵泉穴是治療腿痛的特效穴等。

7. 午 時

《黃帝內經》云：「心者，君主之官也，神明出焉。」說明心是人體的中樞，為君主之官，人的精神意識思維活動都是心的功能作用。

中醫認為，心主血脈，其華在面，主神志，開竅於舌。是指心有推動血液在脈道內運行的作用，血液是神志活動的主要物質基礎，心與舌關係密切，心的氣血上榮於舌，則能保持舌的紅潤光澤。如果心氣不足、心臟功能弱，則表現為脈弱、面色蒼白、心悸、失眠、多夢、健忘、舌上病變等。

(1) **午時應該做什麼**　午時處於中午 11 時到 13 時之間，中醫認為是心經發揮作用的時間，也是養心的好時候。午時應該小睡，古人云：「子時大睡、午時小憩。」此時午睡半小時，對於養心大有好處，能使下午乃至晚上

精力充沛。

(2) **心經所主疾病**　心痛、咽乾、口渴、目黃、上臂內側即本經循行部位疼痛、心跳過緩或過速等。

(3) **心經常用穴位**　極泉、少海、通里、神門、少府、少衝等。

(4) **心經鍛鍊方法**　起於心中，出屬「心系」（心與其他臟器相聯繫的部位），通過橫膈，聯絡小腸；「心系」

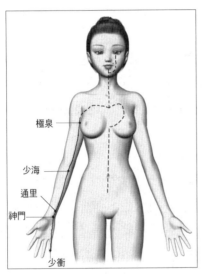

▲心經循行

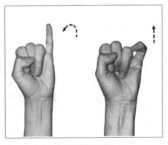

▲鍛鍊心經

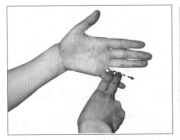

▲推擦心經

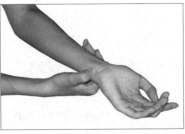

▲按神門穴

向上的脈：挾著咽喉上行，聯繫於「目系」（眼球聯繫於腦的部位）；「心系」直行的脈：上行於肺部，再向下出於腋窩部極泉穴，沿著上臂內側後緣，到達肘窩，沿前臂內側後緣，至掌後腕豆骨部，進入掌內，沿小指內側至末端少衝穴，與手太陽小腸經相接。因此，經常拍打、搓揉手臂內側的手少陰心經對緩解心臟疾病、口渴、目黃、脅痛等有很好的效果。

方法是從肩前開始拍打，沿上臂內側向下至小臂內側，直至手部，提拉極泉穴 100 下，按揉神門穴 50 下，再分別掐揉少府、少衝穴 100 下。再由手向上拍打，反覆操作 2 次。另外，推擦手指也可以很好地鍛鍊心經，一手食指、中指相併，推另一手小指橈側（靠近無名指側），從根到梢，做 32 次。

8. 未 時

《黃帝內經》云：「小腸者，受盛之官，化物出焉。」說明小腸的作用是將胃所傳下來的水穀，作進一步消化而分清別濁，清者由脾轉輸，濁者下注於大腸。由於小腸有分清別濁的作用，所以小腸有病，除影響消化吸收功能外，還會出現小便的異常。

中醫認為，心與小腸相表裏，即心與小腸通過經脈的相互絡屬構成表裏關係。如心經有火，可移熱於小腸，引起尿少、尿赤、排尿灼熱等。小腸經有問題，也會牽動心經，表現為心煩、舌紅舌赤、舌部糜爛等。

(1) 未時應該做什麼　未時處於下午 13 時到 15 時之間，中醫認為是小腸經發揮作用的時間，是將中午吃進去的食物進行消化的好時候。如果還沒有午睡，未時可以午

休，如果已經在前一個時辰午睡了，可以進行學習和工作，也可以下棋打牌，散步運動。

⑵ **小腸經所主疾病**　耳聾、目黃、嗌痛、頷、頰腫，肩、臑、肘臂外後廉痛。

⑶ **小腸經常用穴位**　少澤、前谷、後谿、腕骨、陽谷、養老、支正、小海、肩貞、臑俞、天宗、秉風、曲垣、肩外俞、肩中俞、天窗、天容、顴髎、聽宮。

⑷ **小腸經鍛鍊方法**　起於小指外側端少澤穴，沿著手背外側至腕部，直上沿著前臂外側後緣，經尺骨鷹嘴與肱骨內上髁之間，沿上臂外側後緣，出於肩關節，繞行肩胛部，交會於大椎（督脈），向下進入缺盆部，聯絡心臟，沿著食管通過橫膈，到達胃部，屬於小腸；缺盆部支脈：沿著頸部，上達面頰，至目外眥，轉入耳中聽宮穴。因此，經常拍打、搓揉手臂外側的手太陽小腸經對緩解咳嗽、氣喘、胸部脹滿、咽喉腫痛等有很好的效果。

方法是從手背開始拍打，沿小臂外側向上至上臂外側，直至肩部，在手指的少澤穴按揉 100 下，在手上養老穴掐揉 100 下，在後背的天宗穴輕揉 60 下。再由肩部向下拍打，反覆操作 2 次。另外，推擦手指也可以很好地鍛鍊小腸經，一手食指、中指相併，推另一手小指尺側（外側），從根到梢，做 32 次。

9. 申 時

《黃帝內經》云：「膀胱者，州都之官，津液藏焉，氣化則能出矣。」說明膀胱是水液聚會的地方，經過氣化作用，才能排出體外。膀胱的這種氣化作用與腎陽有關，腎陽不足，膀胱的氣化不利，可出現尿少、尿閉；腎陽不

足，膀胱失約，可出現遺溺、尿多。若濕熱下注膀胱，影響膀胱的氣化功能，則可出現尿頻、尿急，甚至尿閉等。

(1) **申時應該做什麼**　申時處於下午 15 時到 17 時之間，中醫認為是膀胱經發揮作用的時間，膀胱貯藏水液和津液，水液滿則將體內的廢物排出體外，津液可在體內循環。此時，應該多喝些水以瀉掉身上的火氣，千萬不要憋尿，一定要讓毒素儘快排出體外。

另外，膀胱經是從足到頭經過背部的一條最長的經脈，此時，氣血上輸於頭部，人的記憶力、注意力都很強，學習效率高，是讀書、學習、寫作的好時機。

(2) **膀胱經所主疾病**　小便不通、遺尿、癲狂、目痛、肩峰流淚、鼻塞多涕、頭痛以及頸、背、腰、臀部疼痛等。

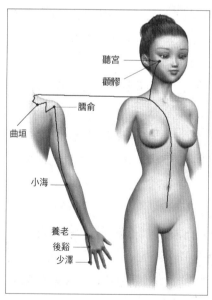

▲小腸經循行

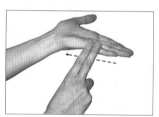

▲推擦小腸經

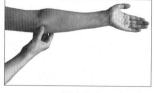

▲按小海穴

(3) **膀胱經常用穴位** 晴明、天柱、肺俞、心俞、肝俞、腎俞、承扶、委中、膏肓、承山、崑崙等。

(4) **膀胱經鍛鍊方法** 起於目內眥晴明穴，上額交會於巔頂（百會，屬督脈），從頭頂入裏聯絡於腦，回出分開下行項後，沿著肩胛部內側（兩條支脈），挾著脊柱，到達腰部，從脊旁肌肉進入體腔，聯絡腎臟，屬於膀胱，向下通過臀部，進入膕窩中，沿著大腿後外側，通過腓腸肌，出於足跟的後面，沿著第 5 蹠骨粗隆，至小趾外側端

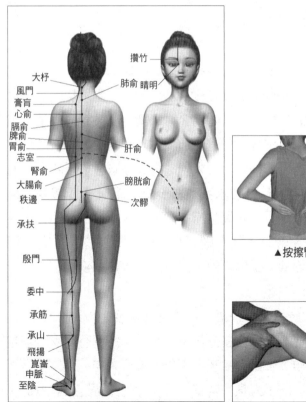

攢竹

肺俞 晴明

大杼
風門
膏肓
心俞
膈俞
脾俞
胃俞
志室
腎俞
大腸俞
秩邊
承扶
殷門
委中
承筋
承山
飛揚
崑崙
申脈
至陰

肝俞

膀胱俞

次髎

▲膀胱循行

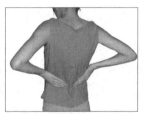

▲按擦腎俞穴

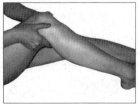

▲按捏委中穴

至陰穴。因此，經常拍打、搓揉膀胱經對遺尿、癲狂、目痛、鼻塞多涕、頭痛以及頸、臂、腰、股、臀部及下肢後側本經循行部位疼痛等有很好的效果。

方法是從足部前外側開始拍打，沿小腿向上至大腿，重點按揉睛明穴 60 下、攢竹穴 60 下，然後雙手掌同時揉搓後背，按揉肝俞、腎俞穴各 100 下。再從面部向下拍打，反覆操作 2 次。另外，鍛鍊足小趾可使膀胱經得到改善，方法是坐在床上，伸直雙腿，用一軟繩套在小趾端，用手拉放 100 次即可。在繩的另一端結一小圈，用時套上，拉完取下，非常方便。

10. 酉時

《黃帝內經》云：「腎為先天之根，藏生殖和五臟六腑之精。」說明腎是人體陰陽之本，主管生殖功能，貯藏五臟六腑的精華。中醫認為，腎藏精、主發育與生殖，主水，主納氣，主骨、生髓、通腦，其華在髮，開竅於耳及二陰。是指腎的精氣對於人體的生長發育有著至關重要的作用，腎能將體內的水液輸布全身，還有助於肺氣的運行，腎氣充足，則骨堅髓充，齒固腦明，髮澤耳聰，二便通暢。如果腎氣不足，則頭暈耳鳴、潮熱盜汗、尿頻尿急、腰膝痠軟、鬚髮早白，還可出現陽痿、遺精、不孕等生殖方面的問題。

(1) **酉時應該做什麼**　酉時處於傍晚 17 時到 19 時之間，中醫認為是腎經發揮作用的時間，這個時間應該是吃晚飯的時候，晚飯宜清談，不要吃大魚大肉，因為在早飯和午飯時已吃了大量的營養物質，此時，腎經正在把這些營養物質進行貯藏，以供身體使用。這個時候按摩腎經穴

位可補腎。

(2) **腎經所主疾病** 遺尿、小便不利、水腫、泄瀉、月經不調、痛經、遺精、陽痿、耳鳴、耳聾、咽喉腫痛、腰脊強痛、腘內廉痛、小腿內側痛、內踝腫痛、足跟痛等。

(3) **腎經常用穴位** 湧泉、太谿、照海、復溜、築賓、大赫、神封等。

(4) **腎經鍛鍊方法** 起於足底湧泉穴，出於舟骨粗隆下，沿內踝後，進入足跟，再向上行於腿肚內側，出腘窩的內側，向上行股內後緣，通向脊柱（長強，屬督脈），屬於腎臟，聯絡膀胱，從腎向上通過肝和橫膈，進入肺

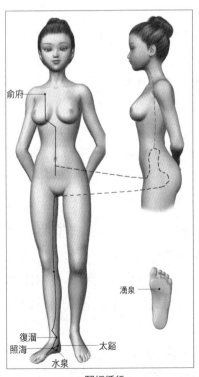

▲腎經循行

俞府
復溜
照海
水泉
太谿
湧泉

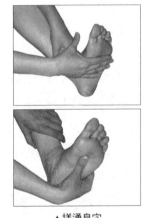

▲搓湧泉穴

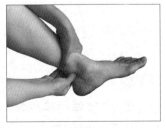

▲按太谿穴

中，止於胸部的俞府穴。因此，經常拍打、搓揉足少陰腎經對水腫、泄瀉、月經不調、痛經、遺精、陽痿、耳鳴、耳聾、咽喉腫痛、腰脊強痛等有很好的效果。

方法是從足底湧泉穴開始揉搓，沿小腿內側向上至大腿，重點按揉太谿、復溜穴各 60 下，然後雙手掌同時揉搓腹前側。再從腹部向下拍打，反覆操作 2 次。

另外，腎經在足心，鍛鍊方法：坐在床上，兩足相對，距離 10 公分，以手搓對側足心，由足趾到足跟 100 次。也可以一手握同側足趾，另手搓足心，以足趾到足跟往復算作 1 次，搓 50 次。

11. 戌 時

《黃帝內經》云：「故諸邪之在於心者，皆在於心之包絡。」心包即是心的外圍，故邪氣犯心，常先侵犯心包。實際上，心包受邪所出現的病症與心是一致的，如溫邪內陷，出現神志昏迷、說胡話等心神失常的症狀，稱為「熱入心包」。由於痰濁所致的神志模糊、意識障礙或神經錯亂的，稱為「痰迷心竅」或「痰濁蒙蔽心包」。

(1) 戌時應該做什麼　戌時處於晚上 19 時到 21 時之間，中醫認為是心包經發揮作用的時間，心包是心的外圍，可清除不利於心臟的邪氣，使心臟處於完好的狀態。此時，可以看看電視新聞或聽聽舒緩的音樂，然後出去散步，再用溫熱的水燙腳 30 分鐘，有條件的可以在水中加一些強健心臟的藥物，使心臟處於平和的狀態，為睡眠作好準備。

(2) 心包經所主疾病　心痛、胸悶、心悸、心煩、癲狂、腋腫、肘臂攣急、掌心發熱等症。

（3）**心包經常用穴位**　天池、曲澤、隙門、間使、內關、大陵、勞宮、中衝等。

（4）**心包經鍛鍊方法**　起於胸中天池穴，出屬心包絡，向下通過橫膈，從胸至腹依次聯絡上、中、下三焦；胸部支脈：沿著胸中，出於脅部，上行到腋窩中，沿上臂內側，進入肘窩中，向下行於前臂兩筋中間，進入掌中，沿著中指到指端中衝穴。因此，經常拍打、搓揉手臂內側的手厥陰心包經對心痛、胸悶、心悸、心煩、癲狂、腋

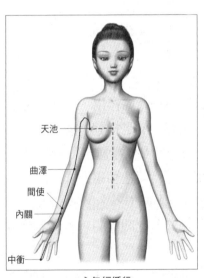

▲心包經循行

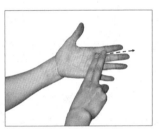

▲推擦心包經

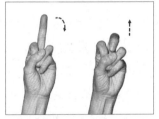

▲鍛鍊心包經

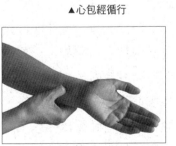

▲按內關穴

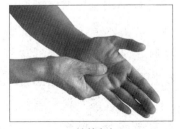

▲按勞宮穴

腫、肘臂攣急、掌心發熱等有很好的效果。

方法是從肩前開始拍打，沿上臂內側向下至小臂內側，直至手部，在曲澤、內關、勞宮穴處分別按揉 60 下，至中指中衝穴時掐揉 100 下。再由手向上拍打，反覆操作 2 次。另外，推擦手中指可使心包經得到改善，方法是將一手食指、中指相併，推另一手中指指面，從根到梢，做 32 次。

12. 亥　時

三焦是上焦、中焦、下焦的總稱，上焦指橫膈膜以上、咽喉以下，包括心肺等；中焦指橫膈膜以下至臍的一段，包括脾胃；下焦指臍以下的部位，包括肝、腎、膀胱等。《黃帝內經》云：「上焦如霧，中焦如漚，下焦如瀆。」上焦如霧是指心肺有輸布氣津的作用，這種作用如霧露的瀰散滋潤萬物一樣。中焦如漚是指脾胃消化、吸收轉輸水穀精微化生氣血津液的作用，這種作用如釀酒一樣。下焦如瀆是指腎與膀胱的運行津液和腸道排大便的作用，這種作用如排水渠道必須通暢一樣。在病理情況下，上焦病包括心肺的病變，中焦病包括脾胃的病變，下焦病主要指肝腎的病變。

(1) **亥時應該做什麼**　亥時處於晚上 21 時到 23 時之間，中醫認為是三焦經發揮作用的時間，三焦經能運行元氣，通調水道，所以，此時，應該保持心情平靜，千萬不要動氣，及時進入睡眠狀態。若此時神經處於興奮狀態，比如緊張學習、高談闊論，則會引發失眠；若此時生氣，則有損於五臟六腑；若此時入睡，則使百脈得以休息，能提高免疫力。兒童在此時入睡，則宜於生長發育，對身高

的生長有益；女性在此時入睡，能美容養顏，使皮膚靚麗；老人在此時入睡，能提高身體的防病能力。另外，此時夫妻燙燙腳，做些按摩，也是同房的好時間。

(2) **三焦經所主疾病**　胃脘痛、腹脹、嘔惡、噯氣、食不下、黃疸、小便不利、煩心、心痛、失眠、舌本強、股膝內腫、身體皆重。

(3) **三焦經常用穴位**　關衝、中渚、陽池、外關、支溝、天井、肩髎、翳風、角孫、耳門、絲竹空等。

(4) **三焦經鍛鍊方法**　起於無名指末端關衝穴，向上出於第4、5掌骨間，沿著腕背，出於前臂外側橈骨和尺骨之間，向上通過肘尖，沿上臂外側，上達肩部，向前進入缺盆部，聯絡心包，向下通過橫膈，從胸至腹，屬上、中、下三焦。胸中支脈：上走項部，沿耳後向上，進入耳

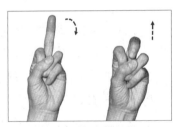

▲鍛鍊三焦經

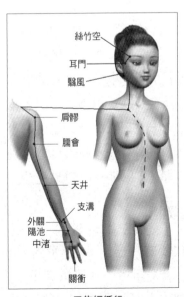

▲三焦經循行

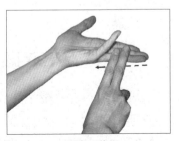

▲推擦三焦經

中，出走耳前，到達目外眥絲竹空穴。因此，經常拍打、搓揉手臂外側的手少陽三焦經對胃脘痛、腹脹、小便不利、心痛、失眠等有很好的效果。

方法是從手背開始拍打，沿小臂外側向上至上臂外側，直至肩部，在手指的關衝穴掐揉 100 下，在手上外關穴按揉 100 下，在肩髎穴輕揉 60 下。再由肩部向下拍打，反覆操作 2 次。另外，運動于無名指是鍛鍊三焦經的好辦法，方法是坐在床上，兩臂向左右平伸，兩手握拳，無名指一伸一屈，算作 1 次，運動 100 次。也可將一手食指、中指相併，推另一手無名指外側（靠近小指側），從根到梢，做 32 次。

第二節・月鐘

人體中還存在著以 30 天左右為一週期的生理節律，稱為月鐘。例如體重在 1 個月中有波動；疼痛的敏感性，在 1 個月中有幾天強，有幾天弱；男子鬍鬚的生長速度在 1 個月中，有幾天長得快些，有幾天則長得慢些；出生率在 1 個月中也有不同，滿月前後出生率最高，即出生的小孩最多。故有人說：月亮是個「助產士」。在新月時出生的小孩最少。受孕也有相同的情況，以滿月時最易受孕。

一、談談月亮與月經的奧秘

最顯著的「月鐘」要算女子的月經了。《黃帝內經》中就明確指出：「女子二七而天癸至……月事以時下。」「天癸」是指能夠促進生殖機能的物質。「月事」就是「月

經」。這句話的意思是說：女子到了 14 歲，就有生殖機能，按月來月經了。這裏的「月」是指太陰月，即從新月到滿月，再到新月，或稱一個「朔望月」，平均為 29.5 天。一項對 25 萬婦女的調查，其月經週期平均天數正好為 29.5 天。對個人而言，有 28～30 天為一週期的不等。

女子從青春期開始，在整個生育年齡中，卵巢和子宮內膜呈週期性變化。在每個週期中卵巢排出一個卵子。生殖週期中最明顯的變化是子宮內膜的週期性出血，即為月經，又稱為月經週期。為什麼會出現這種週期性的變化？它牽涉到四個層次的節律性的綜合結果。

1. 月經——四個層次節律的協調結果

(1) 月經週期中子宮內膜的變化 根據子宮內膜變化的情況，每個月經週期可分為三個時期，這三個時期呈週期性的重複：

①月經期：相當於月經週期的第 1～4 天。本期的特點是子宮內膜的出血與脫落，脫落的內膜分散脫落與血液相混而流出。

②增生期：這一期相當於月經週期的第 4～14 天，月經期殘存的內膜組織又開始排卵，排卵以後的卵泡形成黃體。

③分泌期：又稱黃體期，這一期相當於月經週期的第 15～28 天。此時，內膜進一步增厚，內膜中的腺體增大，有高度的分泌活動，黃體逐漸萎縮，內膜厚度突然減少。其中的血管（一種特殊的螺旋動脈）斷裂，血液流出，形成許多小血腫。

(2) 卵巢內分泌與月經週期 子宮內膜為什麼會有上

述週期性的變化？它直接接受卵巢內分泌的控制（也是卵巢、腺垂體和丘腦下部分泌的幾種激素相互作用的結果）。

卵巢內有許多卵泡，發育著的卵泡開始分泌雌激素。這種激素可使子宮內膜的腺體和上皮迅速增生。卵泡發育成熟時，它所分泌的大量雌激素達到高峰，它又引起另外一種激素——黃體生成素的釋放高峰，從而引起排卵。排卵後參與的細胞變成黃體。

黃體可大量分泌兩種激素：雌激素和孕激素，它們共同作用於子宮內膜，維持內膜的厚度。但若此時排出的卵沒有受精，則黃體便退化，孕激素突然下降，使子宮內膜退化，引起月經期。

(3) 腦垂體的作用　我們還可以再問：卵巢為什麼有上述的週期性變化呢？這是因為垂體分泌的兩種有關激素有週期性變化，即卵泡刺激素（FSH）和黃體生成素（LH）而引起的。顧名思義，卵泡刺激素可刺激卵巢中卵泡的發育；黃體生成素可促進卵巢中黃體的形成。若此二激素分泌不足，便可引起卵巢和黃體的退化，它們所分泌的雌激素和孕激素便也相應減少而不能維持子宮內膜的厚度，便形成了月經。這裏，可以看到各種生理時鐘之間配合得是多麼巧妙啊！

(4) 丘腦下部的調節　還有更巧妙的機構。我們還可以再問：為什麼垂體的激素分泌有週期性呢？近年來業已證明：丘腦下部的某些神經細胞能分泌多種化學物質，這些化學物質可以分別促進和抑制某些腺垂體激素的分泌。其中，丘腦下部分泌的一種激素叫作促性腺激素釋放激素

（GnRH）可以有節律性地促進垂體中的黃體生成素和促性腺激素的分泌。像多米諾骨牌一樣，引起垂體的激素有節律性，繼而又引起性腺激素的節律性，最後影響到子宮內膜的週期變化。現在認為，丘腦下部有「節律中心」，它不時地產生衝動，起到生理時鐘「發條」的作用，帶動下面各級「齒輪」的運轉。

從上面敘述可以看出，月經是分別由子宮內膜、卵巢、腺垂體和丘腦下部這四個層次的節律綜合作用所表現出來的生理現象。其四個層次的作用及相互關係可用下面的示意圖來表示。

2. 月經受月亮的影響最大

從整個人群來說，女性的月經週期為 29.5 天，這正好是一個太陰月又稱朔望月（新月─滿月─新月）。就是以月亮的圓缺變化為一個週期的計月單位。一個太陰月月大為 30 天，月小為 29 天，平均為 29.53 天。人的月經週期和太陰月相同，說明月經和月亮關係密切，受月亮的影響最大。在滿月和滿月前後是行經的高峰時間，即越靠近滿月，來月經的人數越多。

3. 安全度過經期

在月經週期中，不但子宮內膜有變化，同時也影響婦女的其他生理機能甚至情緒。例如，不少婦女脾氣變得急躁、易怒。醫學上稱為「經前綜合徵」。

月經中的生理機能低下，容易生病，或舊病復發。例如，對噪聲的敏感性比一般人要高；當苯、氨基和硝基化合物侵入經期中婦女的機體，就會引起比正常人加倍的反應。故經期中的婦女不宜在污染的環境中工作和生活。

4.「週期療法」治療不孕症

治療不孕症，西醫雖有不少辦法，但效果不理想。這方面，中醫卻有獨到之處。中醫對不孕症的週期療法也是一種「生理時鐘療法」。

中醫認為不孕的病因多由於「肝鬱氣滯，氣滯血瘀」以及「氣血不足，脾腎陰虛」所引起的，若能「氣血調

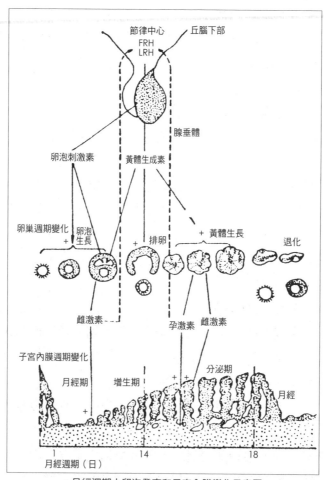

▲月經週期中卵泡發育和子宮內膜變化示意圖

和，陰陽平衡」，則月經自調，便可懷孕。週期療法就是在一個月經週期中，根據不同階段的生理、病理特點，擬定不同的治療原則及方藥，進行「序貫治療」。分四期：

(1) **經後期** 即行經後 5〜10 天，此期月經剛止，由於耗傷氣血，故此時主要是「氣血不足」。而氣血是月經的物質基礎，應以「補益氣血」為主，用經後「八珍湯」，於經淨後連服 5 劑。

(2) **排卵前期** 行經後 11〜14 天，這一階段是由陰轉入陽的過渡階段，應「活血調氣」，用「排卵毓麟珠」，於經後 10〜15 天中，連服 4 劑。

(3) **排卵後期** 行經後 15〜24 天，此階段為陽氣的旺盛時期，應「滋補腎陰」，用左歸丸，於經後 15〜24 天中，連服 5〜6 劑。

(4) **經前期** 經後 25〜28 天，月經即將來潮，應因勢利導，「以通為主」，用逍遙散加減，於經前 5 天，連服 3〜4 劑。

【**臨床證明**】週期療法，使許多不孕婦女「喜得貴子」。

5. 生物潮學說

現在要問，月亮為什麼會影響月經呢？國際上流行的看法是月亮與生物潮有密切關係。人體與地球表面相類似，水的含有量均達 80%。月亮對人體內的水分就像對海洋一樣產生潮汐影響。這種影響就叫生物潮。在滿月時，引潮力大，所以滿月時行經的婦女多。此外，月亮對人類行為和健康的影響在滿月時也會大些。比如情緒緊張、心臟病發病率增加、經血增多等。

月亮影響人的情緒。例如婦女在月經前情緒不好（又稱經前綜合徵），心情煩躁，易激動等。此時，做丈夫的更應體貼、理解，而不要針鋒相對。

月亮還影響嬰兒的出生。胎兒足月時，究竟什麼時候分娩，要看母親的生理時鐘節律。就一天說，出生率夜晚高於白天，又多集中在下半夜。有人總結 200 多萬例資料，發現自然分娩者從陣痛、破水到生產，主要集中在 0 時到 6 時，助產（藥物、器械和手術）或死產更多發生在中午。就一個月來說，月圓時出生率高，新月前後就低。大量調查表明，人的孕期從受孕之日算起，約為 9±0.01 朔望月，從末次月經算起，大約為 9±0.5 朔望月。可見，人的排卵大多在月滿之時。

中醫的「天人合一」理論，就是人體的節律與外界環境的節律一致（合一），而外界環境對人體影響最大的莫過於月亮。近期又有人提出「月人合一」。調查幾萬例孩子出生的時間，結果表明，1 個月中，出生率高的集中在 4 個時期——望、朔、上弦、下弦。這樣看來，月亮就好像是「助產婆婆」。

還有一個與月經有關的有趣現象，即人體的氣味也有節律性。1971 年曾有人（麥克刻林托克）報告一個耐人尋味的有趣現象：

在美國某大學的女生宿舍裏，新來住宿的女學生與同室中已住的女學生的月經來潮一致。經分析，原因是月經時女性身體氣味（這可是人類最早看到的外激素了）的作用。氣味來自皮膚中的汗腺、皮脂腺及腋下腺的分泌物及生殖器，特別是陰道的分泌物。腋下腺青春期開始分泌，

便顯示出男女性的氣味的差異，再加上來自陰道分泌物的氣味構成了女性的氣味。女性體內的激素分泌有週期性，形成了排卵和月經。激素又影響氣味，故女性氣味隨時間而不同。

有報告說，月經第 13～18 天之間，女人容易招蚊子。人體生理活動也受氣味的影響，同室女性月經來潮相同也是節律同步化所致。我國集體住宿的女性也有這種現象。說不定讀者中就有這種體驗。總之，我的大學生活中，如上述無異。

二、月亮——「溫柔」背後藏威力

1. 月亮的種種神祕

科學家們最近發現，曾經被人們譽為美麗、善良和溫柔的月亮，竟然還是一個「神祕殺手」。因為人們發現，在有月亮的夜晚，車禍的發生率明顯高於往常；月圓時，精神病患者的情緒變得比平時暴躁；一些相會的戀人，在月夜，也會控制不住自己的感情，而做出越軌的舉動。

科學家還發現，萬物生長不僅要靠太陽，也要靠月亮。月光能消除植物體內的死亡組織，使傷口癒合。在下弦月時採摘的水果和收割莊稼往往像經過了淨化一樣，有利於保存。

月亮為什麼會具有如此神祕的力量呢？原來月亮具有一種能殺菌消毒的射線，當這種射線照在人身上時會加速人體血液電解，使血液循環加快，從而使人更易衝動和激動。此外，月球的陰曆對緩解人們神經和肉體的高度緊張也具有一定作用。

2. 月亮充當「神祕殺手」

交通事故的發生除各種常規原因外，尚有一些「事故之謎」有待解開。從農曆看，一年中的望月、朔月、上弦月、下弦月，四種月相及其前後兩天。合計 147 天，占全年天數 40%。但事故發生率卻占全年事故的 76%以上。

據國外報導，1975—1986 年全世界嚴重火車事故共 13 次。這 13 次火車事故發生的日期、地點、死傷人數見表 1。

表 1　13 次嚴重火車事故情況表

事故發生時間 （年・月・日）	地點	死亡人數 （人）	受傷人數 （人）
1975.2.22	挪威　火車相撞	27	30
1975.6.8	德國　火車相撞	40	110
1976.11.2	波蘭　火車相撞	26	130
1977.6.27	德國　火車相撞	29	7
1978.4.15	威尼斯——羅馬火車相撞	50	100
1979.9.13	南斯拉夫　火車相撞	60	120
1980.8.19	波蘭　火車相撞	69	多人
1981.3.22	南斯拉夫兩節車廂脫軌掉河中	38	—
1982.9.22	瑞士火車與遊覽車相撞	29	—
1984.7.14	南斯拉夫　火車相撞	31	33
1985.8.31	法國　火車出軌	43	37
1986.2.8	加拿大　火車相撞	40	100
1986.5.18	美國　一列火車脫軌	—	120

13 次共計死亡 482 人，受傷 787 人（不完全），平均每次火車事故死亡 36.9 人，受傷 60.5 人。13 次事故發生的月相分佈：朔月前 2 次，上弦 4 次，望 2 次，下弦 1 次，不在四種月相的 3 次。

火車是穩定性、安全性最高的交通工具，雖然每次事

故出現都能找到當時當事人的主觀原因，但從統計學分析，天文因素更顯出典型性。四種月相所處的「危口」共出事故 10 次，占全年 40.25%的「危日」發生事故卻占 76.9%，而占近 60%的其他日期出事故只占 23.1%。天文因素透過人——「生物電」對機器的瞬時失控而起作用。

第三節‧年鐘——四季養生

感謝愛因斯坦給人類帶來了科學的時間概念，他劃時代的四維時空觀告訴我們：人類不但生活在空間裏，也生活在時間裏。地球在轉動，時間在流逝，萬物在變化。我們就生活在充滿變化的世界中。

一、四季養生要義

一年四季中，有春溫、夏熱、秋涼、冬寒；人及一切生命總是隨著四季氣象的變化，進行著春生、夏長、秋收、冬藏的節律變化，以便與大自然巧妙的安排相適應，即「天人合一」。

就是說養生也要因時制宜，「順應四時，適寒避暑」，而不違天時。「以自然之道，養自然之身」是傳統醫學之精髓。時令、季節、晝夜都是「天」、「自然之道」，反映到人體上與之相適應的就是節律。

諾貝爾獎得主，神經生理學家巴甫洛夫說：「生命活動中，最偉大的力量是節律。」人體節律已為新興的生理時鐘學說所證實，並用現代科學技術發現了 130 餘種生理、生化等「生理時鐘」。

　　陰曆（農曆）的 24 個節氣，均勻地分佈在一年當中，不僅能指導農業生產中的種、耕、管、收等，對人體的養生同樣有很大的指導意義，最好能熟記，以便隨時應用。它們一般固定的時間是在農曆每個月的 7 日或 8 日，和 22 日或 20 日出現一個節氣。為了便於記憶，我們把 24 個節氣編成下面順口溜：

　　（立）春雨（水）驚（蟄）春（分）清（明）穀（雨）天，（立）夏（小）滿芒（種）夏（至）暑（小暑、大暑）相連；（立）秋處（暑）白（露）秋（分）寒（露）霜降，（立）冬（小）雪（大）雪冬（至）小大寒（小寒、大寒）。

（一）四季氣候對健康的影響

　　氣候是某地域或某地區在太陽輻射下，由於地面和大氣環流的共同影響而形成的多年天氣綜合狀況的總稱。日照、氣溫、濕度、降水量是氣候的四大要素。

　　這些要素也是人們的生活條件和健康的主要外界因素。例如，氣溫的過高或低，或忽高忽低，對人體健康而言都十分不利。這就要求有個最適範圍。

1. 氣　溫

　　氣溫對人體的影響最顯著。根據不同的氣溫可將天氣分為 8 類。

　　極熱天氣：30℃以上；

　　熱天氣：21～30℃；

　　暖天氣：16～20℃；

　　涼天氣：11～15℃；

　　冷天氣：1～10℃

　　寒天氣：0～ -9℃；

大寒天氣：-10℃～-25℃

極寒天氣：-25℃以下。

氣溫是諸多因素中影響人體健康的一個重要因素。夏季的高溫氣候可使人體體溫調節發生障礙，從而出現頭暈、胸悶、口渴、大汗、噁心等症狀，這些都是中暑的表證。冬季的低溫環境，容易誘發冠心病、高血壓、老年慢性支氣管炎、肺氣腫、關節炎、青光眼等疾病。特別是寒流到來，突然降溫時容易發病或病情惡化。

寒冷的冬季是死亡的高峰季節，當平均氣溫在 15～25℃時，死亡人數最少。而當氣溫升高到 35℃以上時，死亡人數又會增加。由此可見，氣溫的高低對人的健康甚至壽命有著直接的影響。

2. 濕度

濕度，即空氣潮濕的程度，也就是空氣中的含水量，用相對濕度百分比來表示。它對人體的健康也有一定的影響。濕度上升時，人會變得煩躁不安，意外事故的發生率可增加 3%。

夏季三伏天，由於高溫、低壓、高濕度的作用，人體汗液不易排出，出汗後又不易被蒸發掉，因而使人煩躁不安、疲倦、食慾不振，容易發生胃病、腸炎、胃潰瘍、偏頭痛、皮疹、痱子等消化系統和皮膚類等疾病。

3. 氣壓

包圍地球表面的大氣層，以其本身的重量對地表產生的壓力，稱之為「氣壓」。氣壓越低，空氣的密度越小，人所吸入空氣的含氧量就越少。所以在低氣壓的情況下，人會感到憋氣、難受。

關節炎、風濕痛等患者對氣壓的變化更為敏感。氣壓突然降低，風濕性關節炎患者的疼痛就會加劇。有 80% 的心腦血管病患者的死亡事故是在氣壓突然下降時發生的。低氣壓下，還會使大腦興奮性增強，人不易入睡，休息不好，繼而造成腦功能失常，使人注意力不集中，辦事效率低，情緒低落。

4. 氣 流

空氣的流動形成氣流。空氣在水平方向移動時稱為「風」。相對比較均勻的大塊空氣（一般幾百千米到幾千千米）稱為「氣團」。兩個不同性質的氣團之間的交界區稱為「鋒」。

鋒附近的空氣運動得特別活躍，常形成雲集、降水區、大風、降濕、降溫和雷暴等劇烈天氣現象。

鋒對人體的影響為最惡。對於某些年老體弱者而言，在天氣發生惡劣變化以前，往往是他們生命的危險時刻，一些年老久病者容易在這時發生死亡。冷鋒在我國一年四季都會出現，尤其在冬季和初春更為常見。

風對神經系統的活動有明顯影響。溫和的風使人精神煥發，輕鬆舒適；持續強烈的風，可引起精神高度緊張；熱風使人抑鬱不適；寒風使人異常不快，甚至導致心絞痛發作。世界上很多地區時常出現乾熱風，使人頭痛噁心、煩躁、精神不集中，交通事故、工傷事故、犯罪率以及精神病發病率均有所增加。

5. 災難性氣候

風、雨、雷、雪等來得太猛、太急，會形成災害性氣象。如颱風，常常在洋面形成，而登陸後，襲擊沿海各

省，對農業生產、交通、建築、人民生活構成災害性損害，也對人類健康造成顯著的影響。

近年沙塵暴的襲擊，已成為春天的又一種災害性氣候。當災害性氣候來臨時，既要有思想準備，也要有物質準備。

綜上所述，各種氣象因素對人體造成各種各樣的影響，通常以低氣壓、濕熱、乾燥的空氣，對健康危害最大，當然災害性氣候更不能排除。

人體對所處環境中的各種氣象因素的反應，是以綜合作用所產生的反應來表現的。

6.人體舒適（度）指數

為了從氣象角度來評價大氣環境對人體的影響，根據人類機體與大氣環境之間熱交換而制定了生物氣象指標。科學家提出了考慮濕度、溫度及風等氣象因素在內的「溫

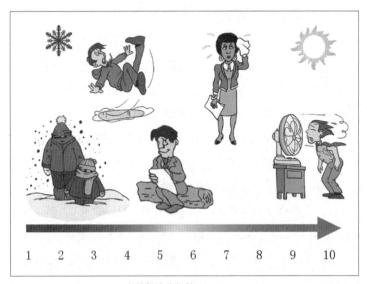

▲人體舒適度指數

濕指數」，即人體舒適度指數，用以綜合評價氣象條件為人們提供的舒適程度。

例如：在冬季陰冷潮濕的天氣裏，由於空氣吸收水分，導熱性增大，加速了人們機體的散熱，當氣溫低於皮膚溫度時，風又使機體散熱加快。風速每增加 1 米/秒，便會使人感到氣溫降低了 2～3℃，風越大，散熱就越快，人就越感到寒冷和不舒服。而當氣溫稍高於皮膚溫度時，如果氣流速度引起的散熱效果達到最佳狀態，你就會感到清風徐來，非常舒適；否則反而會使人排汗效果降低，感到悶熱和不適。

可見，人體舒適度不僅受氣溫影響，還受濕度、氣壓、光照、風速的影響。

例如，氣溫在 15℃ 左右時，即使空氣中的濕度較大，對人體的影響也微乎其微。但如果氣溫在 21～27℃ 時，濕度大了就會使人有一種悶熱感。

目前，一些地區的氣象台開始預報地區的人體舒適度，它是綜合氣溫、濕度、氣壓等因素，經過公式換算，得出人體「體感溫度」，這個體感溫度與一般意義上的溫度不同，由它再得出人體舒適度。

人體舒適度指數分為 10 級：1 級，寒冷，不舒適；2 級，較冷，大部分人不舒適；3 級，清涼，少部分人不舒適；4 級，偏涼，大部分人舒適；5、6 級，舒適；7 級，悶熱，少部分人不舒適；8 級，炎熱，大部分人不舒適；9 級，暑熱，不舒適；10 級，酷熱，很不舒適。

表 2 列出了常用的 7 級人體舒適度指數與氣溫和濕度的關係。

表2 人體舒適度指數與氣溫和濕度的關係

體感溫度	合適度指數	氣溫與相對濕度		
寒冷	1	<0℃ >80%	< -2℃ 70%～80%	< -5℃ < 70%
乾、偏涼	2	<5℃ <80%	<0℃ 50%，風力>4級	
多數人舒適	3	<5℃ 50%		
舒適	4	<14℃ <50%		
較熱	5	29～31℃ 70%～80%	23～30℃ <70%	
熱	6	>33℃ <60%	>35℃ >60%	
悶熱	7	>29℃ 80%	>31℃ 70%～80%	>37℃ <70%

7. 何種氣象條件人體最舒適

在氣象因素中對人體舒適影響最顯著的是溫度。但人體對冷熱的舒服感不能單從溫度來衡量。不同的人，因體質、皮膚和脂肪的情況以及所穿衣服的不同，對溫度的舒服感也不一致。除溫度外，還要考慮與氣溫有關的濕度、風等氣象條件的綜合作用，即人體舒適度是由這些綜合因素決定的。

為此科學家進行了一系列的實驗，得出的結論是：在冬季，體感溫度，即人體主觀上感覺最舒適的溫度是17.2～21.7℃。此時多數人感到舒適；夏季則為18.9～23.9℃，加上濕度、風速等綜合因素，就有下列三種情況：①氣溫17.7℃，相對濕度100%，風速為0（無風，0級）；②氣溫22.4℃，相對濕度75%，風速0.5米/秒（軟風，1級）；③氣溫25℃，相對濕度20%，風速25米/秒（輕風，2級）。這三種情況，人體都會同樣感到舒適，即人體舒適度相同。

在冬季，人們都更加關心天氣預報，據此來安排或調整自己的穿著或出行，其中最關心的還是氣溫，但即便如此，仍有許多人還是受了涼、生了病。這是因為忽略了風速及濕度。例如，有些人一聽預報氣溫是 -4℃，往往誤認為即使今天有 5 級大風，氣溫也還是 -4℃。其實，大風天氣風在不斷地刮，會不斷地迅速帶走人身上的許多熱量，人處於比 -4℃更寒冷得多的環境中，生理上所感受到的寒冷可達 -15℃。在低氣溫加上大風的天氣裏，僅用預報的氣溫一項指標已不足說明寒冷程度了，必須把風造成的增加人體寒冷的程度加進去，用相當的風寒溫度來表示，即當氣溫在-18℃以上，風速每增加 1 千米/小時（微風，3 級），人體感受到的溫度便降低了 0.345℃。

例如，氣溫為 -4℃，風速為 32 千米/小時（清風，5 級）時，近似的相當溫度是：-4℃ -32×0.345℃＝ -15℃。也就是說，此時的人體要抵抗-15℃的嚴寒，而不是 -4℃的輕寒。所以在關注天氣變化時，不僅要關註明天的氣溫是多少度，還要看風力大小，把風也算入寒冷程度，這樣就可使你少患感冒等風寒疾病。

（二）順應二十四節氣養生

「春看百花，秋看月，夏有涼風，冬有雪」。若無閒事攪心頭，一年四季樂悠悠。不管是春夏，還是秋冬都能找出快樂的理由。景還是這個景，就看你用什麼心情來觀察。

我國農曆有 24 個節氣，帶來鮮明的季節性，最好能熟記，以便應用方便。每個節氣相隔半個月左右，一般固定出現在農曆每個月的七、八日，和二十二、二十三日。

陽曆出現在每個月的 4、5、6 日和 19、20、21 日。

有人認為中國的曆法最能反映中國人的智慧，而不是四大發明和萬里長城，因為這一非物質文明與我們每天的生活都息息相關。它集中了歷朝歷代人民的智慧，經過幾千年人民不斷完善而成。這部曆法又叫「農曆」或叫「夏曆」。二十四節氣是農曆中很重要的部分，是根據太陽的位置劃分的。它起源於黃河流域，所以東西南北各地有一定的時差，不能一概而論。

二十四節氣也反映了陽氣（太陽）和陰氣（月亮）的消長關係，同時也能反映當時最重要的天氣現象。比如霜降，到了這一天就要下霜的，很準確，很神奇。

天人是相通的，天的寒熱溫涼必然反映到我們身上。因此，不但農耕要講節氣，在養生方面我們仍然要運用節氣。

春分和秋分，是陰陽之氣平穩之時，故晝夜均而寒暑平。春分之時，青草嫩芽充滿一派生機，人也應順應春天的氣息，踏青、旅遊。氣溫穩定在 10℃以上。

立夏是夏季的開始，萬物變得旺盛。當氣溫穩定在 22℃以上為夏季開始。立夏之時南方一些城市能達到這個溫度，而東北和西北部分地區此時相當於春季。

因此中國的二十四節氣具有鮮明的季節性，反映了天文、氣候、農業和物候等自然現象。如二分（春分、秋分），二至（夏至、冬至），四立（立春、立夏、立秋、立冬）均反映四季的變化；小暑、處暑、小寒、大寒，反映氣溫的變化；雨水、穀雨、白露、寒露、霜降、小雪、大雪，反映雨量與氣溫變化；驚蟄、清明、小滿、芒種，

反映物候現象的變化。所以，我國古代二十四節氣不僅客觀地反映了一年四季自然界的變化規律，同時，對農耕活動也具有廣泛的應用價值和指導意義。對於今天的保健養生。也同樣具有警示和順應作用。

中醫學中最顯著的特點之一是整體觀念。生理時鐘養生（如今被人們稱作是最高境界的養生）最大的特點是適時養生。這兩者均認為人體生活在自然環境中，必然受著自然界種種變化的影響。《內經》中說「人與天地相參與，與日月相應也」，則明確指出了人與自然有著密切的聯繫，人與環境有著統一的整體觀。

這種「天人相應」的關係，貫穿在人體醫學的生理、病理、診斷、治療、保健、養生等各個方面。尤其是養生保健方面，人應適時地順應節氣變化，才能達到預防疾病、保證健康的目的。所以，人們要對不同節氣的多發疾病有所瞭解，並加以防範。

立春前後，是生物體內激素變化最旺盛時期。人群中過敏性疾病增多，皮膚容易發癢或出現濕疹，鼻炎者病情加重。這時，人體內血液循環加快，易於上火，血壓升高，痔瘡患者易發生出血。

穀雨到立夏，是陽氣越來越旺盛時期，人體的頭、胸部血液循環加快，有些人會出現心悸、眩暈等不適症狀。有高血壓和心臟病的患者，此時不要停藥，有不適應及時就醫。

小滿、芒種到夏至，多為梅雨季節，乾性皮膚病患者，症狀有所改善；濕性皮膚病患者和風濕性關節炎者、久治不癒的神經痛患者，病情多數加重。

　　小暑、大暑到處暑，氣候轉熱，因過食冷食、冷飲或食了不潔食物，腹瀉和痢疾等腸胃病增多，有人（**特別是老人、小孩**）因炎熱而中暑。

　　白露到秋分期間，早晚溫差大，易患感冒和誘發鼻炎，慢性支氣管炎、咳嗽和哮喘往往會加重。

　　寒露、霜降到立冬，因受太平洋氣候影響，氣溫逐漸下降，哮喘病患者易發作和加重，慢性扁桃體炎患者易急性發作，咽喉紅腫疼痛，痔瘡也易發作和加重。

　　冬至到小寒、大寒。大寒是一年中最冷的季節，患有心臟病和高血壓的病人病情會加重，中風病人增多，也易引發凍瘡或凍傷。接近立春時又易出現皮膚瘙癢症狀。

二、春季養生

　　一年之計在於春。春，是最有誘惑力的字眼之一。一提到春，讓人聯想到冰雪消融、大地回春、萬物復甦的繁榮景象。「春種一粒粟，秋收萬顆籽」，春季養生具有全年效應。人的機體為適應大自然的變化，就需要注意春季養生的方方面面，並且起到全年養生的「開關作用」。

（一）春風惱人，春霧傷人，毒霾害人

1. 春風惱人的原因

　　春季是冬夏季風轉換交替的季節。太平洋的暖流與西伯利亞的寒流時常交匯於長江中下游地區。經常出現冷暖氣流互相爭雄，於是出現時寒時暖、乍陰乍晴、忽燥忽濕、變化無常的天氣特徵。

　　當冷暖氣團、東西氣流交替頻繁時，就出現 6 米/秒的大風，令人煩躁，並有礙正常思維和工作；2～3 米/秒

的風，可使春天散落
的花粉重新揚起，對
一些人產生過敏；而
低頻風（即人聲波），
對中樞神經有破壞作
用。所以，在多風時
易發生交通事故；精
神病患者自殺率在春

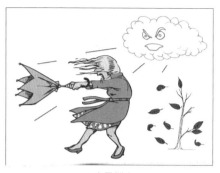

▲春風惱人

季也比其他季節高。颱風時，空氣中負離子大減，正離子
猛增，使人易緊張、壓抑、疲勞、易導致精神紊亂。

北方的春天多風沙。在有風沙的日子裏外出要戴上帽
子、手套、紗巾、防風鏡、口罩等。一是為了保護皮膚不
受風沙的侵襲和刺激，二是防止花粉過敏者，因此引發花
粉病。

2. 春霧為什麼傷人？

春天的霧傷人，這不是說別的季節的霧不傷人，其
實，凡霧都傷人，尤其在大氣環境污染十分嚴重的今天，
更要警惕「霧」對人的傷害。

對於霧的真面目，直到 20 世紀 80 年代，由美國紐約
州立大學採用多點採樣監測，並分析其化學組成才得出如
下結果：

霧水的酸度比雨水高 10～100 倍。霧滴中含有各種
酸、硫、鹽、胺、苯、酚、病原微生物和各種有害有毒
物，成分十分複雜。霧為什麼如此毒化？絕大部分的原因
是霧中含有大量的人類在生產活動中向大氣排放的包括燃
料燃燒時的煙氣、工廠生產中排放的廢氣、車輛、車船、

飛機行駛時排出的尾氣等。也有自然方面的原因，如火山爆發噴出的濃煙、海水的蒸發、動植物腐敗散發出的酸性物質的擴散等。總之，大氣中有什麼，它就有什麼。大氣中還有二氧化硫、三氧化硫、硫酸、氮氧化物、飄塵、一氧化碳、二氧化碳等污染物。

霧是一種懸浮在近地面的液態氣溶膠。離地面越近，附著的各種污染物越多。一些地區的春季，霧天可占全年霧日的 50%。一些城市和地區由於大氣污染嚴重，霧日出現的次數也有增無減。

由此可見，有霧的天氣不能外出鍛鍊，否則對呼吸系統不利。霧對心血管病患者和老年慢性支氣管炎、支氣管哮喘患者的危害極大。

3. 毒霾害人，害在看不見的 PM2.5 的小顆粒上

越來越多的天氣預報中聽到霧霾、灰霾、陰霾的天氣，這是因為在無風的日子裏，氣旋停止不動，而工業、汽車排放的許多污染物，呈煙霧狀懸浮在城市上空，形成霧霾。

PM2.5 是指空氣中懸浮的可吸入顆粒物，直徑小於或等於 2.5 微米的細小顆粒物。它還不到人頭髮的 1/20～1/28 粗，在人眼看不見的細小顆粒中，它可以攜帶大量有毒、有害物質，如有機污染物和重金屬，還可攜帶病毒、細菌，對人體健康造成極大危害，可引發呼吸道及心腦血管疾病。普通口罩並不能擋住它的入侵。

（二）衣食起居順應春之節拍

春季是桃紅柳綠、百花爭豔、萬物復甦、萌生的季節，在衣食起居上應如何順應春季的節拍呢？

1. 起居有常適當午睡消春困

中醫認為：起居有常能調養神氣，使人精力充沛，生命力旺盛；起臥無常，日久導致神氣受傷，精神委靡，對環境的適應能力及抵抗力下降。人的大腦不可能長時間處於興奮狀態，除了夜晚睡眠，長時間處於抑制狀態外，中午飽食後，也有一個明顯的抑制狀態。

尤其是春天，出現「春眠不覺曉」的春困現象。所以午睡就顯得格外重要，有助於消除春困、春乏。適當的戶外活動也有利解除春困。到郊外踏青，多呼吸新鮮空氣和負離子，都能幫你擺脫春困。

2. 「春捂」防春寒

俗話說「二八月亂穿衣」，又說：「二三月的天，孩兒臉，一天變三變」。這些都說明春天的天氣變化無常，衣著也要隨著天氣的冷暖變化而有增有減。王安石有詩云：「春日春風有時好，春日春風有時惡。不得春風花不開，花開又被風吹落。」乍暖還寒時，最容易感冒。所以要「春捂」。古人云：「吃了端午粽，才把棉衣送。」今天雖然不必等到端午送棉衣，但春捂還是必要的。

這裏「春捂」有兩層含義：一是乍暖春寒時，不能脫（減）得太快；二是經過漫長的一冬圍爐擁裘，人體對冷的適應能力下降了，尤其是抵抗力弱的老人和小孩，更應講究春捂。但是，春捂也不要捂過頭。捂出一身汗，被風一吹反而易感冒。還是要隨著氣溫的變化，隨時增減衣服。一般在氣溫 15℃ 以上時才可酌情減衣。

3. 春季飲食忌宜

(1) **宜葷素結合，食物多樣** 葷主要指雞、魚、肉、

蛋；素主要指蔬果類。葷素結合，以素為主。蔬果中含有豐富的礦物質、維生素和纖維素，後者具有疏通胃腸功能。一天中葷素的營養之比至少為 1：2。食物品種宜多樣，以防營養素的缺乏。

可選擇糯米、黃豆、核桃、芝麻等產熱食物以及富含氨基酸等優質蛋白質的魚蝦肉、牛肉、雞肉、雞蛋等食物，幫助人體抵禦春寒。

(2) **常食什錦菜，平安又健康**　什錦菜這裏指的是素什錦，即蔬菜的大雜燴。它充分發揮「營養的互補作用」。一般有綠色的芹菜、菠菜、薺菜；白色的冬筍、慈姑、藕；褐色的香菇、海帶、醃菜、鹹菜等；黃色的黃豆芽、金針菜等；紅色的胡蘿蔔、花生米；黑色的木耳等。蔬菜和乾貨入鍋一拌，既好吃又好看，不僅節日可製作，平時也可加工，是一款頗受眾人喜愛的菜餚，花錢不多，但費時費力。

(3) **春季食物宜甘平**　中醫認為春日肝炎旺盛，所以春天的飲食宜甘平，才符合抑肝火這一生理特點。多吃甘平食物，能增強脾的功能，脾抑肝，從而抑制肝火上升。例如小白菜、胡蘿蔔、菠菜、雞蛋、豆製品、雞肉、魚肉，以及馬蘭頭、蘆蒿等野菜都是符合「春宜甘平」原則的食物。而羊肉、狗肉等助肝火的食物不宜吃。

4. 春季養生一「動」三「不」原則

一「動」即要活動、運動。春天大自然陽氣開始升發，人體也要藉助這一自然特點，重點養陽。養陽的關鍵在於「動」，而切忌「靜」。

老年人應該積極到室外走走，呼吸新鮮空氣，尤其是

負離子，這是一種被稱為空氣維生素的帶有負電荷的離子狀態氧氣。樹林、泉水、噴泉、河流、田野中富含負離子。所以，春天提倡到郊外踏青、放風箏，均有助於提升陽氣。

三「不」是指一「不」食酸：春天飲食應「忌酸增甜」，因春天肝陽上亢，若再吃酸性食物，易導致肝氣過於旺盛，而肝旺又容易損傷脾胃。

二「不」發怒：春季是肝陽亢盛之時，情緒容易急躁，要做到心胸開闊，身心和諧。

三「不」妄為：老年人本來陽氣相對不足，春天是養陽的大好時機。如情慾妄動而房事較頻，則會耗氣傷精，進一步損傷陽氣。所以老年人在春天應適當節慾。

（三）春節流行病及其預防

俗話說：「百草回芽，百病易發。」春天也是一個好發病的季節，除了易發過敏性皮炎、神經性皮炎、蕁麻疹、粉刺（痤瘡）外，還有一些傳染性疾病也好在春天流行，如流腦、麻疹、腮腺炎、水痘、甲肝等。

1. 冬春之交防流腦

流腦又稱腦膜炎，流行性腦脊髓膜炎，是由腦膜炎雙球菌引起的傳染性疾病。具有發病急、傳播快、流行廣、危害大的特點。好發於 15 歲以下的兒童。

預防措施如下：

(1) **注意清潔衛生，做到「三曬一開」** 實驗證明，腦膜炎雙球菌具有怕熱、怕冷、厭氣的特點，因此，要經常換洗衣物被褥，經常曬太陽。曬衣服、曬被褥，同時經常開窗、通風換氣，做好室內外環境衛生。

(2) **及時接種流腦疫苗** 凡是 15 歲以下的兒童，都必須按當地接種時間及時接種流腦疫苗。

(3) **服藥預防** 在流腦流行期間，每天吃 1～2 瓣生大蒜或生大蔥。如有與患兒接觸的人，可按醫生囑咐口服磺胺類藥物。

(4) **隔離病人** 一旦發現有不明原因高熱不退、頭痛劇烈和有噴射狀嘔吐的病人，應立即送醫院，一經確診立即隔離治療。在流腦流行期間，最好不要帶孩子到公共場所等人多的地方去，以免接觸帶菌的空氣而傳染上此病。

2. 春防 A 肝

其實 A 型肝炎（簡稱 A 肝），一年四季均有傳染，尤以春夏之交最易流行，其原因主要是由被甲肝病毒污染的海產品，如毛蚶等，被人誤食後而引發。還有一個原因是春運期間，人口流動頻繁，也易造成傳染。

A 肝的主要臨床特徵是：食慾不振、噁心、黃疸、發熱等。如果誤了治療時機，可發展為慢性肝炎、肝硬化等。預防措施如下：

(1) **管好傳染源** 一旦發現甲肝患者，立即送醫院隔離治療，隔離期不少於 30 天。在隔離期間應注意休息，以靜養為主，或在室內做些輕微的活動。如發現引發病源的海產品，應立即封存並由防疫部門作妥善處理，並斷絕繼續供應。

(2) **切斷傳播途徑** 加強水源、餐飲業及糞便的管理。個人要養成良好的衛生習慣，做到飯前便後洗手。提倡分餐制或使用公筷，餐具要消毒。生熟食物的切菜板、刀具要嚴格分開。不隨便生食或半生食海產貝類、魚類、

蝦類等。

(3) 保護易感人群　對接觸過病人的兒童、孕婦、年老體弱者等易感人群，可注射丙種球蛋白（劑量為 002～006 毫升/公斤體重），成人 5 毫升，有一定防護作用。

3. 不可輕視的「痄腮」

痄腮是腮腺炎的俗稱，是由病毒引起的，一次感染可終身免疫。多由腮腺炎患者的飛沫傳染，多發於學齡期的兒童，因在校互相傳染而成流行。

發病的部位在臉頰部出現腫脹。起病類似感冒症狀，伴有頭痛、發熱、疲乏、食慾不振等。此時還不易引起注意，直到一側或雙側腮腺腫大和脹痛才被發現是患了此病。

單純的流行性腮腺炎對患者威脅並不大，一般 10 天左右自癒。但是腮腺炎引起的併發症就十分討厭。部分患者可併發腦膜炎、睪丸炎（或卵巢炎）、胰腺炎等。這些併發症常在起病前（即發生腫脹前）或起病後 4～10 天或 1 週左右發生。患有腦膜炎併發症者，體溫進一步上升，並有頭痛、噁心、嘔吐、嗜睡等症狀，但預後要比日本腦炎、流行性腦脊髓膜炎好得多。

男性生殖腺併發症病人，常出現一側或兩側睪丸腫脹、壓痛，嚴重的可使睪丸萎縮，影響今後的生育能力；女性病人卵巢炎不易被發現和診斷，所以要引起注意和重視。有併發症者，一定要送醫院診治。

4. 春防精神病復發

俗話說：「菜花黃、痴子忙。」為什麼春季精神病患者發病率高？這是由於患者對春天不穩定的氣象因素（氣流、氣壓、氣溫、溫度等）具有高度敏感導致的。

由於病人大腦
的調節功能差，無
法適應反覆無常的
天氣變化，以至舊
病復發。有的表現
出發怒、狂妄、躁
動不安，而發生過
激的行為；有的表

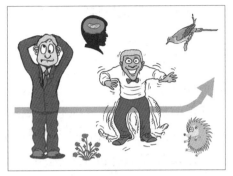

▲春天應防精神疾病

現憂鬱、呆若木雞。春季精神病患者的發病率要占全年的
33.5%。預防措施有：

(1) **嚴格遵醫囑按時按量服藥**　不要因為病人自我感
覺良好，而在春季自行減藥或停藥。

(2) **生活有規律，避免受刺激**　首先要保證充足的睡
眠以保護大腦。避免勞累、過度興奮或刺激，也要避免受
寒著涼而引起感冒發燒，同時還要戒菸酒。這些都能降低
神經系統的穩定性而成為發病的誘因。

(3) **家屬親友要關心體貼病人**　創造良好的家庭氛
圍，保持愉快和穩定的情緒。只要發現患者失眠、多夢、
精神恍惚、情緒不穩、多疑、言語增多或少言、發呆、無
故喜笑或哭泣，多為復發的先兆，應及早送醫院，或密切
觀察病情變化。

三、夏季養生

夏季陽光充足，晝長夜短，氣溫偏高，雨水充沛（濕
度大），又是各種腸胃道疾病的高發季節，此時如何調整
人體健康安全度夏。

（一）夏季氣候特點及養生對策

1. 夏季氣候的特點

四季氣候各地不同，現以江蘇為例說明夏季氣候的特點。從 6 月底到 6 月初，江蘇各地先後進入夏季。在將近 4 個月的夏季中，又呈現前後兩種截然不同的天氣系統，即初夏的梅雨天氣和盛夏的伏旱高溫天氣。

梅雨天氣的特徵是：雲多、日照少，氣壓和氣溫都低，連續陰雨，相對濕度大。此時，各種食物和衣物極容易發生黴變。而人體的感覺也極不舒適，到處濕漉漉，黏搭搭。

伏旱天氣的特徵是：雲少、日照強、氣溫和氣壓增高，偶然出現陣雨，相對濕度減小，往往出現 20～30 天以上的乾旱天氣，此時也正值三伏季節，人們稱之為「伏旱」。歷年的最高氣溫也都出現在伏旱期。

濕熱天氣和伏旱天氣對人體健康都會產生不利影響。夏季主觀感覺最舒適的氣溫為 18.9～23.9℃，但還要與風速、相對濕度相配合。這樣一來夏季這種舒適溫度確實不多見，所以造成人體舒適度指標低下。

2. 夏季人體主要生理指標低下

(1) 夏季免疫功能低下（即淋巴細胞低），於是人體容易生病；

(2) 血紅蛋白、血色素低，於是人體表現為精力不足、供氧不夠；

(3) 排汗多、尿量少。腎臟是人體最大的排毒系統，由於天氣熱，排汗多，造成尿量少，這樣很利於排毒；

(4) 受孕率低。

3. 夏季養生對策

夏季養生可分為三個層次：一是保持夏季不生病，因為這是一個容易生病的季節，若能保持此時不生病，或不生大病，那就容易實現「終年不生病」的目標；二是在夏季諸多不利因素面前，不使自己出現亞健康狀態，即在微觀上也不讓身體受損傷。這就要求在養生細節上多加注意；三是趨利避害，增強體質。

健康需要「儲蓄」，需要「零存整取」，最理想的養生是透過夏日的自我保健，不但「夠本」（即不生病），還要有「贏利」。不是一年比一年老，而是一年比一年健。

透過歷年統計，全年中 7 月份是死亡率最低的月份，說明夏季雖有諸多致病的不利因素，但致死的高峰卻在冬季。所以抓緊在夏天養生、治癒疾病是十分重要和可以實現的。

（二）夏日防曬（紫外線）防暑與防病、治病

我國民間有「冬陽如補藥，夏陽如毒藥」的說法。夏陽的毒，就毒在紫外線。

1. 紫外線的危害及其防護措施

(1) **紫外線是什麼？** 我們所見到的自然陽光，經過光譜分析，它有赤、橙、黃、綠、青、藍、紫七種顏色組成的。紫外線是電磁波譜中，波長從 001～038 微米的輻射波的總稱。

如果人體長期得不到陽光照射，容易患維生素 D 缺乏症（即佝僂病），但過度輻射又容易損傷皮膚（灼傷、紅斑甚至皮膚癌）及眼睛（白內障）。所以對人類來說，

它是一種既不能少，又不能多的物質。可是夏天，一不小心就會過多地受到紫外線的傷害。臭氧層是地球的外衣，可防護過多紫外線的襲擊。環境污染導致臭氧層出現空洞，現時更應重視紫外線對人體的危害。

⑵ **紫外線指數**　紫外線指數是氣象部門根據大氣雲量、溫度、濕度及太陽位置等的變化，對未來紫外線強度的預測，是指當太陽在空中的位置最高時，到達地球表面的太陽光線中的紫外線輻射對人體皮膚可能的損傷程度。紫外線預報，可指導人們合理利用紫外線，增強自我保護意識，採取相應措施。紫外線指數分為五級。

一級：紫外線最弱，對人體影響不大。皮膚曬紅時間一般為 100～180 分鐘，不需要採取防護措施。

二級：對人體可能有影響。皮膚曬紅時間為 60～100 分鐘，可以適當採取一些防護措施，如外出時除戴太陽帽外，還需備太陽鏡並塗防曬霜等。

三級：對人體有輕度有害影響，皮膚曬紅時間為 30～60 分鐘，應注意防護。外出時須在陰涼的地方行走，戴好遮陽帽、太陽鏡或使用太陽傘等，塗搽 SPF 指數大於 15 的防曬霜。

四級：對人體有中度影響。皮膚曬紅時間為 20～40 分鐘，要加強防護。除上述防護外，上午 10 點到下午 16 點時段，最好不外出，或儘量在陰涼處活動。

五級：對人體非常有害，皮膚曬紅時間小於 20 分鐘，必須防護，應儘可能避免外出。必須外出時，要採取各種有效防護措施。

⑶ **紫外線的毒害**　冬日陽光溫和宜人，接受照射可

促進人體新陳代謝，擴張血管和有助維生素 D 合成，從而有助於鈣的吸收。夏日的陽光（其實初秋也一樣），「赤日炎炎似火熱」，不但對人體無益反而有毒害作用，如果長時間地日曬，可能引發多種皮膚病和其他疾病。例如：

① **日曬傷**：長時間強烈日曬在裸露的部位，皮膚出現紅斑，由鮮紅轉為暗紅，且有燒灼或刺痛感。這是因為紫外線損傷了真皮的支持細胞以及膠原和彈性蛋白細胞。輕者 2～3 天內不繼續曬太陽的情況下可脫皮，留下褐色素，然後逐漸褪色不治而癒。重者出現皮膚紅腫或出現水疱，需找醫生治療。

② **慢性皮膚損傷**：因為職業原因，需要經常在露天作業的海員、地質工作者、農民、運動員等，由於面、頸、胸三角區、四肢等處的皮膚長期受日曬的原因，變得明顯乾燥、失去光澤、失去彈性、粗糙、脫屑、色素沉著、皺紋等。老年人外露的皮膚也會出現上述症狀，這也與長期日光照射有關。

③ **日光性角化病與皮膚癌**：日光性角化病常見於長期受日光照射的老年人身上。在面、耳、手背等暴露部位，出現多為單個或少數米粒至蠶豆大、高出皮膚的疣狀丘疹，表面有褐色角質痂皮，不易剝脫。本病有 20%可能發展為皮膚癌。這是因為過多地接

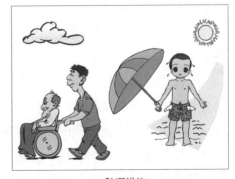

▲防曬措施

受太陽中的紫外線照射，可抑制人體免疫系統，從而引起皮膚細胞中的脫氧核酸發生變異而產生皮膚癌。有人發現皮膚白皙、有雀斑的人和有皮膚癌家族史者，日光曝曬致癌的危險性更大。

2009 年 7 月 25 日有報導：一心想將自己白皙皮膚換成具有男子氣的「古銅色」的 23 歲年輕小夥，每天去浴場曝曬 3 小時，不料沒幾天，皮膚是變成了古銅色，卻引發了早期惡性黑色素瘤，此為皮膚癌的一種。

④ **誘發或加重其他的疾病**：有 30% 紅斑狼瘡的病人對日光過敏，日曬後病情明顯加重；人眼晶狀體長期暴露在紫外線下，會變得昏黃，最終引起白內障或視力衰退；面部色素沉著或出現黃褐斑；白化病者等也不能多見陽光。

⑷ **瞭解烈日下大氣二次污染的危害**　所謂大氣二次污染是指城市上空聚集大量的主要由汽車尾氣排放的氮氧化物、碳氫化合物、一氧化碳、鉛塵和苯並（a）芘等有毒有害氣體，這些氣體原本對人體就有毒害作用。可是在高溫季節，遇到無風或微小的風，在烈日照射條件下（尤其是氮氧化物和碳氫化合物）經過一系列複雜的光化學反應，生成一種新的呈淺藍色煙霧狀的物質，叫光化學煙霧，又稱氣溶膠。

這種二次污染物，非同一般大氣污染物，具有特殊的刺激氣味和很強的氧化能力。對人體的影響極大，尤其對眼和呼吸道黏膜具有強烈的刺激作用，能引起眼睛紅腫、流淚、白內障、頭痛、喉痛、咳嗽、氣喘、胸悶、呼吸困難以及皮膚病等。美國洛杉磯曾發生的煙霧事件，其元兇

就是被稱為「二次污染的空中殺手」。

(5) **防護措施** 紫外線也好，光化學煙霧也好，一般都是清晨和傍晚低於中午時光。因此，首先要避免每日10 時至 15 時日光最強時外出，尤其是老人、病人、嬰幼兒和體質虛弱者。其次，夏秋外出應有防曬保護措施：戴太陽帽、打遮陽傘、戴墨鏡和塗防曬霜（膏）；切勿在車流量大的交通要道口停留，以免受光化學煙霧的襲擊。

2. 預防中暑

中暑係發生在夏季最常見的疾病之一，其原因主要是天氣炎熱，人體不能承受，機體發生失衡而病。中暑的發生還有一定的誘因：如在氣候炎熱的條件下勞作，長途行走，在通風不良的高溫環境中過度體力勞動或飲食起居失調等。易發生中暑的人群有：產婦、新生兒、年老體弱患病者，還有體力勞動者。

現如今，生活條件好了，天熱有冷氣，可人們耐熱、抗熱的能力也大不如前了，似乎更經不住熱浪的襲擊，動不動就出現中暑病人。為此氣象部門有中暑預報、中暑指數等，幫助人們提早預防中暑。

(1) **中暑指數指導你防暑** 中暑等級分為：先兆中暑、輕症中暑和重症中暑三級，其中重症中暑指數大於62。高危人群要根據中暑指數提前預防中暑發生。如老年人的居室要保持良好的通風和適宜的溫、濕度；慢性病患者要按時服藥，充分飲水，多吃新鮮瓜果蔬菜；產婦則要破除不通風、不洗澡的陋習，注意清潔通風；室外作業者要調整作業時間，避開最熱時段或增設設備，並及時補充鹽分和飲水等清涼飲料。

⑵ **高溫與人體反應** 人體對高溫有著一系列自我調節機制和機能。當外界環境溫度過高時，機體透過出汗、呼吸加快、體表散熱等方式，將體內的熱量散發出去，以保持相對穩定的體溫。若溫度過高，就發生中暑了。

根據生理學家研究，30℃左右是人體最佳感覺的溫度，它接近人體溫度——37℃，細胞代謝、臟器運轉正常、適宜，即不要機體汗液「工作」進行散熱，亦無需衣著保溫。當氣溫高達 33℃時，機體的散熱就開始了，若在 33℃的條件下工作 2～3 小時，就會出汗。此種溫度就是防暑開始的溫度了，即 33℃。當環境溫度升高到 35℃時，不堪勞作，若人體散熱系統受阻（如受傷植皮者汗腺部分缺失等），或不能及時排熱，就引起體溫升高。機體的第一反應就是排汗，並且淺表靜脈擴張，心跳加快、血液循環加速，由排汗帶走體內熱量實現降溫。

若體弱或散熱不良者就應開起空調降溫。達 36℃時，人體開始「自我冷卻」發出一級警報，每天大約要排出 5 升汗液，才能保持正常體溫。這就是人們常說的「大汗淋漓」、「汗流浹背」的日子。

汗液帶走大量的鈉、維生素，血液容量也隨之減少。此時除補充水分、鹽等物質以外，還要使用電風扇、空調等措施。到 38℃時，單憑人體排汗難維持正常體溫，要有多種臟器共同參與降溫，如肺部急促喘氣，以呼出熱量；心跳速度加快，輸出比平時多 60%的血液到皮表共同參與散熱。39℃時汗腺已趨於衰竭而無力工作，易出現心臟病促發的危險。40℃時，高溫直逼生命中樞，頭暈眼花，站立不穩，必須立即到陰涼地方或藉助空調降溫。

41℃時，生命活動如排汗、呼吸、心跳等都已接近強弩之末，生命垂危，急需救護措施。

(3) **中暑可預防** 一般來說，中暑是可以預防的。在烈日下勞動要戴草帽，備足清涼飲料，並服用人丹、十滴水、藿香正氣丸等防暑藥品。注意勞逸結合。飲食方面要清淡，避免飢餓。睡眠要充足。如果出現頭暈、噁心、胸悶、心慌、乏力、出汗過多、口渴等中暑症狀時，就應停止勞作，到陰涼處休息，服用防暑飲料和防暑藥物，以防病情惡化。若出現昏厥，簡單處理後，立即送醫院救治。

3. 用時間差來治病防病──冬病夏治

有許多疾病的發作有時間性，例如像哮喘、凍瘡等都發生在冬天，而夏天病情緩解，但病根還在，一到入冬又發作了。夏天「三伏」是治療「冬病」的最佳時機。

所謂「冬病」是指某些好發於冬季或在冬季復發加重的疾病；「夏治」則是選擇在夏天氣溫最高、陽光最旺時，趁病情的緩解期，透過適當的治療，增強機體抗病能力，從而達到預防冬季舊病復發或減輕其症狀及發作程度的目的。這就是用時間差來進行治病、防病，通常叫作「冬病夏治」。一般都能收到事半功倍的效果。

(1) **治療的理論依據** 利用夏天陽光最旺之時，順應「天人相應」之養生大道，借天之陽而補人體之陽。夏至日是一年中陽光最旺盛的日子，古人認為夏至日「陽光之至極，陽氣之始生」。自然界如此，人體也是如此。此時陽氣萌生，就意味著陽氣一天天增強，陰氣一天天減弱。對於冬季易生病的人來說，原來本身陽氣虛弱，到了冬天會出現陰寒內盛，從而產生疾病。而在陰氣伏藏之時就採

取治療措施，「抑陰扶陽」，把疾病消滅在萌芽狀態，這就是中醫治未病和「未病先防」思想。

同時，藉助伏天陽氣的旺盛，人體氣血流暢，毛孔開放。若用溫熱性質的中藥貼敷在人體穴位上，能更好地滲透、吸收，透過經絡運行，使藥物直達患處，從而充分發揮強壯陽氣、溫通經絡、驅散寒邪的功效，以達治癒或減輕「冬病」的效果。

(2) 貼敷時間　每年三伏第一天為貼敷的時間，即初伏、中伏、末伏的第一天。每次貼 4～6 小時。連續 3 年。

(3) 主治病症及範圍　最適應的病症以慢性反覆發作的呼吸系統疾病為主：

① 慢性反覆發作的感冒、慢性支氣管炎、支氣管哮喘、阻塞性肺氣腫、慢性咳嗽、肺間質疾病、肺功能不全，過敏性鼻炎、慢性鼻炎、鼻竇炎、慢性咽炎、咽部感覺異常等；

② 小兒體虛、經常感冒咳嗽、小兒哮喘、慢性腹瀉、消化不良（疳積）、遺尿、慢性泄瀉等；

③ 慢性寒胃病、慢性腹瀉、夜尿頻多等；

④ 風濕或類風濕性關節炎、慢性腰腿疼痛、四肢麻木、強直性脊柱炎、頸椎病、肩周炎、面癱、腰肌勞損、骨性關節炎、脊柱退行性病變等；

⑤ 身體陽虛、喜暖怕涼、遇冬怕冷的人群；秋冬發作或秋冬加重的皮膚病，以及免疫功能低下等疾病。

(4) 夏治風濕事半功倍　風濕病以關節疼痛、麻木、活動不利為主要表現，屬中醫「痺症」範疇，治療方法主

要採用辨證治療。分為補腎活血法、溫經通絡法、活血逐瘀法、理氣行痺法、清熱解毒法等。

而立之年的鄧先生患類風濕性關節炎已逾 3 年，一到冬天和陰雨天，病情加重，關節疼痛難忍，多年使用強的松治療，病情沒有得到控制，反而又增加了糖尿病、高血壓。李醫生利用夏天的治病良機，採用藥時並舉進行治療。採用滋陰扶真通絡法，組方選用傳統祛風濕見長又有舒經活絡作用，而且經現代藥理證實有抗炎鎮痛、調節免疫及促進機體分泌腎上腺皮質功能作用的軟片，如青風藤、黃蓍、山茱萸、生地、五加皮等。加之夏季人體氣血旺盛，可達到事倍功半的效果。治療不到兩個月，服用強的松由每天 4 片減為每天半片，關節腫痛已去大半，血糖恢復正常，血壓穩定在正常範圍。

（三）夏季知毒、防毒、排毒須知

食物中毒是夏季最常見的疾病之一。由於氣溫高、濕度適宜，是許多病原菌生長繁殖的好時機，尤其是營養豐富的食物，更是各種細菌生存、繁殖的場所和培養基。

食物中毒症狀：輕則引起腹痛、腹瀉、嘔吐，重則導致脫水、血壓下降、昏迷，甚至危及生命安全。

1. 知毒——食物中毒的性質與種類

食物中毒，簡稱食毒。顧名思義是一種隨食物進入人體而引起的中毒現象。根據中毒程度大小，可以分為急性中毒、亞急性中毒和慢性中毒三種。

食物中毒的原因和性質是多種多樣的，夏季尤以細菌（或黴菌引起的食物腐敗）引發的胃腸炎為多。除此之外，還有病毒性食物中毒、寄生蟲感染、動植物食品中含

有的天然有毒成分。如河豚的河豚毒素、白果仁中含有銀杏酸及銀杏酚以及氰苷等。這些都是由食物（動物或植物）而引起的生物因子性食物中毒。還有許多由化學因素而引發的食物中毒，例如：農藥污染、化肥污染、環境激素污染、容器及包裝材料污染、不法商人的假冒偽劣傷害……都可引起食物中毒。

還有一種「毒」，是吃出來的，叫「內生毒」或代謝毒。當然它不受季節的影響，當今在一群富起來的人中，由於不認識科學合理均衡飲食的重要，單憑享受口福，海吃，海飲，結果吃出了脂肪肝，吃出了肥胖（其實肥胖也是一種病）、糖尿病、高血壓、高血脂、心臟病隨即而至。所以說會吃的人，可以吃掉疾病，吃出健康；不會吃的人，會吃出疾病，吃掉了健康。你說，這吃出來的「毒」重要不？每一種食物或營養素對人體而言，少了不行，多了也有害。俗話說：「有餓死的，也有撐死的」。人們對餓死的印象深，過去窮，吃不飽肚子；而對撐死則知之甚少，其實世界上吃死的人比餓死的人多得多。

2. 防毒──食物中毒的防護措施

(1) **細菌性食物中毒** 只要防止食物不被致病細菌污染和不吃腐敗變質的食物便可預防。剩菜剩飯加熱一定要徹底。

(2) **化學性食物中毒** 對於環境污染所引發的化學性食物中毒，如農藥、化肥污染要採用蔬果農藥殘留簡易去除法的 10 字方針進行處理。

一看：即在採購時就要鑑別購買那些不帶蟲眼的葉菜和不買過於發深色的瓜果、葉菜回家。後者的化肥過量了。

二嗅：不買帶刺鼻農藥的蔬菜。

三買：把好「買」字關，別把污染的食品買回家。

四存：剛買回的蔬菜可放置一段時間，讓農藥殘毒繼續分解減少毒性，但不要堆放。

五削：對馬鈴薯、蘿蔔等根莖類蔬菜進行削皮，去除上面的農藥。

六泡：大多數農藥都為水溶性的，買回的葉菜經過20～30分鐘浸泡，可去除20%～80%農藥。若能用弱鹼性的淘米水浸泡5～6分鐘就更好，因為農藥多為酸性的。

七沖：用自來水沖洗三遍。

八洗：一邊流水沖，一邊洗。

九焯（燙）：芹菜等蔬菜最好用開水焯一下，不但可以去除農藥，還將致過敏性物質破壞。

十炒：烹調時「急火快炒」，既保留了蔬菜中的維生素，又可去掉農藥。

經過以上10個步驟，讓你進口的菜餚就基本無農藥危害了。

3. 排毒——食物中毒用食物解排

有些食物不僅可以提供營養，還具有排毒、解毒的作用，經常食用可以起到「體內大掃除」的作用。這當然要以科學飲食做基礎，如堅持「早飯吃好，中飯吃飽，晚飯吃少」的飲食原則，以及每天吃蔬菜、水果、雜糧等。

體內毒素除隨食物吃進去的農藥污染、重金屬污染等以外，還有藥物的毒害。此外食物吃過了量，或吃法不科學等也都會產生毒素，後者又叫新陳代謝毒（**內毒素**）。

不管是外來吃進的毒，還是體內產生的內毒，都應清除、解排。許多食物具有這方面的作用和本領，且比藥物排毒更為安全、可靠和有效。

(1) 常吃含纖維素多的食物　如蕃薯類纖維素多，具有防治便秘作用。在通便的同時，可協助人體清除腸道內的有毒物質，隨大便一起排出體外。腸道內的各種細菌產生各種酶可分解食物殘渣，產生一些有毒有害氣態的物質，例如甲烷、吲哚、氨、氮、糞臭素……這些都是正常的生理現象。但是，如果長時間便秘，則可讓這些有毒物質在體內積澱，或讓大腸再次吸收，就會出現慢性中毒，出現口苦、口臭、腹痛、腹脹等症狀，嚴重的還會出現面容憔悴伴色素沉著、精神委靡、失眠、全身疼痛。因此，膳食纖維這個被稱作第七營養素，不可一日無此君。膳食纖維在腸道內起到了清潔工的作用，它可將各種毒素吸附、稀釋、包裹，並促使其迅速排出體外。

什麼叫膳食纖維？營養學中講的膳食纖維是指一切不受消化酶影響的植物纖維。包括食物中所含的纖維素、半纖維素、木質素和其他混雜多糖等。其中有些既不能被人體自身消化酶分解，也不能被腸道微生物分解，如纖維素和木質素；但有些能被腸道中的微生物分解，如半纖維及混雜的多糖。這些膳食纖維主要存在於豆類、整粒穀物、水果和蔬菜中。

(2) 常飲鮮果汁、鮮菜汁　鮮果汁、鮮菜汁常被人們稱作「體內清潔劑」，能使血液呈鹼性，把積存在細胞中的毒素溶解並排出體外。

(3) 常吃海帶　海帶對放射性物質有特別的親和力，

海帶膠質能促使體內放射性物質隨同大便排出體外。

(4) 常喝綠豆湯 綠豆湯能清涼解毒，是夏季的好食品。

(5) 常吃豬血湯 豬血中的血漿蛋白，

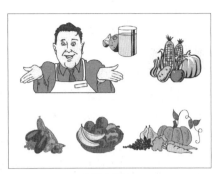

▲自製蔬果汁

經過人體胃酸和消化液中的酶分解後，會產生一種有利於滑腸的物質，與侵入胃腸的粉塵、有害金屬微粒發生化學反應，變成不易被人體吸收的廢物排出體外。

(6) 常吃黑木耳和菌類植物 黑木耳和菌類植物有良好的抗癌作用，並且能清潔血液，還有降脂解毒作用。

另外，還有主動排毒法：

① 主動飲水。一天中有 4 個最佳飲水時間（晨起後、10 點左右、16 點左右和睡前）。口不渴也要喝白開水，具有「內洗滌」作用，可助排毒清體。

② 主動出汗。微汗說明體表排毒系統暢通，可透過汗液將體內毒素排泄。

③ 主動咳嗽。透過咳嗽將肺部及氣管中的痰液（內含空氣中的塵粒、細菌等污物）咳出。

④ 定時排便和不憋尿。

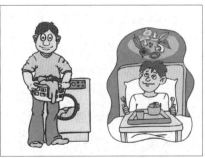

▲多吃排毒食物

四、秋季養生

有人喜歡秋天，因為秋高氣爽，滿眼都是金黃色，到處都是豐收的喜悅。是的，秋是一年四季中的收穫季節，是人生中的成功年歲。要是「心」上加個「秋」呢，不就成了「愁」了嗎？所以調整好心態就是這個季節的最大學問了。尤其是進入人生之「秋」的老年朋友。

（一）秋燥增潤利養生

秋季是氣燥的季節，每年自秋分（9 月 23 日左右）到立冬（11 月 7 日左右），天氣晴朗少雨，氣壓高，空氣乾燥，易患熱性感冒。若再喜食辛辣之物，就會出現喉癢、咽喉炎、咳嗽、咳痰、支氣管擴張、皮膚乾燥、口唇乾裂、鼻咽冒火、大便乾結、口乾舌燥……都是由於天氣燥熱而引起的疾病和身體不適症狀。

1. 如何預防秋燥？

(1) **多喝開水，多吃新鮮蔬果**　秋季天燥，更應多喝開水及淡茶，多吃水果，具有滋潤、生津、清熱、通便之功效。每天起碼喝 7～8 杯開水，而且要主動喝，即口不渴到時間也要喝水。水果蔬菜富含豐富的維生素 C、維生素 B、無機鹽和纖維素，可改善和調節秋燥對人體的不良影響，尤其是梨，可生津、清熱、去毒熱。

(2) **少吃辛辣、煎炸等熱性食物**　辣椒、韭菜、大蒜、洋蔥、薑等辛辣食物要少吃或不吃。炸雞腿、炸裡脊、炸鵪鶉等油炸油煎食物既油膩又助燥傷陰，吃了加重秋燥，還是以少吃或不吃為宜。

(3) **注重精神調養**　陰虛的人肝火旺，動不動就發脾

氣。所以要重視精神調養，多參加一些戶外活動，改善心境，以平和的心態對待周圍的人和事。

2. 老人如何防秋燥？

老年人原本體內的陰津就已經明顯減少。一到秋天，老人的秋燥徵象更為突出和加重，如鼻乾、唇焦、乾咳少痰、皮膚乾裂、脫屑。有的老人還出現皮膚瘙癢。所以，除上述的防燥措施外，還要提出適宜老人的防燥措施。

當然老年人的防燥措施也適用於一般人群，尤其是藥粥、藥膳方面。

(1) **食粥養生防燥** 粥是我國傳統養生飲食之一。以粥為載體可加入各種食物和藥食兩用食物，達到防病養生、滋養身體的作用，故粥有「世間第一補人之物」的美譽（王孟英）。從現代營養學觀點來看，食粥不但可以減輕胃腸道的負擔，有利於食物營養的消化吸收，還可保證水分的充分攝入。八寶粥、臘八粥經久不衰，且已發展演變為家常粥和罐裝的方便食品，長年享用。家庭煮粥更加方便，可挑選喜食的百合、蓮子、大棗、綠豆、梨、胡蘿蔔等食物進行調製。

(2) **適當秋補** 秋季以平補潤燥為宜。鴨是清補食品，不但鴨肉可清補，鴨油不像其他動物油，極易被人體吸收而不提高膽固醇含量。吃法有多樣，有鹹水鴨、煲鴨湯、老鴨煲等。其他還有海參和甲魚、木耳、豆類、乳類、水果、蔬菜等。

(3) **藥膳調養** 藥膳是在中醫學辨證配膳理論的指導下，由藥物、食物和調料三者精心調製而成。即具有藥物治病的功效，又有食品美味佳餚的特點。在食養（保

健）、食防、食療方面效果比較顯著。藥膳起源於春秋戰國時期，如今已成為中醫藥上的一個新門類。

藥粥是藥膳中的一個分支。藥粥又分為植物類、動物類和礦物類三種，其中以植物類為最多。藥粥的基本原料和主食有粳米、糯米、玉米、粟米、小麥、小米等。常用的輔料有紅糖、白糖、冰糖、蜂蜜、精鹽、生薑、蔥等。適合秋季使用的藥膳（藥粥）有：

① **決明子粥**：炒決明子 10～15 克，粳米 100 克，冰糖少許，或加白菊花 10 克。將決明子（或放白菊）一起煎汁，去渣後用汁煮粥，熟後加入冰糖。此粥具有清肝、明目、通便之功效。

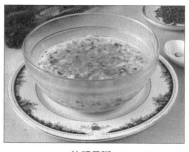

▲決明子粥

② **鵪鶉粥**：鵪鶉一隻（150 克左右），粳米 100～150 克，豬肉（五花）100 克，赤小豆 100 克，肉湯 1500 克，蔥 3 根，薑 3～5 片，料酒、麻油、味精、胡椒粉適量、精鹽少許。鵪鶉宰殺後去內臟洗

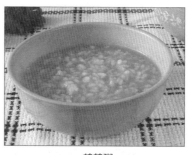

▲鵪鶉粥

淨後加蔥、薑、料酒、精鹽、豬肉（五花），入籠蒸熟，取肉。赤豆加粳米加肉湯用大火煮沸，轉文火煮成粥時加入鵪鶉肉，加入麻油、味精、胡椒粉，稍煮即可。該粥補

中氣、利水消腫、強筋健骨，適用於體虛氣短、營養不良、久咳氣喘、腎炎水腫、腰膝痠軟、消化不良、食慾不振等症者，尤宜於嬰兒、孕產婦、老年人及病後體虛者。

③ **五味烏雞補血湯**：烏雞一隻，當歸、熟地、白芍、知母、地骨皮各 15 克，蔥、薑、鹽味精適量。將五味藥塞入去臟清洗乾淨的烏雞腹中，用線紮緊，置於蒸鍋內，加水 1500 毫升，旺火蒸 2 小時。拆線去藥，加入調味品再蒸 10 分鐘即可。

此湯益氣補血、補肝腎、健脾胃，適用於少氣懶言、倦怠、乏力、心悸眩暈、面色蒼白所致的氣血兩虛之疾。一般為 5 人用量，喝湯吃雞。

④ **首烏黑豆燉甲魚**：何首烏 30 克，黑豆 60 克，甲魚（鱉）一隻約 500 克，紅棗 3 枚。將甲魚殺死洗淨去臟，切塊略炒。同黑豆、何首烏、紅棗（去核）、生薑 3 片一起入

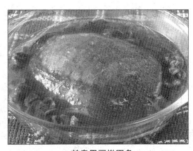
▲首烏黑豆燉甲魚

鍋隔水燉熟，調味後飲湯吃肉，可佐餐。

此湯對高血脂、冠心病及肝脾腫大者都適宜。何首烏可防止動脈硬化；黑豆可治高血壓、高膽固醇；甲魚能滋陽補益肝腎。

⑤ **美容明目湯**：水發銀耳 15 克，枸杞子 10 克，雞肝 100 克，茉莉花 24 朵，料酒、薑汁、精鹽適量拌勻。茉莉花去蒂。銀耳撕成小碎片。在鍋內加入清湯、料酒、薑汁、鹽和味精，然後放入銀耳、雞肝、枸杞子，燒沸去沫，

待雞肝剛熟即裝入碗內，撒上茉莉花即可食用。本品肉質細嫩，清淡鮮美，湯液爽口。

此湯具補益肝腎，明目美容之功用。

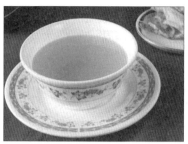
▲美容明目湯

⑥ **芹菜粥：**芹菜連根120 克、粳米 250 克，食鹽、味精適量。芹菜洗淨，切成 2 公分長小段，與米一起放入鍋內，加水適量，用旺火燒開，改用文火熬至米爛成粥停火。放入食鹽、味精。此粥能清肝熱、降血壓。

⑦ **枸杞子粥：**枸杞子60 克，大米 120 克。先將米煮至半熟，再倒入枸杞子一同煮熟即可。

此粥能滋補肝腎。適用於頭暈眼花、雙目乾澀或耳鳴、遺精、腰膝痠軟

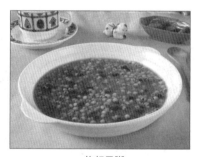
▲枸杞子粥

等症。肝炎恢復期患者，服用此粥具保肝、促進細胞再生功效。

⑧ **杞菊地黃粥：**枸杞子 15～20 克，熟地黃 15 克，菊花 10 克，粳米 100 克。先將枸杞子、熟地黃加水煎煮，後放入菊花，取藥汁加粳米煮成粥。每日服 1 次。

此粥能滋補肝腎，疏風清熱。適用於肝陽上亢之頭痛目眩，心煩易怒等症。

⑨ **益壽鴿蛋湯：**取枸杞子 10 克，桂圓肉 10 克，製

黃精 10 克，冰糖 50 克，鴿蛋 4 個。將前 3 味洗淨切碎，放入鍋中，加入清水 750 克同煮，煮沸 15 分鐘，再將鴿蛋打入鍋內，同時將敲碎的冰糖下鍋，煮至蛋熟即可。口服 1 次，每次食 2 只鴿蛋並飲湯。

該湯能補肝腎、益氣血。適用於氣血虛衰、智力減退和年老體弱者。凡有外感、發熱咳嗽，或食慾差者不宜服用。

⑩ **雪梨漿**：甜水梨 1 個，切成薄片，於涼開水中浸半日，時時頻飲。

當秋燥傷胃津時表現出口乾、尿少、食慾不佳或有乾嘔，可用此方，治以養胃潤燥。

在此還向讀者介紹一種「先秋養陰法」（《石室秘錄》），其基本方法是吞咽津液。鼓漱十餘次，分 3 次吞下，結合叩齒，不但使口中津液增多，還可健齒益腎，隨時隨地可為。

（二）秋季護膚正當時

人體皮膚的老化一般從 20 歲左右就開始，25 歲以後，皮膚老化加快，並逐漸明顯。從外觀上看能看出老化現象是：①出現皺紋越來越多；②皮膚粗糙硬化；③肌肉鬆弛；④出現花斑、雀斑等，色素沉著顯著，面頰部位毛細血管突出。

年齡的增長和不利環境的侵襲都「雕刻」在人的肌膚上。而水分在人體中的比例變小或喪失，才會促進皺紋出現或增加皮膚的老化現象。

1. 秋燥易損顏

秋季，由於空氣中的水分（濕度）減少，使空氣變得

十分乾燥，加之氣溫將變冷，引起皮膚的毛孔收縮，皮膚的皮脂腺與汗腺分泌也減少，使得皮膚表面很容易喪失水分。而皮膚的衰老最忌諱水分不足。再加上秋風侵襲，許多人的臉上出現皮膚乾燥，出現皺紋或色斑，原有的花斑和褐斑顏色也隨之加深加重。如果有人出現皮膚過敏或有座瘡等皮膚病，即真是「雪上加霜」，所以，秋季來臨時，要小心呵護好你的皮膚。

2. 秋季護膚養顏要點

(1) **注重潔膚** 徹底清潔皮膚，可以減少 80%的皮膚病。最適宜的皮膚溫度是 18～20℃；濕度是 60%～70%。如果溫度、濕度不適宜，再加之空氣中的污染塵灰阻塞毛孔，就會引發各種皮膚疾病。另外，入秋後，皮膚的角質大量脫落，不及時清除，也會造成皮膚乾燥、粗糙。所以不論化妝與否，每天早晚最好用具有殺菌能力的酸性洗面奶仔細清除污垢。

(2) **白天防曬，夜晚保養** 白天應使用清爽防曬保養霜，諸如防曬霜、潤膚蜜等，重點以防紫外線對皮膚的傷害。當然若長時間暴露在陽光下，除塗防曬霜以外，還要戴帽子或打傘和戴太陽鏡。

晚上護膚保養十分重要，因為皮膚細胞的分裂指數比白天要高 10 倍以上，新生的細胞更需要加倍呵護。具體步驟如下：

第一步：臨睡前喝一杯白開水。使機體內保持充足的水分。然後考慮讓你的臥室保持一定的濕度，以減少皮膚水分的散失。方法是可在室內或床下放一盆清水，尤其是空調房內最易乾燥。若不能夠保持應用的濕度，還可用噴

霧器在室內噴灑水霧。

第二步：入睡前，徹底清潔面部，並輕輕加以按摩，再用護膚霜保養，可使皮膚更加潤澤。

第三步：保證充足的睡眠。尤其是晚上 10 點到凌晨 2 點一定要入睡才好，因為入睡狀態的皮膚才能得到足夠的休息。這段時間是皮膚細胞分裂最活躍、修復保養最強的時間，如果在入眠前使用具抗衰老的夜霜，其效果遠高於只是單純的保濕和休息。當然有規律的充足睡眠不但可以避免影響皮膚營養吸收，還可以保證人體內分泌腺的正常分泌，從而有效防護皮膚的衰老。

⑶ **主動科學飲水** 你大概還不知道，水是極好的美容護膚用品。每人每天應飲 6～8 杯白開水。不要等渴了才飲，渴時身體已缺水多時，對皮膚已造成不利的影響。主動飲水，飲足水，要不渴時定時飲水。水可排除體內有毒有害物質。

⑷ **護膚的「基本功」**

① **保護樂觀的情緒**。心情好，是看不見的護膚化妝品。

② **均衡營養**。營養不良加速皮膚老化進程，使皮膚出現乾、粗、皺、硬等老化現象。而過多的攝取營養，又易出現痤瘡。要多吃富含維生素 A 的食物（動物肝、腎、瘦肉等）多吃新鮮蔬菜水果，吃出光澤靚麗的皮膚來。

③ **規律生活，適當運動**。睡眠十分重要，為了睡得好、心情愉快，運動少不了。

3. 濃妝豔抹對皮膚有害無益

化妝要適合自己的身分、年齡和場合。濃妝豔抹不利

於皮膚的保養。首先，損害皮膚的自然美。化妝的人，用化妝品遮蓋了一切自然膚色的生氣和美，留下的只有一張塗滿了化妝品、呆板而無生氣的臉。

其次，濃妝豔抹會影響維生素 D 的天然合成，影響對鈣的吸收，極不利健康。

最後，濃妝還會隔阻汗液的毛孔，影響皮膚呼吸，易生痤瘡、癤腫。

4. 養顏 28 天週期

女性生理週期一般為 28 天，由此相應的以 28 天精心呵護皮膚的養顏週期，可以提高護膚營養效果。

月經週期（第 1～7 天）儘量選擇低刺激低負擔並能補充水分的保養品。

濾泡期（第 8～14 天）可大膽使用一些護膚新產品，效果會更明顯。

黃體期（第 15～21 天）體溫升高，易因紫外線產生黑斑，不能忘記防曬。

月經前期（第 22～28）是 28 天中肌膚最敏感、最糟糕的日子，應保證充足睡眠，以防皮膚變得更糟糕，還要保持良好的心態，不生氣。

（三）秋季怡情防秋愁

馬克思說：「一種美好的心情比十劑良藥更能解除生理上的疲憊和痛楚。」

1. 秋季對人情緒的不良影響

秋季是個宜人的季節。但氣候乾燥，日照減少，氣溫漸降；加上自然界草枯葉落，花木凋零，一派蕭條景象，往往使人觸景生情，不免產生淒涼、垂暮之感，極易產生

憂鬱、煩躁等情緒。特別是退休、離休的老人，面對此情此景難免勾起對往事的傷感，甚至引發憂鬱症。

2. 人為什麼到秋天會產生情緒低落和憂愁呢？

據研究認為，人的大腦中有個叫松果體的腺體，能分泌「褪黑激素」。這種激素能使人意志消沉、抑鬱不樂。充足的陽光能抑制褪黑激素的分泌。所以，夏天不易產生悲愁感。但秋季當光照時間越來越少時，松果體的褪黑色激素的分泌相對增多，人的情緒就低沉消極。

另外，褪黑色激素的增多，還影響人體其他激素的分泌。如甲狀腺素、腎上腺素的活性相對受抑制。它們的減少，也會使人精神不振和頓生秋愁悲涼之感。

3. 怎樣防止秋愁

要減輕秋季對人心理上帶來的不良反應，關鍵在於培養樂觀情緒，保持神志安定。而憂慮和焦躁足以給各種疾病大開方便之門。防秋愁方法有：

(1) **多接受有益於健康的光照** 即多曬太陽，這對於大部分時間生活在人造光中的學生、辦公室人員、病人和老人來說特別有意義。光生物學家研究發現，普通燈泡和螢光燈管發出的「不全光譜」，缺乏存在於天然陽光中的重要紫外線。

有證據證明，缺乏紫外線照射的兒童，增加了他們的好動性。而在「不全光譜」光下培育的動物，行為好鬥，拒絕交配，甚至絕食死亡。當用完全模擬太陽光譜的燈泡替換普通白熾燈時，養老院的老年人能產生較多的維生素 D3。若給教室的燈泡稍微補充點紫外線時，可減少 30% 的感冒發病率，改善視覺敏感度，減輕疲勞感。因此，秋

冬要多到戶外活動，接受大自然給予的恩惠—紫外線（光），以消除不良情緒，增進你的健康。

(2) **接受有益於健康的負離子**　有人發現，秋冬季節，在高層建築的室內空氣中，擁有大量的正離子（或叫**陽離子**）。人們對這種成分最敏感，出現呼吸困難、頭痛、頭暈，甚至誘發精神病的發作。實驗證明，大量的正離子會引發精神紊亂；而較多負離子則有鎮寧醒腦作用。這是因為，正離子會導致 5-羥色胺釋放到血液裏；負離子會減少血液內的 5-羥色胺的數量。

已知 5-羥色胺是一種神經傳遞質，是一種能把訊息從一個腦神經元傳遞到另一個腦神經元的化學物質。它對新陳代謝、減輕焦慮不安、觸發睡眠方面起重要作用。因此，我們經常要走出辦公室、教室……到戶外的草地上、公園的流水旁、噴泉前，或到郊外的田野、高山、樹林中，去呼吸那裏比較豐富的負離子，提高抗病能力。

(3) **培養廣泛的興趣愛好，增加生活情趣**

① **音樂——怡情**：音樂能陶冶心靈、鼓舞鬥志、開發兒童智力；音樂還能防病治病。為什麼音樂有如此大的「魔力」，這是因為音樂對人體多種系統、器官、組織具有良性的刺激作用。

國外有人選定若干可治反常心理和情緒的樂曲，現擇錄幾首供讀者選擇參考：

失眠：可聽莫扎特的《催眠曲》、門德爾松的《仲夏之夜》、德彪西的《鋼琴協奏曲：夢》等。

憂鬱：可聽莫扎特的第四十交響曲 b 小調、格什文的《勃魯調式狂想曲》等。

悲觀：可聽海頓的清唱劇《創世紀》、柴可夫斯基的第六交響曲 d 小調《悲愴》、貝多芬的第五交響曲 e 小調《命運》第一樂章等。

不安：可聽巴哈的幻想曲和賦格曲《b 小調彌撒曲》。

疲乏：可聽海頓的組曲《水上音樂》、德彪西的管絃樂組曲《大海》等。

為增進食慾：可聽莫扎特套曲。

為安全駕駛：聽聽蕭邦的變 F 大調圓舞曲《小狗圓舞曲》、巴哈的第二管絃樂組曲 d 小調等。

為增強信心：可聽貝多芬的第五鋼琴協奏曲變 G 大調《皇帝》、奧涅格的管絃樂《太平洋 231》等。

② **弈棋——專心**：我國傳統的圍棋、象棋雅俗共賞，千變萬化，趣味無窮。弈棋時，精神專一，意守棋局，雜念皆消，神情有弛有張，是鍛鍊智力的一種極好娛樂。它能提高人的記憶力，使大腦皮層的活動功能增強。古今許多事實證明，善弈棋者多長壽、去煩惱、益情志。

③ **書畫——長壽**：習書繪畫也是一種有益於身心健康的活動。書畫家創作一幅幅具有美感的書畫作品，是一種極好的自我精神調節活動，既能夠排遣不良情緒，又能實現內心活動的一種自我表達方式，還是高雅的娛樂活動。

不管是平時練習，不管是創作，都要求精神集中，排除雜念，心平氣和，運筆時的呼吸與運行的筆畫自然協調和諧，達到思想（精神）、動作與呼吸三者高度統一，這對人體的神經系統、心肺等內臟均能起到一種良性刺激作用。習書作畫時要端坐或站立的正確姿勢，頭正、肩平、

胸擴、背直、兩腳平放（或直立），靈活地運用手、腕、肘、臂的各部位的力量，調動全身的氣和力，達到筆端。這樣能通融全身氣血，促進新陳代謝。書畫時的運氣、使力與氣功一樣，故具有氣功異曲同工的作用。

現代書法家潘伯鷹曾深有體會地說：「心中狂喜之時，寫字可以使人頭腦冷靜下來；心中鬱悒，寫字可使人解脫。我以為延年益智，這算妙方。」縱觀歷代書畫家的年譜，可以發現一個驚人的現象，他們都是高齡或長壽者。據初步統計，中國歷史上可考的著名書畫家共 152 名，而其中有 109 名活到 70 歲，享年 80～90 歲的亦不乏其人。書法家顏真卿壽至 76 歲，柳公權 87 歲，歐陽詢 84 歲。近代著名畫家齊白石 94 歲高齡，何香凝 95 歲，張大千 85 歲。

④ **垂釣——動靜相宜**：垂釣是一項很好的體育活動和保健養生手段。而且動靜相宜，且能到大自然中呼吸新鮮的空氣和吸收較多的負離子，對人體的身心皆有莫大益處。垂釣運動能排解憂愁，消除雜念，有益健康。垂釣也是一項腦、手、眼配合，靜、意、動並用的活動，能培養人的耐心，防急躁，對預防和治療心腦血管病均有好處。

⑤ **養花賞花——陶冶情志**：花既可美化環境，又可陶冶情志。花是美的使者，美的象徵，沒有人不愛花、不喜歡花。養花就是在播種美，讓我們的生活處處折射出美，在這樣大環境中即使有點困難也是暫時的，秋天會被冬天代替，四季輪轉到了春天迎來了新的一年，沒有過不了的坎。

⑥ **旅遊——開闊視野**：現代人在獲得了相當充分的

物質享受的基礎上，越來越追求完美的精神享受。只要條件允許，人們欣然跨出自己的家門和生活環境，到大自然中去，到自己想去的地方，去領略異國他鄉的風土人情，去世界各地品嚐美食，開闊視野。

旅遊還是一項綜合運動，除可活動軀體、眼觀四方、耳聽八方、欣賞自然美景外，還有流通氣血、調劑精神、呼吸新鮮空氣，可清醒頭腦、沐浴陽光、增進健康。新鮮空氣中的負離子含量豐富。有研究證明，當空氣中負離子含量小於 25 個/m3 時，人就會出現頭痛、噁心、眩暈等；而大於 1 萬個/m3 時，人就會因代謝活躍，而感到心情舒暢、精力充沛、睡眠良好、食慾增加；若大於 10 萬個/m3 以上時，就可以具有治病、健身、增壽作用。當人們置身於深山密林、江河湖海、溪泉瀑布、田野花草中，會有心曠神怡、神清氣爽的感覺。

（四）秋季——減肥的黃金時段

身體是你終生必須攜帶的行李，行李超重越多，旅程就越短。

肥胖就是一種疾病；胖，不靚麗；胖，還會繼發許多文明病；胖，容易產生心理障礙；胖，還減壽（褲帶長，壽命短）。

人到中年最易發胖。不少人剛步入成年就開始發胖，而且越來越胖，到了「光喝白開水也胖」的地步。這種成人胖最容易導致糖尿病、高血壓、心臟病、腫瘤和猝死，也是減壽的一大原因。嚴酷的事實不但使中年人發愁，也引起妙齡女郎的驚慌。眼下減肥防胖已成中青年，尤其是女性議論最多、關心最多的話題。減肥方法五花八門，節

食、食療、運動、藥物、針灸、手術等,在每個減肥者身上「種起了試驗田」。但令人失望的是,成效甚微,而且不能持久。

1. 生理時鐘減肥──獨闢蹊徑的新型減肥法

在人們嘗盡種種失敗之苦之後,一種簡便易行、持久有效、無毒副作用的減肥新法──生理時鐘減肥應運而生,它的要旨是按人體生理時鐘節律的波動巧打「時間」戰。這是其他一切減肥法都未注意到,而又必須注意的問題。首先,在人的一生中有幾個「易胖期」,如在其來臨之前加以防範,可將胖消滅於萌芽之時。

在一生之中幾個易胖時期:

(1)防胖從娃娃時抓起;小時不胖,長大也不易胖。

(2)防胖從中青時抓起;中青年不胖,老年也不易胖。

(3)防更年期後肥胖。

其次,在一年之中,可利用「夏季」易瘦機制,從初秋開始減肥防胖。

第三,在一天之中利用體內代謝的消長規律,巧妙安排飲食。按照:「早好、中飽、晚少」的原則,以適合生理時鐘的節律。這是已被科學證明成熟而有效的進餐規律,古人用之,我們今天莫要輕易放棄。關鍵在於持之以恆,養成好習慣,讓身體在好習慣中逐漸去掉「贅肉」,在不知不覺中起到「自然」減肥防胖的效果。

2. 秋季減肥措施

其實秋季減肥本身也是一個時令減肥,即生理時鐘減肥。

生理時鐘學說發現,人體有「冬胖夏瘦」的規律。有

的人冬季體重要比夏季重很多。若能在夏末秋初，把「夏瘦」留住（保持下去），當秋季來臨時，體重並不隨之增長。如你冬季 70 公斤，夏季 60 公斤，如冬季仍停留在 60 公斤，就減少了 10 公斤。

那麼怎樣留住「夏瘦」呢？生理時鐘學說還發現，「秋之始」有個「胖瘦開關」。這就是秋涼後，人們食慾在無形中就增加了，胃口大開。這就是一年中開始發胖的信號。這多吃的部分常常正是用來長「贅肉」的。此時你若不提高警惕，聽其自然，能吃多少就吃多少，甚至不享口福白不享，便是打開了「肥胖的開關」，從此就一天天地胖起來。

若此時設法不使飯量增加，保持原先營養攝入與支出平衡，身體就不會增重了。為此還有幾個竅門要介紹給大家，即秋季減肥的具體做法：

(1) 保持飯量不增加又不捱餓　在吃飯前先喝些水，或淡湯（注意濃湯營養太過，喝了反會胖），或飯前吃個水果，使胃有飽脹感，從而可有效地減少進食量。吃到七八成飽時就放下筷子，離開桌子。這種節食習慣養成後，不僅不會出現肥胖，還有利長壽、健腦。

(2) 晚飯少吃或不吃　有一個嚴密而有趣的科學實驗：有兩組志願受試者，一組只吃早飯（早餐組），一組只吃晚飯（晚餐組）。實行一段時間後早餐組的人瘦了；而晚餐組的人胖了（他們進食的「量」都是相等的）。這是什麼原因呢？

生理時鐘學說作了如下解釋：人體生理時鐘的代謝早晚不相同，早上，為了適應繁重的勞作、學習和工作，體

內的代謝以分解作用為主，吃進的食物多被分解成能量用於活動的消耗上了；晚上，異生作用強於分解作用，吃進去的食物首先變成脂肪貯存在體內了。這就難怪晚餐組的人胖了。

如果中午吃得特別豐盛，晚上又不勞作，那麼還可以不吃晚飯，這叫「斷食」。偶爾地斷一頓不會有什麼不適，反而有利於清體排毒，自然也利於減肥。此法，成長中的青少年不宜。

(3) 細嚼慢吃　咀嚼是抑制食慾的一大要素。要求每口飯（菜）嚼半分鐘（即 30 次），食物呈乳糜狀，其中拌和了大量唾液，而唾液中就含有大量減肥因子。食糜入胃腸，可很快被吸收，血糖很快就升高。血糖升高後，大腦的食物中樞即發出「飽」食的信號。儘管此時吃得還不算多，但自我感受覺已吃飽了，可以停止進食了。可是，吃得快則完全無此作用。

(4) 適當運動　世界衛生組織指出：肥胖的根本原因在於運動過少。所以每天要安排一定時間做運動。走步最適合中老年人，不一定飯後散步（如要，一定要在飯後半個小時以後）。

五、冬季養生

一年四季中，唯夏冬季是對健康不利的季節，但沒有經過冬藏，何來春生與夏長呢？自然界一年四季的輪換，我們只有適應這種變化，興利除弊，變弊為利，實行智慧養生。

（一）天人相應與冬季養陰

1. 天人相應

天人相應是中醫的經典理論，「天」即自然，天人相應就是人要與自然相和諧、相適應。自然界的變化直接或間接影響人生，並在生理、心理、病理上必然反映出相應的變化。自然界有規律的變化，即一年之中隨著春夏秋冬的「四時之序」時令與節氣的轉換而帶來的氣候變化。

人作為自然產物和組成部分，當然會受到氣候程序的影響，表現為生、長、壯、老、死。萬物則表現為生長與收藏。20 世紀 70 年代興起的生理時鐘學說，與天人相應不謀而合。

在兩千多年前，中醫經典著作《黃帝內經》詳細論述了春夏秋冬時序養生之道。連許多外國人也視為圭臬，作為炎黃子孫的我們更要加以珍惜，領會其精髓，並用於自己的養生實踐中。《黃帝內經》告訴我們：

「智者之養生也，必須四時而適寒暑，和喜怒而安居處，節陰陽而調剛柔，如是則避邪不至，長生久視。」

「夫四時陰陽者，萬物之根本也，所以聖人春夏養陽，秋冬養陰，以從基根。」

「知道者，法於陰陽，和於術數，食慾有節，起居有常，不妄作勞、故能形成神俱，而盡終其天年，度百歲乃去。」

其要義是：養生要養在根本上，使人體生理時鐘與四季的節拍和諧一致，這才是「智者」、「聖人」、「以自然之道，養自然之身」，使其能「度百歲乃去。」

2. 秋冬養陰

中醫指出：春夏養陽，秋冬養陰，才能與萬物一樣，在生長、收藏的生命過程中作動態的順應自然規律。如果違背了，就是從根本上破壞了真元之氣。

那麼，春夏如何養陽？秋冬如何養陰呢？這要看各人的體質與疾病的屬性來區別對待。正常無病的人，春夏陽氣盛，陽氣在外；秋冬則陰盛，陰氣內潛。故夏季要注意防暑；秋冬季節，尤其寒冬，則應防寒保暖，多吃些溫熱之物及血肉有情之物，使陰陽協調平衡、生化無窮。

虛勞、中風等病人，要根據季節時間，對陽虛者在「冬至——陽生」之時，乘勢給以養陽之物（藥補、食補）；對陰虛者，則在「夏至——陰生」之時，給以養陰之藥、飲食調適。這是養陽以配陰、滋陰以涵陽的方法，可收到事半功倍之效。

由「春夏養陽，秋冬養陰」演化出對一些疾病採用「冬病夏治」或「夏病冬治」的方法能收到事半功倍的效果。例如，慢性支氣管炎和哮喘病者，在中醫看來是腎陽氣不足，當寒邪入侵時疾病便發作，可在夏季緩解期用針灸、貼敷穴位、服藥來補陽，往往可以收到好的效果，若在伏天施治效果更佳。關節炎遇寒反覆發作者，夏治也有良效，甚至可根治。這就是「冬病夏治」的例子。

3. 青少年既要冬補又要防胖

少兒乃至青春期正是長身體的關鍵時刻。此時營養的好壞不但與日後的身體發育直接相關，並且關係其一生的健康狀況。

春生、夏長、秋收、冬藏一年四季是大自然的規律，

人體也受此規律支配。冬天的營養具有「養精蓄銳、積勢貯能」的功效，可為來年全年的體質健康打下物質與體能的基礎。

我國人民歷來有冬補的習慣。冬補有藥補與食補之分。兒少不宜藥補，只宜食補。但這只是事情的一面。另一方面是，冬季又是一個「發胖」的季節，因為冬季食慾增加，加上運動量相對減少，如何在「補」的同時又能防胖，是值得青少年和家長們注意的問題。

(1) **冬補**　冬補在於貯能，透過一冬的食補為身體積蓄優質營養素，從而使身強體壯，抗病力增強，精力充沛，煥發出青少年應有的朝氣與活力。新興的生理時鐘發現：這種冬補，有助於擺脫「第三狀態」。青少年的第三狀態表現為身體虛弱、易疲勞、睡眠不好、記憶力不佳、心理狀態不良，但又查不出器質性病變。據調查，約有一半的青少年處於第三狀態，原因之一是冬補不好而「受虧」。那麼，如何進行冬補呢？

①堅持每天吃蔬菜水果及含纖維素高的食物；②適當吃些動物性食物，如肉、魚、蛋、奶等。一方面可禦寒（動物性食物）；一方面營養全面不偏廢。

(2) **防胖**　現在的「小胖墩」越來越多。小時就胖，長大也一定胖，這已成了普遍規律。而於體重超常期（超常標準體重20%內）減肥可事半功倍。與其胖起來再減肥不如減肥於「胖之初」。而冬季防胖至關重要。其做法是：

① **堅持運動**：在寒冷中進行體育活動，比在溫暖的大氣中進行體育活動容易減輕體重。在冷環境中，僅僅進行呼吸運動也會消耗掉較多的熱量。據測定，在24℃的

環境中呼吸 1 小時，可消耗 33 焦耳熱量，而在零下 4℃中則可消耗 67 焦耳熱量。

② 遵守「早好、中飽、晚少」的進餐原則：晚上吃進的食物易變為脂肪儲於體內，故容易發胖。晚少，除了飯量少，油水也要少。

③ 吃八成飽：吃多少為飽，其實也是個習慣問題，只要不出現飢餓感，你的進食量就是適當的。為了緩解旺盛的食慾，可於進餐前喝水、湯、果汁，或吃些水果，從而阻止過多的油脂進入人體。

④ 慢食：慢食可美容、解毒、防癌、防胖。

⑤ 不吃速食：快餐多油、多糖、多鹽、多味精，是造成肥胖的主要因素。美國人胖子多就是吃高熱量、高脂肪、高蛋白的快餐食品吃出來的。我們不要步其後塵。

總之，冬季陰氣盛極，萬物收藏，人體陽氣潛伏，生機閉藏，這就要求一切行為——飲食起居、鍛鍊怡情、作息休閒均要遵循閉藏之道，安然度冬，欣然對寒，健健康康過個冬，為來年春天打下良好的基礎。

（二）怕冷也是一種「病」嗎？

1. 何謂「虛冷症」？

(1) **中醫觀點** 怕冷在臨床上稱為寒證，又叫虛冷症。「寒」分「外寒」與「內寒」。「外寒」主要指外感風寒或過食生冷食物所致；「內寒」是體質的反應。

虛而有寒，以虛為主，這是人體陽氣虛衰，溫煦氣化功能減退，虛寒內生，或陰寒之邪瀰漫的病理狀態，即所謂「寒從虛中來」。寒證的引發主要與人體的脾腎陽氣不足有關。

中醫認為，脾為人體的後天之本，為氣血生化之源，脾陽可達於肌肉、四肢；腎陽為人體陽氣之根，能溫暖全身臟腑組織。所以脾腎陽虛者最易表現的症狀便是虛冷症。一句話，怕冷的感覺是來自體內的「虛」。

(2) **西醫觀點** 在臨床上，西醫認為怕冷是自律神經衰退，導致末梢的血液循環不良引起的，血管遇熱會擴張，促進血液循環，分泌汗液，達到散熱的效果；寒冷時，末梢血管自動收縮，以防體溫散失。為了保護內臟，血液會集中於軀幹，以保持適當的體溫。原先因寒冷而收縮的末梢血管，在體溫回熱後，又再度擴張。在人體中，這項功能是由自律（主）神經控制而完成的。

自律神經是一種不受大腦直接支配，自主調節呼吸和血液循環等機能的神經。當自律神經失調時，便無法完成散熱和血管收縮的使命，就會出現虛冷症。生活不規律、季節交替、寒冬以及女性生理週期的變化等，都會影響自律神經的穩定。

(3) **女性為什麼比男性易得虛冷症？**

其實怕冷在醫學還不能排上疾病譜，因為它還不算是一種病，而是一種亞健康狀態，但許多人深受其害，尤其是女性。據調查 3 位女性中就有一位怕冷，有人稱之為「冷病」。夏天怕空調，春秋季怕風，冬天更是怕冷，如臨冰窟的感覺，十分痛苦。

其實，虛冷症男女都有，但女性更易患此症，這是因為女性的肌肉力量較男性弱，從而導致血管中血液的循環力比男性弱；另一方面，與女性的特殊生理功能有關，女性的月經、懷孕、生產、哺乳等都需要以血為本，以血為

用。所以容易出現貧血、血氣不足，或氣血兩虧，使人體的氣、血、津液和經絡、臟腑等生理功能失調、減弱，抗寒抗病能力下降而形成虛冷症。

如果再加上過度疲勞、熬夜、睡眠不足等人為因素，不僅擾亂了身體原有的均衡有序狀態，人體生理時鐘發生「錯點」，引發情緒煩躁、憂鬱、內分泌紊亂，不僅出現手腳冰冷，還伴有痛經、肩膀痠痛、腰痛、失眠、倦怠、感冒等多種不適和毛病。

⑷ 病例　某女士因「渾身冰涼」前來就診，她求醫生幫她不要再做「冷女人」。她說：「不知為什麼，近幾年來特別怕冷；大熱天怕吹電扇、怕開空調，春秋天怕吹風，被風一吹好似冷水澆身；到了冬天，不僅穿上了毛褲，裏面還套上號稱不怕冷的保暖內衣，即使這樣，還是感到特別冷，晚上睡覺時離不開電熱毯。甚至一到冬天，因為怕冷，對夫妻生活也沒了興趣。」而丈夫的一句玩笑話：「你是性冷淡」，深深地刺傷了她的心。她想肯定是得了什麼「怪病」。醫生明確指出這是虛冷症在作怪。

許多有虛冷症的女性，自以為是體質虛弱，挺一挺就過去了，而未給予足夠的重視，任其發展就會造成體內氣血嚴重失調，還會衍生其他疾病。故一旦手、腳、小腹和背部發涼，覺得特別怕冷時，就要就醫，把虛冷症消滅在萌芽狀態。

2. 虛冷症的自測與防治

⑴ 症狀表現

① 身體某些特定部位，如手、腳、小腹和腰背部發涼。穿得比一般人厚些，還感到特別怕冷；即使在炎熱的

夏天，一進入空調房間對冷氣特別敏感。

② 經常出現頭痛、乳房痛、小腹痛、腰背部冷痛等。

③ 疲乏無力、情緒不佳、煩躁易怒、食慾不振。

④ 經常便秘，並有尿頻、排尿不暢和殘尿感。

⑤ 晨起眼瞼及面部微腫，午後則下肢水腫。還可出現月經不調、量少、有血塊、痛經、經期不佳、性慾減退等。

⑵ **自我防治法** 求醫開藥是一方面，更主要的還要靠自己調理。方法如下：

① **冬季多曬太陽**。冬陽是補藥，接受陽氣，既暖身又強身。

② **泡澡**。為使身體保暖、血脈通暢生熱，可改淋浴為泡澡，水溫 40℃左右，泡的時間長些，又可起到解乏作用。

③ **泡腳**。「睡前洗腳，勝吃補藥」。洗實為泡。水溫保持在 40℃左右，以能容忍為度。水及腳踝處，泡 20～30 分鐘。若此時水溫不熱了，繼續加入熱水，直到身體滲汗為止。

④ **加貼「暖暖包」**。後背或腰部貼上「暖暖包」可有效地溫暖身體。刺激三陰交和湧泉穴，可有效祛除虛冷。

⑤ **鍛鍊肌肉**。運動肌肉可促進末梢神經的功能；搓揉手腳也可刺激自律神經，使血管擴張生熱暖身。

⑥ **多吃含熱量高的食物**。如龍眼肉、紅棗、赤豆、花生；母雞、人參、牛羊肉；黑芝麻、腰果；韭菜、洋蔥。生薑等。高熱的食物能助你提高機體抗禦寒冷的能力。

3. 手腳冷的「木桶」防治法

入秋後，有的人手腳發冷生涼，冬季尤甚，即使是暖

冬也如此。手冷者多易生凍瘡，怕冷畏寒，生活力減弱，且易「上火」。對於手腳冷，過去多認為「沒關係，不用治」。如今，健康意識提高了，健康的「檔次」也提高了，而且明確認為這是種亞健康狀態，若長期不予調整，日後必影響你的健康長壽。

在治療之前，必須先搞清為什麼會手冷。中醫認為是「脾陽虛」、「腎陽虛」（包括陽瘀），虛與瘀可致病、致衰；而現代醫學則認為是末梢循環障礙，導致全身營養及氧氣供應不足。而且，不僅冬季如此，全年都是如此。如有人赤日炎炎的夏天卻怕吹風扇、怕進冷氣房。健康的概念，不僅是不生病，還要沒有病理危害（即亞健康態），而達「完全健康」狀態的水準。

亞健康態的人，不是沒有病，而是「查不出病」（未達診斷標準）。如血液循環不暢，就導致生活力下降。我們要善於發現亞健康並將其消滅在萌芽狀態。

手腳冷的原因很多，且各人情況不相同：

① 末梢循環障礙。

② 與缺鈣、鐵等礦物質及一些維生素有關；如經血多的女性，多有手腳冷的現象。

③ 運動不足，尤其是天冷怕動。

④ 保暖不夠，如女孩為了顯示身段的美，趕時髦少穿衣褲而受凍造成，還會導致關節炎等疾病的發生。

⑤ 平時缺乏熱性食物的攝入，如羊肉、牛肉、海產品、蔬果等。

⑥ 由頸椎病引發。

⑦ 與寒性體質有關。

防治手腳冷，應採取「木桶」措施：

(1)「飲食」板塊　適當多吃些羊肉、鵪鶉、海帶、紫菜、動物肝、胡蘿蔔、桂圓、芝麻、葵花籽及辛辣之物。體質虛弱者可喝雞湯滋補；月經量多的女性，多吃些富含鐵、鈣的食物。

(2)「睡眠」板塊　睡眠一定要充足，不熬夜，被縟暖和。

(3)「運動」板塊　堅持適當地運動。

(4)「情緒」板塊　保持心情愉快，不生氣。

(5)「規律生活」板塊　保持生活有規律，穿戴要注意保暖，以健康為重。

(6)「玩樂」板塊　學會休閒，多做戶外活動，在玩中取樂，樂而生健。

以上防治手腳冷的「木桶」，不僅可防病，還可健身，增強抵抗力。

（三）冬 練

1. 冬練的好處

俗話說：「冬天動一動，保你一冬安；冬天懶一懶，多喝藥一碗。」嚴冬來臨，體內各種節律都有下降趨勢，更需要堅持適當運動。冬練的好處很多；它能提高神經系統對體溫的調節能力，提高身體的禦寒能力；可使體內新陳代謝旺盛，使血液中的紅細胞、白細胞及抵抗疾病的丙種球蛋白增多，從而提高抗病能力。實踐證明，長期堅持冬季鍛鍊的人，很少患支氣管炎、肺炎、凍瘡、扁桃體炎、感冒、貧血等疾病。

冬季室內鍛鍊可作強身按摩、氣功、太極拳等；室外

鍛鍊可長跑、競走、武術、滑冰、滑雪、體操、球類等；少兒可跳繩、踢毽、跳橡皮筋、拔河等。因人因地制宜，而步行則為老少皆宜，不論時間、不論場地的一項冬練運動項目。

2. 冬陽勝補藥

冬季本來日照短、陽光弱。所以切不可終日緊閉門窗，圍爐取暖，或躲在空氣污濁的室內聊天、打撲克、麻將、織毛衣，更不該長時間戀床、睡懶覺。這樣會導致精神委靡不振、體質迅速衰退。

現代研究證明：人體需要有一定時間的自然光照。但冬季夜長晝短，陽光微弱。在室外鍛鍊可彌補陽光照射不足的缺陷。

正因為陽光照射不足，冬季易患「冬季情緒抑鬱症」，所以冬季要防止情緒低落，以免憂鬱。改變不良情緒的最好方法就是多到戶外活動，接受冬日陽光的恩惠，

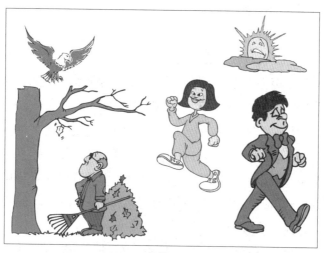

▲冬練

是消除煩悶的良藥，有利於振奮精神，激起對生活的熱情。

不少人在冬季來臨、日照比夏秋季縮短時，就會患一種「季節轉換症」，症狀是情緒低落、體力衰退、睡眠不穩、身體疲憊不堪。而隨著冬季結束，早春溫暖的陽光照耀時，病情便會不治而癒。這也是一種冬日陽光不足而產生的亞健康綜合徵。如果你發覺自己在冬季情緒消沉、體力不足的現象，最好爭取多到戶外活動，哪怕不活動曬曬太陽也是好的。若有接近於日光的人造光的照射也是一種補救和治療的方法。

3. 冬練練什麼？

伏爾泰的「生命在於運動」名言，被許多人奉為鍛鍊的動力。你也這樣認為嗎？到了冬天就是檢驗你能否堅持的關鍵時刻。因為冷使許多人發懶而放棄運動。俗話說：「三九、四九，關門縮手」。在閉門不出的日子裏，活動少了，精神委靡，食慾卻增加了，結果長出了一身贅肉。人一胖就更不想動了，出現了惡性循環。體質差了，弄不好還易得糖尿病等慢性疾病。所以絕不能放棄冬練。冬練練什麼呢？

春球、夏游、秋高（登山）、冬跑，每個季節都有側重的鍛鍊項目，但須因人而異。一般說冬跑有益，有利於提高心肺和消化功能，促進新陳代謝，克服心理障礙，愉悅心情。對冬季光照不足、易憂悶的人更為重要。

而年老體弱者不適於跑步，可選擇散步、快走或慢跑，或慢走─快走─慢跑─快走相結合的運動方式。我國自古就認為走步是「運動之王」，它不受地點、時間、運

動器械的限制，是人人可以參與的一項活動，且最簡便，但又最有效。走步要走到增加心率或微微出汗為止。國際上提出心率提高的指標是：170-年齡，即是能達到鍛鍊效果的心率。例如 70 歲的老人：170-70=100 次/分，那麼你走路使心率提高到 100 次/分即可逐漸停止，也就是此時已達到鍛鍊的效果了，不達此標準還要繼續走。

4. 步行的七大好處

「健康長壽，始於足下。」人老先從腿上老，「老從腳下起」。一個人能走路，80 歲、90 歲不算老；如果不能走路，那 50 歲、60 歲也算老了。

(1) 步行有七大好處

① **步行可健腦益智**。既鍛鍊了體力也活躍了思維。著名詩人歌德說：「我的最好詩句都是在走步時出現的。」走步可活躍思維、增加靈感。若有不能解決的疑難問題，說不定透過走步，就能想出解決的辦法。難怪許多偉人都愛上散步這一活動。俄羅斯神經生理學家、諾貝爾獎醫學得主巴甫洛夫說：「散步能促進我的思維，腦力才會開動。」朱自清那膾炙人口、情景交融的著名散文《荷塘月色》也是散步以後的傑作。古往今來，許多偉人、學者、文人都以走步作為保健長壽的良方，使他們在獲得體健的同時，也使他們獲得了才思敏捷、精力過人，並為創造性勞動打下了堅實的基礎。

② **步行能減肥**。步行能加快體內的新陳代謝過程，使體內多餘脂肪在不知不覺中逐漸消耗掉。

③ **步行具有雙向調節作用**。這被稱為步行之妙和神奇所在。胖，可以「走」掉；瘦也可以「走胖」。步行可

以降血脂,使血脂高的人可以「走」低;血脂稍低的人也可以走高。步行還可使人體好膽固醇(即高密度脂蛋白 HDL)保持高濃度水平。

此物是血管中擔負著打掃和清理任務的,能把沉積在血管上的脂質和壞膽固醇(即低密度脂蛋白 LDL)去掉,使血管變得年輕、血液流動暢通無阻。但 HDL 的「清道伕」作用是短暫的,一旦停止步行 3〜4 個星期後,就會降至原來水平。所以只有不斷堅持步行,才可使它一直維持在高濃度水平。

④ **步行可有效地降低血糖等生理指標**。血糖值為臨界值的人(空腹血糖值在 7.0 毫摩爾/升左右),無須用藥,只要走步可降至 6.1 毫摩爾/升以下的正常值。步行也可降血壓,血壓為臨界值(90/130 毫米汞柱);步行還可有效地降低血液黏稠度,並提高心肌功能。

步行能助你延年益壽的奧秘就在這裏,故有「壽星是走出來的」說法。

⑤ **步行對人體內臟起到良性按摩作用**。因為步行的節律與人體生理時鐘(如呼吸、心跳等)節律合拍、協調,因而步行猶如一種良性按摩。同時在走步時,對足部的穴位也是一種良性刺激。

足部是人體一個重要的全息單位所在,有身體各部位功能代表區。步行時對它們的刺激力度正適中,從而對全身各部的功能都起到了增強作用,還可輔助治療許多相關疾病和亞健康狀態。

⑥ **快步走助你延壽**。這是在我剛剛寫到這個問題時,獲得的一份資料,可視為「最新」。

⑦ **堅持散步腸癌風險減三成**。現代生活方式導致患腸癌的人越來越多。近日,美國華盛頓大學醫學院的研究人員發現:只要每週散步時間超過 1 小時,患腸癌的風險就能降低 30%。那麼,做多少運動才能將腸癌風險降到最低呢?這因人而異,一般說,每天堅持散步 20 分鐘就能起到很好作用。

⑵ **不要隨便放棄步行的機會**　現代人,尤其生活在大城市的人,出門有車,上樓有電梯。腿的功能逐漸在退化、在萎縮。正如「人的老化始於足」,我們在有生之年,要充分地利用兩條腿為你創造健康的生活。因此,凡有走路、爬樓的機會,你可不要輕易地放棄這一鍛鍊機會。上街買菜、訪親問友都是邁開兩條腿的機會。尤其 1～3 站公車的路程,最適合步行。時間在半個小時以上。認識了步行的好處以後,學習紐約人以快步走上下班,還補缺了平時沒有時間鍛鍊的遺憾。

有些人就因為堅持步行上班而走掉了多年的慢性病,真正嘗到了步行的甜頭。

5. 耐寒鍛鍊要因人而異

冬季自然是耐寒鍛鍊的最佳時機。我們這裏所指的耐寒鍛鍊是一種鍛鍊內容,而不是僅指冬泳的鍛鍊。

為什麼要提出這一鍛鍊內容,是針對如今許多年輕人,80 後,他們的體質還不如中老年人,每次寒流來臨,他們首當其衝,常染上感冒打針吃藥,好像是暖房裏的花朵,經不起風吹雨打。這是因為他們缺少應有的耐寒鍛鍊。平時到單位有中央空調,回到家也離不開空調,出門遇寒風一不小心就傷風感冒,鼻塞頭痛、咳嗽……都來

了。下面向大家介紹一組耐寒鍛鍊的項目和內容：

(1) **用冷水洗臉**　可以始於深秋，天氣尚不十分冷的時候，以後一直堅持每天早晨用冷水洗臉，可預防感冒和上呼吸道疾病。

(2) **接受冷風的刺激**　早晨外出上班、上學時，適當接受冷空氣和冷風的刺激。所謂適當，就是以不凍壞為準。

(3) **接受冷飲和冷食**　有人一聽到冬天飲涼水、吃冷食就害怕。其實這也是一個習慣問題，在國外就喝涼水，沖咖啡和茶時才用上熱水、熱飲。冷食也一樣，可鍛鍊胃腸，不易生病。

總之，生活中要粗放一點，不要處處嬌慣自己。

(4) **冬泳**　冬泳是一項有強身健體、抗衰延壽作用的耐寒鍛鍊項目。冬泳的好處有：

① 增強呼吸器官機能，減少或防止冬季易發的呼吸道疾病。水的密度比空氣大 800 倍，人在水中游時，要承受很大的壓力，呼吸肌要克服水的壓力，使呼吸加深，肺活量加大，從而減少疾病的發生。

② 冬泳使肌肉纖維增多變粗，肌力增強，從而提高動作的速度、耐力和靈敏性。

③ 冬泳可改善四肢血液循環和機體新陳代謝。對減輕骨組織增生和肌肉痠痛、關節僵直、動作遲緩等老年病症很有幫助。

④ 冬泳有助於改善全身血液循環。初入水時皮膚受涼，引起血管收縮反應，導致大量外周血液進入內臟。經過一段時間游泳後，皮膚血管因水的摩擦生熱而擴張開來，大量血液又從內臟流向身體表面，這一張一縮，猶如

血管在「運動」，不但能增強血管彈性，還能使冠狀動脈血流量增加，對心臟也起到良性刺激。

⑤ 冬泳加速膽固醇的分解。因為血液中的脂肪酶增加，可降低膽固醇在血管壁上的沉積、防止和減輕老年人的動脈硬化及其高血壓、心腦血管病的發生。此外還可降低血糖、血黏度等。

⑥ 冬泳可提高抗寒力和免疫力。冬泳促進新陳代謝，從而提高和增強人體對寒冷的抵禦能力。

當然冬泳時要注意有關事項，以免發生意外。

以上耐寒鍛鍊的項目因人而異，少壯身體者可參加冬泳，也可用冷水熱水浴刺激全身血管。

總之，順應生理時鐘就是本書所說的「順時養生」，它要求人們在日常生活中一切起居行為都要遵循日月星辰、春夏秋冬、畫出夜伏的自然節律生活，才能最大限度地保養好自身的生理時鐘，健健康康活到 100 歲！

六、《黃帝內經》二十四節氣養生法

1. 立 春

立春是每年的 2 月 4 日前後，是二十四節氣中的第一個節氣。從這一天開始正式進入春季，天氣也開始暖和了。春季是人體陽氣升發的季節，應順應天地陰陽之氣，給予適當調攝，使陽氣得以宣達。

(1) **立春節氣特點** 立春時節的氣候特點是氣溫有了一定的回升，但寒氣並未完全消散，經常會出現倒春寒的現象。此時，人體就像剛剛出芽的幼苗一樣，體內的氣血向外散發，皮膚、毛孔變得疏鬆，對寒冷的抵抗力減弱。

如果穿得少了，遭遇寒氣侵襲，毛孔就自動閉合，體內的陽氣得不到發散，一方面導致陽氣鬱積，出現某些上火的症狀，如咽乾、嘴唇裂、不愛吃飯、大便乾燥等。另一方面，容易導致感冒、流感等流行性疾病。所以，立春時節不要貿然減少衣物。

(2) **立春飲食宜忌** 由於立春時節易產生內熱，應該多吃補陽氣的食物以幫助體內陽氣發散，如蔥、蒜、芽菜、韭菜等升發性食物，有利於肝氣疏洩。《黃帝內經》云：「春三月，此謂發陳。」發陳即發散陳舊的意思。植物發芽的狀態可稱為發陳，是由於植物發出的嫩芽具有將其陳積物質發散掉的作用。所以，可藉助這些芽菜將人體的陽氣發散出來。

常見的芽菜有豆芽，以涼拌、煮湯為佳。由於綠豆芽和黃豆芽性寒涼，在做菜的時候，可放些蔥薑以中和其寒性，患有慢性胃腸炎的人要少吃。韭菜也屬於升發食物，韭菜炒雞蛋、韭菜炒豬肝，可補肝腎，益氣血，氣血不足者可以多吃。但韭菜辛辣、滑腸，腹瀉、消化不良、易上火的人不宜食用，患眼病、瘡瘍的人吃了會加重病情。

(3) **生活起居注意** 立春時陽氣升發，人體皮膚的毛孔張開，肌膚腠理變得疏鬆，人體內正氣抵禦外部襲擊的能力變弱，風邪最容易侵襲。《黃帝內經》云：「風者，百病之長也。」「傷於風者，上先受之。」所以，春天最容易傷風，而且最先受到損害的是人的頭部，可引起頭痛發熱、惡風、咳嗽、氣喘等感冒症狀。

梳頭或按摩能有效阻止風邪的侵襲。梳頭時先從前額髮際向後梳到頸後髮根處，再俯身從後頸髮根梳到髮梢末

端。然後從左、右耳上部分別向相反方向梳理。頭髮稀疏的人可用手指代替梳子來梳頭，邊梳邊按摩頭皮。每個部位的動作可重複 5～8 次，平均每天梳理 120 次左右最為適宜。

　　春陽初生，一切生物都開始萌動。對於新婚夫婦來講，在春季妊娠是最佳時節。健康的性愛可以增強夫妻感情，促進家庭和諧。至於夫妻行房的頻率，根據中醫養生理論「宜春多，夏秋少，冬絕。」實際生活中，應以行房後第二天感覺身心舒適、精神愉快、精力充沛為原則。

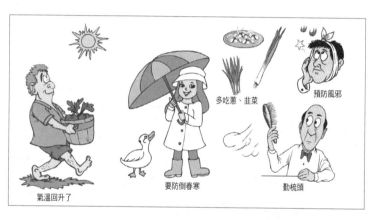

多吃蔥、韭菜　　預防風邪

氣溫回升了　　要防倒春寒　　勤梳頭

2. 雨 水

　　雨水是每年的 2 月 19 日前後，是二十四節氣中的第二個節氣。雨水表明雨量開始增多，空氣濕潤，又不燥熱，正是養生的好時機。但此時應注意氣候的變化，要預防春寒病的發生。

　　(1) 雨水節氣特點　　雨水節氣時，天氣變化無常，經常會有陰雨天，故天氣特別潮濕。潮濕會影響人的情緒，使人心情抑鬱、沮喪、沉悶，工作效率下降。

因此，在這種惡劣天氣中，保持平和的心情對身體的健康是極其有益的。雨水時節的氣候還會減弱人體上呼吸道的防禦功能，從而誘發各種呼吸道疾病，如感冒、流感、肺炎、哮喘等。

(2) **雨水飲食特點** 雨水時節萬物新發、陽氣十足，人的胃氣在此時最活躍，空氣濕潤而不燥熱，正是應當調養脾胃的好時機。中醫認為，脾胃為「後天之本」，「氣血生化之源」，「胃強則強，胃弱則弱；有胃則生，無胃則死」。脾胃強健是健康的基礎。可選擇紅棗、蓮子、韭菜、菠菜、柑橘、蜂蜜、甘蔗、香椿、百合、豌豆苗、茼蒿、薺菜、春筍、山藥、藕、芋頭、蘿蔔、荸薺等。雨水時節，人體的肝陽、肝火、肝風會隨著春季的陽氣升發而上升，所以更應特別注意肝氣的疏洩條達。

(3) **生活起居注意** 每日上午 10 時前後及晚上睡前可做下列運動。

① **揉腹**：先用右手在胃部按順時針方向揉 120 次，然後下移至肚臍周圍揉 120 次，再用全手掌揉全腹 120

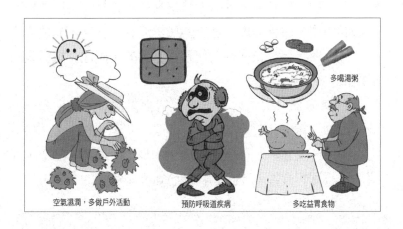

空氣濕潤，多做戶外活動　　　預防呼吸道疾病　　　多吃益胃食物

多喝湯粥

次，最後逆向重複一遍。

② **漱口吞津**：用舌體攪拌口腔，產生唾液後慢慢咽下，每日 36 次，可以清除大部分有害物質，有益健康。

③ **撮穀道**：即做收縮肛門的小動作。每天堅持收（提）肛 100 下，每次 1～2 分鐘，若大便後應延長至 2～3 分鐘，可以促進肛周血液循環，防治靜脈瘀血以及由此而引起的內痔、外痔、肛瘻、慢性腸炎等；同時對治療和預防冠心病、高血壓、下肢靜脈曲張等慢性疾病有顯著效果。

3. 驚蟄

驚蟄是每年的 3 月 6 日前後，是二十四節氣中的第三個節氣。驚蟄意味著天氣轉暖、春雷初響，驚醒了蟄伏在泥土中冬眠的昆蟲。古語道：「驚蟄地氣通。」驚蟄節氣前後的養生保健應做好通地氣的工作。

(1) **蟄節氣特點**　驚蟄時節萬物復甦，天氣轉暖，氣溫回升到一定程度，地表溫度有所上升。《素問・陰陽應象大論》云：「天氣通於肺，地氣通於嗌。」「嗌」古時指咽喉，初春驚蟄時節的咽喉疾病有上升趨勢，不少人會有咽喉腫痛、口腔潰瘍、嗓子燥癢等症狀。此時，尚值農曆二月，做好保暖和護腎工作是很必要的，應注意根據氣溫增減衣物。

(2) **驚蟄飲食宜忌**　多吃富含植物蛋白質、維生素的清淡食物、新鮮蔬菜，如春筍、菠菜、芹菜、雞、蛋、牛奶、鴨血、蘆薈、水蘿蔔、苦瓜、木耳菜、油菜、山藥、蓮子、銀耳等食物。少食動物脂肪類及刺激性的食物，如辣椒、蔥、蒜、胡椒等食物。

(3) **生活起居注意** 驚蟄之後，是流感、肺炎、腮腺炎、風疹等病毒性疾病的高發時期，所以，增強體質、提高人體的抗病能力十分重要。精神上要保持愉快、心平氣和的良好心態，切忌妄動肝火。

驚蟄過後，氣溫逐漸升高，氣候變暖，人們也就越來越會感到睏乏，這就是俗稱的「春困」。所以只有保證良好的睡眠，才能有健康和精力充沛的工作生活。在睡前半小時摒棄雜念，心情平靜，有利於入睡；稍微活動一下身體，有利於身體的舒展和放鬆；睡前洗臉、洗腳，按摩面部和搓腳心，也可按摩腹部的關元穴和腿上的足三里穴。可推動血氣運行，溫補臟腑，安神寧心，消除一天的疲勞，利於入睡。

中醫認為，腎為先天之本，腎精充足，則五臟六腑皆旺，身體強壯，延年益壽。腎精不足，則五臟六腑皆衰，身體虛弱多病早夭。《養生四要》云：「養心莫善於寡慾。」提示人們要節制慾望。能節制者得福，不能節制者獲病。

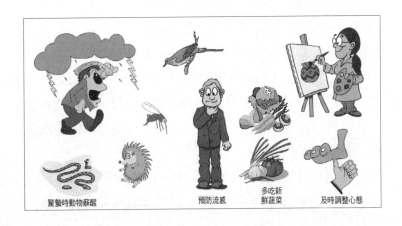

驚蟄時動物蘇醒　　　　　　預防流感　　多吃新　　及時調整心態
　　　　　　　　　　　　　　　　　　鮮蔬菜

4. 春 分

春分是每年的 3 月 21 日前後，是二十四節氣中的第四個節氣。春分是春季 3 個月的中分點，又是將白天黑夜平分的時刻。從這一天起，太陽直射位置漸向北移，導致北半球晝長夜短，南半球晝短夜長。春分一到，雨水明顯增多。

(1) **春分節氣特點**　由於春分節氣平分了晝夜、寒暑，在保健養生時應注意保持人體的陰陽平衡狀態。《素問・生氣通天論》云：「陰平陽秘，精神乃治。」春分時節正是調理體內陰陽平衡、協調機體功能的重要時機，因此提醒人們要注意飲食，保持情緒的平衡。

當人體新陳代謝不協調時，體內會出現某些元素的不平衡狀態，致使早衰和疾病的發生。尤其在春分時節，人體的血液和激素活動正處於高峰期，人體的陽氣開始從內臟向外走，但春天多變的氣候又會使氣血發生「堵塞」現象，容易誘發一系列疾病。為此，科學合理的膳食，有助於在春分時節調理機體、平衡陰陽。

(2) **生活起居注意**　首先要注意養肝。傳統中醫理論認為，春應於肝、夏應於心、長夏應於脾、秋應於肺、冬應於腎。春季是肝病的高發季節，需要注意養肝，協調肝的陰陽平衡。心中有火，要發洩；心中有喜，要表達，但注意不可太過，要順應情緒的發展變化。甘味食物能補肝益腎，如枸杞子、核桃、花生、大棗、桂圓等。而酒會傷肝，春季更不宜飲酒。

其次要注意食物的陰陽互補。食物分寒、熱、溫、涼、平五種屬性。如在烹調魚、蝦、蟹等寒性食物時，需

要添加蔥、薑、酒、醋類溫性調料，以防止菜餚性寒偏涼；又如在食用韭菜、大蒜、木瓜等助陽類菜餚時，配上蛋類等滋陰食材，達到陰陽互補之目的。

三要多吃時令菜。每個季節都有符合其氣候條件而生長的時令菜，得天地之精氣，營養價值高。吃有助陽功效的韭菜，可增強人體脾胃之氣；豆芽、豆苗、萵苣等食材，有助於活化身體生長機能；而食用桑葚、櫻桃、草莓等營養豐富的晚春水果，則能潤肺生津，滋補養肝。

當然，除了注意膳食外，養生的關鍵還是提高自身免疫力。在思想上要保持輕鬆愉快，樂觀向上的精神狀態。在起居方面要堅持適當鍛鍊，保持正常睡眠時間，注意補充水分和電解質，促進血液循環，以幫助維持機體平衡，達到養生的最佳效果。

介紹一種春分節氣運動功法：盤腿靜坐，運氣調息，雙手向左右活動，用力做五六次，牙齒叩動 26 次，深呼吸，伸展兩手，津液入丹田 9 次。可消除胸痛、肩痛、耳鳴、耳聾等。

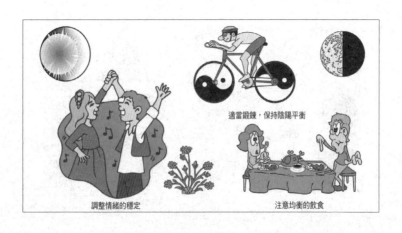

調整情緒的穩定　　　　　適當鍛鍊，保持陰陽平衡　　　　　注意均衡的飲食

5. 清 明

清明是每年的 4 月 5 日前後，是二十四節氣中的第五個節氣。清明是人們祭祖掃墓的日子，由於清明與寒食的日子接近，而寒食是民間禁火掃墓的日子，寒食與清明就合二為一了。

⑴ **清明節氣特點**　清明時節多雨是這一季節的特點，會出現寒暖交替的情況，這一節氣時是呼吸系統疾病的高發期，要予以高度重視，不要過早穿單衣，要遵循春捂秋凍的養生原則，謹防感冒。

在五行中，春屬木，肝亦屬木，肝臟能調節全身的氣血運行，如果肝氣鬱結，就容易導致肝陽上亢，出現高血壓。現代醫學也證實，清明時節的氣候變化大、心腦血管病人適應性較差，容易出現血壓增高，出現頭痛、頭暈、失眠的症狀，還易於發作心絞痛。

在精神調養方面，人們應當減輕和消除異常情志反應，移情易性，保持心情舒暢。經常出去到森林、河邊散步，多呼吸新鮮空氣，並進行適當的體育運動。

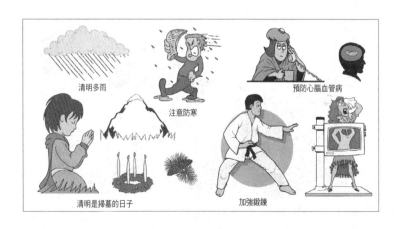

清明多雨　　注意防寒　　預防心腦血管病

清明是掃墓的日子　　加強鍛鍊

⑵ **清明飲食宜忌**　清明節氣時，人的食慾通常比較好，不過要注意飲食適度，保護脾胃的正常功能。

飲食宜溫，應多吃些蔬菜水果，尤其是韭菜、地瓜、白菜、蘿蔔、薺菜、菠菜、芋頭等，還可以多吃赤小豆、芝麻、糯米、花生、鵝肉、雞蛋、蘋果、梨等。另外，清明節氣中，不宜食用「發」的食品，如筍、雞等。

6. 穀雨

穀雨是每年的 4 月 20 日前後，是二十四節氣中的第六個節氣。穀雨指雨水增多，有利於穀類農作物的生長。古語「雨生百穀」，說明了「穀雨」的現代農業氣候意義。

⑴ **穀雨節氣特點**　穀雨節氣以後，各地雨量開始增多，天氣也變得潮濕起來，空氣濕度逐漸增大。過於潮濕的空氣會讓人體由內到外都有不適反應，要注意防治風濕性腰腿痛等疾病。

此時，氣溫雖然開始轉暖，但早晚仍較涼，早出晚歸者要注意增減衣服，避免受寒感冒。過敏體質的人在這個季節應防花粉症及過敏性鼻炎、過敏性哮喘等。特別要注

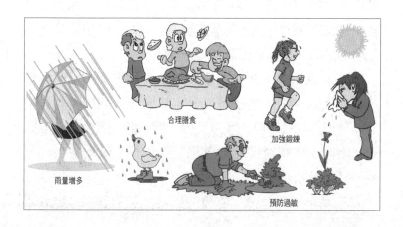

合理膳食

加強鍛鍊

雨量增多

預防過敏

意避免與過敏源接觸，減少戶外活動。

在飲食上減少高蛋白質、高熱量食物的攝入，出現過敏反應及時到醫院就診。

⑵ **生活起居注意** 在這個季節裏，人體的脾胃功能旺盛，有利於營養的吸收，但這一時期也是胃病的易發期，要注意勿暴飲暴食，每天堅持按揉足三里穴，每次100下，每天 2 次。還要注意預防感冒，飲食宜清淡，避免著涼。

從中醫角度來說，春天的飲食是歷代養生家都非常重視的事情。因為這個季節陽氣升發、生機盎然，但也是各種病菌和微生物繁殖、復甦的季節，疾病很容易流行，合理的飲食可以提高人體免疫力，預防疾病發生。

唐代著名醫學家孫思邈在《千金方》中曾指出：「春天飲食應省酸增甘，以養脾氣。」指春天要少吃點酸味的食品，多吃點甘味的食品，以補益人體的脾胃之氣。

7. 立 夏

立夏是每年 5 月 6 日前後，是二十四節氣中的第七個節氣。太陽到達黃經 45°時為立夏。人們習慣上都把立夏當作是溫度明顯升高，炎暑將臨，雷雨增多，農作物進入旺季生長的一個重要節氣。

⑴ **立夏節氣特點** 立夏時節天氣逐漸炎熱，萬物繁茂，人們的生理狀態也發生一定的改變。夏季與心氣相通，夏季有利於心臟的生理活動。順四時是養生的首要原則，因此，要順應節氣的變化，注意養心臟和養生各方面，平和過渡到夏季。

⑵ **生活起居注意** 立夏時節要注意勿著涼，雖說夏

季到來了，但此時早晚仍比較涼，日夜溫差仍較大，早晚要適當添衣。

另外進入立夏後，晝長夜短更明顯，此時順應自然界陽盛陰虛的變化，睡眠方面也應相對晚睡早起，以接受天地的清明之氣，但仍應注意睡好子午覺，尤其要適當午睡，以保證飽滿的精神狀態以及充足的體力。注意睡覺時不要貪涼，避免在風口處睡覺，以防著涼受風而生病。

立夏時節，隨著氣溫升高，人們容易出汗，中醫認為，汗為心之液，立夏時節要注意不可過度出汗，運動後要適當飲溫水，補充體液。立夏時節，選的運動不要過於劇烈，可選擇相對平和的運動，如太極拳、太極劍、散步、慢跑等。

⑶ **立夏飲食特點** 立夏時節自然界的變化是陽氣漸長、陰氣漸弱，相對人體臟腑來說，是肝氣漸弱，心氣漸強，此時的飲食原則是增酸減苦，補腎助肝，調養胃氣。飲食宜清淡，以低脂、易消化、富含纖維素為主，多吃蔬果、粗糧。平時可多吃魚、豆類、芝麻、圓蔥、小米、玉米、山楂、枇杷、楊梅、香瓜、桃、木瓜、番茄等；少吃鹹菜等過鹹的食物，注意飲食清潔，多進稀食是夏季飲食養生的重要方法。如早、晚進餐時食粥，午餐時喝湯，這樣既能生津止渴、清涼解暑，又能補養身體。

中醫認為，生命與腎和脾胃的關係密切，腎主先天，脾主後天。人的生長發育、衰老與腎氣的充足與否有密切的關係。所以，要注意保養腎精。

8. 小 滿

小滿是每年的 5 月 21 日前後，是二十四節氣中的第

八個節氣。此時氣溫明顯升高，雨量增多，要注意保暖，避免著涼，保證睡眠時間。

(1) **小滿節氣特點** 小滿時風火相煽，人們也易感到煩躁不安，此時要調適心情，注意保持心情舒暢，胸懷寬廣，以防情緒劇烈波動後引發高血壓、中風等心腦血管疾病。此時可多參與一些戶外活動，如下棋、書法、釣魚等怡養性情，同時也可在清晨進行體育鍛鍊，以散步、慢跑、打太極拳等為宜，不宜做過於劇烈的運動，避免大汗淋漓，傷陰也傷陽。

(2) **小滿飲食宜忌** 飲食方面，進入小滿後，氣溫不斷升高，人們往往喜愛用冷飲消暑降溫，但冷飲過量會導致腹痛、腹瀉等病症。飲食調養宜以清爽清淡的素食為主，常吃具有清利濕熱、養陰作用的食物，如赤小豆、薏苡仁、綠豆、冬瓜、黃瓜、黃花菜、水芹、荸薺、黑木耳、胡蘿蔔、番茄、西瓜、山藥、鯽魚、草魚、鴨肉等，忌吃膏粱厚味、甘肥滋膩、生濕助濕的食物，當然也可配合藥膳進行調理，還可以常飲些生脈飲以益氣生津。

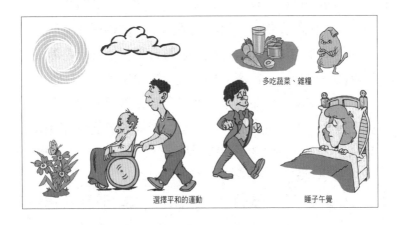

多吃蔬菜、雜糧

選擇平和的運動　　　睡子午覺

⑶ **生活起居注意** 小滿後氣溫明顯升高，雨量增多，但早晚仍會較涼，氣溫日差仍較大，尤其是降雨後氣溫下降更明顯，因此要注意適時添加衣服，尤其是晚上睡覺時，要注意保暖，避免著涼受風而患感冒。同時也應當順應夏季陽消陰長的規律，早起晚睡，但要保證睡眠時間，以保持精力充沛。

9. 芒 種

芒種是每年的 6 月 6 日前後，是二十四節氣中的第九個節氣。此時太陽黃經為 75°。芒種節氣最適合播種有芒的穀類作物，如晚穀、黍、稷等。由於天氣炎熱，已經進入典型的夏季。

⑴ **芒種節氣飲食特點** 飲食調養方面，歷代養生家都認為夏三月的飲食宜清補。從營養學角度看，飲食清淡在養生中有不可替代的作用，如蔬菜、豆類可為人體提供所必須的糖類、蛋白質、脂肪和礦物質等營養素及大量的維生素，維生素又是人體新陳代謝中不可缺少的，而且可預防疾病、防止衰老。

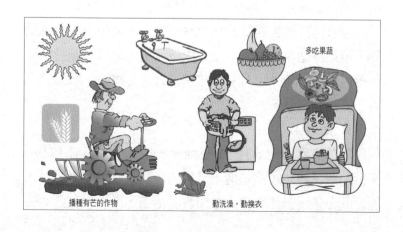

多吃果蔬

播種有芒的作物　　　　勤洗澡，勤換衣

瓜果蔬菜中的維生素 C，能抑制病變，促進抗體的形成，提高機體的抗病能力，還能把血管壁內沉積的膽固醇轉移到肝臟變成膽汁酸，這對預防和治療動脈硬化也有一定的作用。蔬菜中的纖維素對保持人體大便通暢，減少毒素的吸收以及預防早衰，預防由便秘引起的直腸癌的發生都是至關重要的。

在夏季，人體新陳代謝旺盛，汗易外洩，耗氣傷津之時，宜多吃具有祛暑益氣、生津止渴的飲食。老年人因機體功能減退，熱天消化液分泌減少，心腦血管不同程度的硬化，飲食宜清補為主，輔以清暑解熱護胃益脾和具有降壓、降脂的食品。女士在月經期或產後期間，雖天氣漸熱，也忌食生冷性涼之品，以防由此引發其他疾病。

⑵ **生活起居注意**　要晚睡早起，適當地接受陽光照射（避開太陽直射，注意防暑），以順應陽氣的充盛，利於氣血的運行，振奮精神。夏日晝長夜短，中午小憩可助消除疲勞，有利於健康。芒種過後，午時天熱，人易汗出，衣衫要勤洗勤換。為避免中暑，芒種後要常洗澡，這樣可使皮膚疏鬆，「陽熱」易於發洩。

游泳是夏季裏消暑最好的運動之一，又是一項有氧運動，可以幫助身體散熱，使人覺得涼快、舒服，適於任何年齡段的人。游泳可有效預防頸椎病、心臟病，增強免疫力，提高肺活量。

10. 夏至

夏季是每年的 6 月 21 日前後，是二十四節氣中的第十個節氣。此時才真正進入炎熱的季節，由於太陽輻射到地面的熱量，仍比地面向空中散發得多，所以，在此期間

內氣溫繼續升高。

(1) **夏至節氣特點** 在炎熱的夏天，應當調整呼吸，使心神安靜，意念中如能想像著心中存有冰雪，便不會感到天氣極其炎熱了。也就是說，我們不應當被炎熱擾亂心神，使心境煩躁，那樣的話會使身體感到天氣更炎熱。

古代房中養生專家告誡：凡遇日食月食、電閃雷鳴、狂風暴雨、洪水氾濫、奇寒異熱氣候，均應禁房事。此時天地陰陽錯亂，人體陰陽失去平衡，妄行房事則貽害無窮。

(2) **夏至飲食宜忌** 夏至時節氣候炎熱，人的消化功能相對較弱，因此，飲食宜清淡，不宜肥甘厚味，要多食雜糧，不可過食熱性食物，以免助熱；冷食瓜果當適可而止，不可過食，以免損傷脾胃；厚味肥膩之品宜少勿多，以免化熱生風，激發疔瘡之疾。

夏季又是多汗的季節，出汗多，則鹽分損失也多，若心肌缺鹽，心臟搏動就會出現失常。中醫認為，此時宜多食酸味，以固表，多食鹹味以補心。

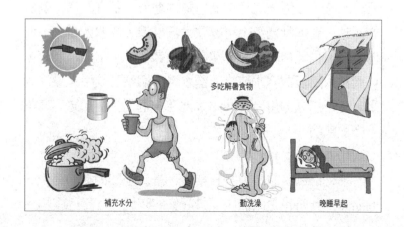

多吃解暑食物

補充水分　　　　　　勤洗澡　　　　晚睡早起

⑶ **生活起居注意** 在此時節，為順應自然界陰陽盛衰的變化，一般宜晚睡早起，並利用午休來彌補夜晚睡眠的不足。年老體弱者則應早睡早起，儘量保證每天有 7 個小時的睡眠時間。夏至時節，大多數人會有全身睏倦乏力以及頭痛頭暈的症狀，嚴重者可影響日常生活和工作。究其原因，是由於這一時節氣溫高，人體只能由排汗來散熱，使人體內的水分大量流失，此時若不及時補充水分，就會使人體血容量減少，大腦會因此而供血不足，進而造成頭痛頭暈。還由於人體出汗時體表血管會擴張，更多的血液會流向體表，這種血液的再分配可使血壓偏低的人血壓更低，從而發生頭痛頭暈。

此時節宜行艾灸長壽功。坐位，軀幹伸直，全身放鬆，大腿與小腿成直角，將點燃的艾條距肚臍 3～5 公分處，每次灸 20 分鐘，每天 1 次，可預防各種慢性疾病的復發，延年益壽。

運動調養也是養生中不可缺少的因素之一。夏季運動最好選擇在清晨或傍晚天氣較涼爽時進行，場地宜選擇在河湖水邊，公園庭院等空氣新鮮的地方，不宜做過分劇烈的活動，若運動過激，可導致大汗淋漓，汗洩太多，不但傷陰液，也耗損陽氣。在運動鍛鍊過程中，出汗過多時，可適當飲用淡鹽開水或綠豆鹽水湯，切不可飲用大量涼開水，更不能立即用冷水沖頭、淋浴，否則會引起寒濕痺證等多種疾病。

11. 小暑

小暑是每年的 7 月 7 日前後，是二十四節氣的第十一個節氣。此時也是人體陽氣最旺盛的時候，「春夏養陽」。

所以人們在工作勞動之時，要注意勞逸結合，保護人體的陽氣。

(1) **小暑節氣特點**　小暑時節氣候炎熱，容易讓人感到心煩不安、疲倦乏力，此時，應該顧護心陽，平心靜氣，確保心臟機能的旺盛。所以小暑養生重點突出「心靜」，舒緩緊張的情緒，使心情舒暢，氣血和緩。在飲食調節上，不可過度偏嗜生冷寒涼，否則會損傷脾胃陽氣，因寒濕內生導致腹痛泄瀉。小暑節氣的藥膳調理，既要能清熱祛暑，又要能健脾化濕。

(2) **小暑飲食特點**　小暑時節，天氣很熱，所以人們應當減少外出以避暑氣。民間度過伏天的辦法，就是吃清涼消暑的食品。天氣熱的時候要喝粥，用荷葉、土茯苓、扁豆、薏苡仁、豬苓、澤瀉、木棉花等食材煲成的消暑湯或粥，或甜或鹹，非常適合此節氣食用，多吃水果也可防暑，但是不要食用過量，以免增加腸胃負擔，嚴重的會造成腹瀉。

飲酒對於促進性功能有一定的作用，少量的飲酒有益

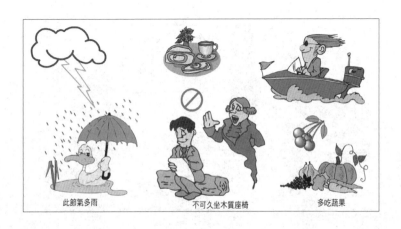

此節氣多雨　　　　　不可久坐木質座椅　　　　　多吃蔬果

於健康，但是不要飲得過多，以免傷神耗血而百病叢生。

(3) **生活起居注意** 民間還有「冬不坐石，夏不坐木」。的說法。小暑過後，氣溫高、濕度大。久置露天裏的木料，如椅凳等，經過露打雨淋，含水分較多，表面看上去是乾的，可是經太陽一曬，溫度升高，便會向外散發潮氣，在上面坐久了，能誘發痔瘡、風濕和關節炎等疾病。所以，尤其是中老年人，一定要注意不能長時間坐在露天放置的木料上。

12. 大 暑

大暑是每年的 7 月 22 日前後，是二十四節氣中的第十二個節氣。此時是一年中最熱的節氣。大暑正值中伏前後，很多地區，甚至會出現 40℃的高溫天氣，在這酷熱難耐的季節，防暑降溫工作不容忽視。

(1) **大暑節氣特點** 夏季氣候炎熱，酷暑多雨，暑濕之氣容易乘虛而入且暑氣逼人，心氣易於虧耗，尤其老人、兒童、體虛氣弱者往往難以將養，而導致疰夏、中暑等病。如果當你出現全身明顯乏力、頭昏、心悸、胸悶、

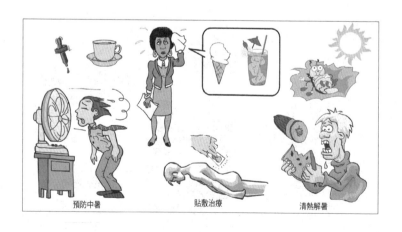

預防中暑　　　　貼敷治療　　　　清熱解暑

注意力不集中、大量出汗、四肢麻木、口渴、噁心等症狀時，多為中暑先兆。

一旦出現上述症狀，應立即將患者移至通風處休息，給病人喝些淡鹽開水或綠豆湯、西瓜汁、酸梅湯等。

夏季預防中暑的方法：合理安排工作，注意勞逸結合；避免在烈日下暴曬；注意室內降溫；睡眠要充足；講究飲食衛生。進入夏季後，宜常服用一些芳香化濁，清解濕熱之方，如鮮藿香葉、佩蘭葉各 10 克，飛滑石、炒麥芽各 30 克，甘草 3 克，水煎代茶飲。也可在暑熱之季服用一些人丹、十滴水等。

⑵ **大暑養生方法**　大暑是全年溫度最高、陽氣最盛的時節，在養生保健中常有「冬病夏治」的說法，故對於那些每逢冬季發作的慢性疾病，如慢性支氣管炎、肺氣腫、支氣管哮喘、腹瀉、風濕痺證等陽虛證，是最佳的治療時機，可進行伏天貼敷的治療。

有上述慢性病的朋友，在夏季養生中尤其應該細心調養，重點防治。

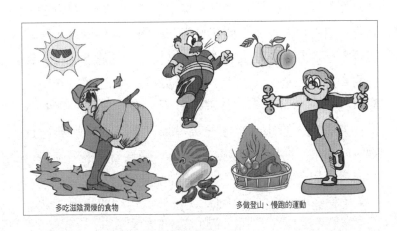

多吃滋陰潤燥的食物　　多做登山、慢跑的運動

暑天，運用飲食的營養作用養生益壽，是減少疾病，防止衰老的有效保證。夏季的飲食調養是以暑天的氣候特點為基礎，由於夏季氣候炎熱，易傷津耗氣，因此常可選用藥粥滋補身體。

大暑六月坐功法：盤腿而坐，雙手握拳放在腿前，兩臂伸直與肩同寬，拳眼相對，身體重心前移，上體前俯，扭項轉頭向左右上方虎視；重心後移，頭轉向前，重心再前移，頭轉向右，動作相同，方向相反，左右各做 15 次。然後，叩齒、咽津、吐納而收功。

13. 立秋

立秋是每年的 8 月 7 日前後，是二十四節氣中的第十三個節氣。從這一天開始，天高氣爽，月明風清，氣溫由熱逐漸轉涼。有諺語說：「立秋之日涼風至。」即立秋是涼爽季節的開始。

立秋注意事項　立秋時節易產生「秋乏」，要保證充足睡眠，每天晚上 10 點前入睡，並保證早睡早起。另外，適當午睡也利於化解秋乏。伸懶腰也可緩解秋乏，特別是下午感到疲乏時，伸個懶腰就會馬上覺得全身舒展。同時，早晚比較涼了，要注意增加衣服。這個時期，氣候逐漸乾燥，要多吃些滋陰潤燥的食物，避免燥邪傷害。保持飲食清淡，不吃或少吃辛辣燒烤食物，如生薑、花椒、蔥、桂皮、酒等；少吃油膩的飲食。多吃含維生素的食物，如番茄、青椒、茄子、馬鈴薯、梨等；多吃鹼性食物，如蘋果、海帶以及新鮮蔬菜等。適量增加優質蛋白質的攝入，如雞蛋、瘦肉、魚、乳製品及豆製品等。

中醫認為，秋天主「收」，因此，情緒要慢慢收斂，

凡事不激進亢奮，也不畏縮鬱結。「心要清明，性保持安靜」，在時令轉變中，維持心性平穩，注意身、心、息的調整，才能保生機元氣。

此時節，秋高氣爽，適合戶外運動。可根據個人的體質，做一些登山、慢跑、郊遊等戶外運動。但要多注意滋脾補筋。因為秋天在五行中屬金，容易剋木，而肝是在五行中屬木，主筋。所以，在運動的時候，要注意動作不要劇烈，做好準備活動，避免傷筋。

介紹幾種立秋後的鍛鍊方法：

① **步行**：每天步行 3 千公尺，適合於中老年人，可有效預防糖尿病、高血壓等。

② **甩手**：雙臂前後擺動甩手，腳掌同時一虛一實地向地面踩放，能疏通經絡，行氣活血。

14. 處 暑

處暑是每年的 8 月 22 日前後，是二十四節氣中的第十四個節氣。是暑氣結束的時節，「處」含有躲藏、終止的意思，顧名思義，處暑表明暑天將近結束。說明夏天的暑氣逐漸消退。但天氣還未出現真正意義上的秋涼。

(1) **處暑飲食宜忌** 處暑節氣肝心少氣，肺臟獨旺，飲食上宜增鹹減辛，助氣補筋，以養脾胃，應多食滋陰潤燥和鹹味食物，如可多吃番茄、柿子椒、茄子、馬鈴薯、梨、蘋果、海帶以及其他新鮮蔬果等。少吃辛味食物，如薑、蔥、蒜、韭菜、八角、茴香等，少吃油膩的食物。適量增加優質蛋白質的攝入，如雞蛋、黃魚、瘦肉、乳製品及豆製品等。也可多吃清熱安神的食物，如銀耳、百合、蓮子、蜂蜜等清潤食品以防秋燥，順應肺臟的清肅之性，

還可結合藥膳進行調理。

⑵ 生活起居注意　處暑後氣溫逐漸下降，日夜溫差增大，此時，在起居方面，要注意根據氣溫適時增減衣服。處暑節氣正是處在由熱轉涼的交替時期，自然界的陽氣由疏洩趨向收斂，人體內陰陽之氣的盛衰也隨之轉換，此時起居作息也要相應地調整，要注意早睡早起，早睡可以避免秋天肅殺之氣，早起有助於肺氣的舒展。

處暑時節「宜安靜性情」，時至處暑，秋意越來越明顯，大自然逐漸出現一片肅殺的景象，此時人們容易產生悲傷的情緒，不利於人體健康，因此，在精神調養上，處暑時節要注重收斂神氣，使神志安寧，情緒安靜，切忌情緒大起大落，平常可多聽音樂、練習書法、釣魚等安神定志的戶外活動。

運動不宜太過，儘量選擇運動量較小的活動，避免大量出汗，以傷陽氣，如明代高濂著《遵生八箋》中的坐功：每日寅時（凌晨 3—5 時），正坐，向左右轉頭，雙手捶背各 5～7 次，然後牙齒叩動 36 次，調息吐納，吞咽津液。也可多做廣播體操，打太極拳、散步等。

此時節尤要注意房事養生。房事活動是夫妻全身心的行為，必然要消耗很大的精力和體力。在疲勞倦怠的情況

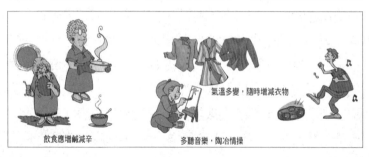

飲食應增鹹減辛　　　　　氣溫多變，隨時增減衣物　　多聽音樂，陶冶情操

下，不可交接，否則會造成嚴重的房勞損傷。一定要注意節制，量力而為。

15. 白 露

白露是每年的 9 月 8 日前後，是二十四節氣中的第十五個節氣。從這一天起，露水一天比一天重。由於天氣已涼，空氣中的水氣每到夜晚常在樹木花草上凝結成白色的露珠。

(1) **白露節氣起居注意** 白露節氣已是真正的涼爽季節的開始，白露節氣中要避免鼻腔疾病、哮喘病和支氣管病的發生。特別是對於那些因體質過敏而引發的上述疾病，在飲食調節上更要慎重。

凡是因過敏引發的支氣管哮喘的病人，平時應少吃或不吃魚蝦海鮮、生冷食物、辛辣酸鹹甘肥的食物，最常見的有帶魚、螃蟹、蝦類、韭菜花、胡椒等，宜以清淡、易消化且富含維生素的食物。

在秋季養生中特別是節氣的變更時，我們不但要體現飲食的全面調理和有針對性地加強某些營養食物用來預防疾病，還應發揮某些食物的特異性作用，使之直接用於某些疾病的預防，如用蔥白、生薑、荳蔻、香菜可預防治療感冒；用甜菜汁、櫻桃汁可預防麻疹；白蘿蔔、鮮橄欖煎汁可預防白喉；荔枝可預防口腔炎、胃炎引起的口臭症；紅蘿蔔煮粥可預防頭暈等。

白露即為典型的秋季氣候，秋季的氣候特點是乾燥，也就是人們常說的「秋燥」。我們講燥邪傷人，容易耗人津液，而出現口乾、唇乾、鼻乾、咽乾及大便乾結、皮膚乾裂等症狀。

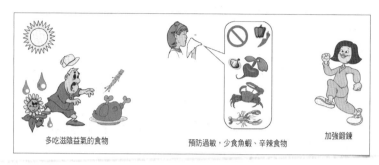

多吃滋陰益氣的食物　　　　預防過敏，少食魚蝦、辛辣食物　　　　加強鍛鍊

　　預防秋燥的方法很多，可適當地多服一些富含維生素的食品，也可選用一些宣肺化痰、滋陰益氣的中藥，如人參、沙參、西洋參、百合、杏仁、川貝等，對緩解秋燥多有良效。對普通大眾來說，簡單實用的藥膳、食療似乎更容易接受。

　　⑵ 介紹一種防治鼻炎的點揉迎香功　　自然站立，雙腳分開與肩同寬，雙臂自然下垂，掌心朝內，中指指尖緊貼風市穴，舌抵上齶，提肛，淨除心中雜念。用雙手食指點揉迎香穴 64 下，雙手食指上下摩擦鼻翼至熱，由迎香穴摩擦到攢竹穴。每天早晚各做 1 次。

16. 秋 分

　　秋分是每年的 9 月 23 日前後，是二十四節氣中的第十六個節氣。從秋分節氣開始，人們的秋燥症狀一般屬於涼燥。秋分以前有暑熱的餘氣，故多見於溫燥；中秋之後，寒涼漸重，所以多出現涼燥。

　　⑴ 秋分飲食宜忌　　秋分時節是胃病的多發與復發季節，如果不注意飲食和生活規律，就會引發胃腸道疾病而出現胃酸、腹脹、腹瀉、腹痛等症。秋分時節的飲食應以清潤、溫潤為主。事實證明，多食芝麻、核桃、糯米、蜂

蜜、乳品、雪梨、甘蔗等食物，可以起到滋陰、潤肺、養血的作用。

由於氣候乾燥，故應儘量少吃辛辣之品，遵守「少辛增酸」的原則，如蔥、蒜、薑、茴香、辣椒等要少吃，而柑橘、山楂、蘋果、梨、葡萄等新鮮瓜果蔬菜可多吃。要多喝開水、淡茶、豆漿、乳製品、果汁飲料等，這樣可起到益胃、生津的功效。

老年胃弱的人，可採用晨起食粥法，如選食百合蓮子粥、銀耳冰糖糯米粥、杏仁川貝糯米粥、黑芝麻粥等。也可烹製杏仁豬肺湯、羅漢果燉豬肺、貝梨（**貝母和雪梨**）燉豬肺、蓮子百合燉豬肉、沙參燉肉等保健藥膳服食。

⑵ **生活起居注意** 精神調養最主要的是培養樂觀情緒，保持神志安寧，避肅殺之氣，收斂神氣，適應秋天平容之氣。體質調養可選擇我國古代民間九九重陽（**陰曆重陽節**）登高觀景之習俗，登高遠眺，可使人心曠神怡，所有的憂鬱、惆悵等不良情緒頓然消散，這是養生中的養收之一法，也是調節精神的一方良劑。

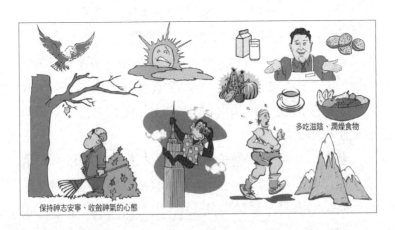

多吃滋陰、潤燥食物

保持神志安寧、收斂神氣的心態

17. 寒 露

寒露是每年的 10 月 8 日前後，是二十四節氣中的第十七個節氣。此時，雨水漸少，氣候乾燥，人們的汗液蒸發較快，因而常會出現皮膚乾燥，皺紋增多、口乾咽燥、乾咳少痰，甚至毛髮脫落和便秘等現象。

(1) **寒露節氣特點** 寒露時節為深秋時節，遇天氣驟變，氣溫明顯下降，容易受到寒冷的刺激，導致機體免疫力下降，引發疾病，特別是患有慢性支氣管炎、哮喘、慢性阻塞性肺氣腫、心腦血管病、糖尿病等的中老年人，若不注意天氣變化，防寒保暖，一旦受涼感冒，極易導致舊病復發。因此，要順應秋天的氣候變化，適時增減衣服。

(2) **寒露飲食宜忌** 生活要有規律，要按時作息。在晴朗的日子裏，應多做戶外活動，接受陽光的沐浴。其次，要適當多吃些高蛋白的食物，如牛奶、雞蛋、豬肉、羊肉和豆類等，這些食物能使人的大腦產生一些特殊的化學物質，以消除抑鬱情緒。還宜吃清熱生津、養陰潤肺的食物，如烏骨雞、燕窩、銀耳、芝麻、核桃、梨等。秋季空氣乾燥，把進補的物品製成湯水服用比較適宜。一般人宜用食補，如選擇新鮮的蘿蔔、蓮藕等加入魚、肉做成湯；如花生雞爪湯、菠菜豬肝湯、蘿蔔排骨湯等。對中老年胃弱的人，早餐宜食粥，有利於和中益胃生津。可根據自己的實際情況來選擇不同的粥食用，這樣方可使臟腑陰陽氣血和諧，達到滋補身體之目的。

老年人還可選擇藥物入湯的方法進補，如豬肉大棗湯、貝母雪梨湯、洋參蓮子湯等。藥補食品應做成清汁薄湯，同時還需要注意藥性的差異，因人而異。

　　秋季飲食一定要講究清潤，以起到滋陰潤肺養血的作用。還可食用有利尿解熱作用的寒涼類水果，如蘋果、柑橘、荸薺、葡萄等，可補充大量多種維生素和微量元素。

　　(3) **生活起居注意**　精神調養也不容忽視。氣候漸冷，日照減少，風起葉落，人們心中難免引起淒涼之感，出現情緒不穩，易於傷感的憂鬱心情。因此，保持良好的心態，培養樂觀豁達之心是養生保健不可缺少的內容。秋天又是旅遊登山活動的黃金季節，特別是久居鬧市的人，到大自然中去走一走，能增強人體的呼吸和血液循環功能，對神經系統也具有良好的營養和調節安撫作用，並消除煩人的秋愁。

　　秋天是許多疾病的多發季節，也常會引起許多舊病復發，如胃病、老慢支、哮喘等疾病。患有高血壓、冠心病、糖尿病的中老年人，在晚秋季節若疏忽防範，則會加重病情。防秋季常見病，一定要注意日常飲食起居，樹立預防為主的思想。

　　對高血壓、冠心病、糖尿病人進行干預治療，將血

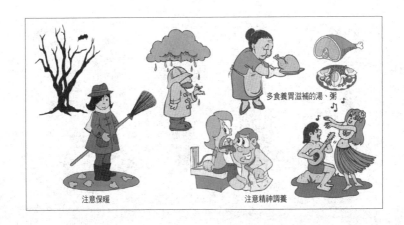

多食養胃滋補的湯、粥

注意保暖　　　　　　注意精神調養

壓、血脂、血糖等指標控制在理想範圍，保持和諧平衡，可有效地防止併發症，提高生活品質，安度金秋。

18. **霜 降**

霜降是每年的 10 月 23 日前後，是二十四節氣中的第十八個節氣。此時氣候特點為偏涼，氣溫較低，向冬季過渡。要注意防寒保暖，養陰潤燥。

(1) **霜降節氣特點**　霜降時節人體脾臟功能處於旺盛時期，是慢性胃炎和胃、十二指腸潰瘍病復發的高峰期。

由於寒冷的刺激，人體的自主神經功能發生紊亂，胃腸蠕動的正常規律被擾亂；人體新陳代謝增強，耗熱量增多，胃液及各種消化液分泌增多，食慾改善，食量增加，必然會加重胃腸功能負擔，影響已有潰瘍的修復；深秋及冬天外出，氣溫較低，且難免吸入一些冷空氣，引起胃腸黏膜血管收縮，致使胃腸黏膜缺血缺氧，營養供應減少，破壞了胃腸黏膜的防禦屏障，對潰瘍的修復不利，還可導致新潰瘍的出現。

(2) **霜降飲食宜忌**　此時應選擇滋陰潤燥的食物，此

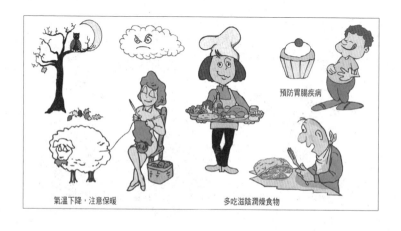

氣溫下降，注意保暖　　　　　多吃滋陰潤燥食物

預防胃腸疾病

類飲食品種能增強免疫力，可選用全麥麵、小麥仁、豆芽、豆漿、花生、芝麻、紅薯、山藥、南瓜、蘿蔔、白菜、洋蔥、百合、木耳、梨、蘋果、葡萄、枸杞子、大棗、橄欖、甜杏仁、甘蔗、蜂蜜、鴨蛋、雞蛋羹等。收斂陽氣在飲食中適量增加山楂、五味子、柿醋等酸味食物可收斂陽氣，若無風寒天氣或體內沒有涼寒，應儘量少用或不用解表發汗的食物，如大蔥、生薑、辣椒、芥末等。

呼吸系統疾病患者飲食宜清淡、低鹽、少量多餐。避免辛辣、刺激性食物，可多吃平咳、祛痰食物，如牛奶、豆漿、雞蛋、萵筍、梨等。

霜降後，心血管疾病患者飲食應尤其注意低脂、低膽固醇、低鹽，不要因為天冷，為了禦寒而多食脂肪含量高的食物。可多吃新鮮蔬菜、水果，如山楂可開胃、擴血管、降血壓、降膽固醇、強心；茄子、板栗可降低膽固醇；萵筍、馬鈴薯、板栗含鉀比較豐富。

19. 立冬

立冬是每年的 11 月 7 日前後，是二十四節氣中的第十九個節氣。此時，應早臥晚起，適量進補，調整情緒。

(1) **立冬節氣特點** 冬季陰氣日盛而至極，陽氣微極而復萌。在冬季要順應自然的變化，精神情志要安靜自如。恬淡無求，使神氣自收。

由於冬季木枯草衰、萬物凋零、大雪紛飛，常會使人觸景生情、抑鬱不歡，改變這種不良情緒的最好方法就是多參加娛樂活動，如跳舞、弈棋、繪畫、練書法、欣賞音樂、訪親會友等，這樣可以消除冬季低落情緒，振奮精神，激起人們對生活的熱情和嚮往。

(2) 立冬飲食宜忌　冬季是進補的好時機，但飲食調養要遵循「秋冬養陰」、「無擾乎陽」、「虛者補之，寒者溫之」的古訓，隨四時氣候的變化而調節飲食。

少食生冷，但也不宜燥熱，有的放矢地食用一些滋陰潛陽，熱量較高的膳食為宜，同時也要多吃新鮮蔬菜以避免維生素的缺乏，如牛羊肉、烏雞、雞蛋、魚類，多飲豆漿、牛奶，多吃蘿蔔、青菜、豆腐、木耳以及薯類，如甘藷、馬鈴薯等。

(3) 生活起居注意　起居調養強調了「無擾乎陽，早臥晚起，必待日光」。也就是說，在寒冷的冬季，不要因擾動陽氣而破壞人體陰陽轉換的生理機能。正如「冬時天地氣閉，血氣伏藏，人不可作勞汗出，發洩陽氣。」

因此，早睡晚起，日出而作，保證充足的睡眠，有利於陽氣潛藏，陰精蓄積。而衣著過少過薄、室溫過低，既易感冒又耗陽氣；反之，衣著過多過厚，室溫過高，則腠理開洩，陽氣不得潛藏，寒邪易於侵入。中醫認為，「寒為陰邪，常傷陽氣」，人體陽氣好比天上的太陽，賜予自

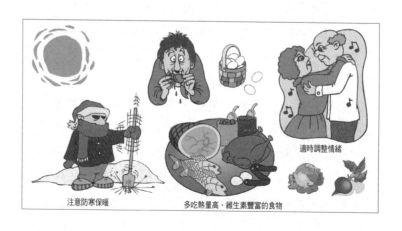

注意防寒保暖　　多吃熱量高、維生素豐富的食物　　適時調整情緒

然界光明與溫暖，失去它萬物無法生存。同樣，人體如果沒有陽氣，將失去新陳代謝的活力。所以，立冬後的起居調養切記「養藏」。

冬季房事養生要順應自然界閉藏的規律。《黃帝內經》曰：「冬不藏精，春必病溫。」說明了冬季保藏腎中陰精很重要。對於一些房事過於頻繁的人，如果出現腰膝痠軟、頭暈耳鳴、潮熱汗出等症狀，應先滋腎陰，忌壯腎陽。

20. 小　雪

小雪是每年的 11 月 22 日前後，是二十四節氣中的第二十個節氣。小雪時節，天已積陰，寒未深而雪未大，故名小雪。雪後會出現降溫天氣，所以要做好禦寒保暖，防止感冒的發生。

(1) **小雪節氣特點**　小雪節氣中，天氣時常是陰冷晦暗，此時人們的心情也會受其影響，特別容易引發抑鬱症。抑鬱症的發生多由內因，即七情過激所致，七情包括喜、怒、憂、思、悲、恐、驚情志的變化。綜觀中西醫學的觀點，為避免冬季給抑鬱症朋友帶來的不利因素，所以

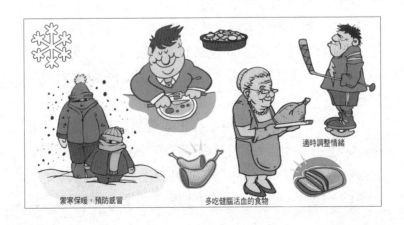

禦寒保暖，預防感冒　　　多吃健腦活血的食物　　　適時調整情緒

在此節氣中要注意精神的調養。清代醫學家吳尚說過：
「七情之病，看花解悶，聽曲消愁，有勝於服藥者也。」

(2) 小雪飲食宜忌　飲食方面要多吃熱量高、有健腦
活血功效的食物。這個季節宜吃溫補性食物和益腎食品。
溫補性食物有羊肉、牛肉、雞肉、狗肉、鹿茸等；益腎食
品有腰果、芡實、山藥熬粥、栗子燉肉、白果燉雞、大骨
頭湯、核桃等。另外，要多吃黑色食品，如黑木耳、黑芝
麻、黑豆等。

(3) 小雪鍛鍊方法

乾浴按摩功：站、坐練功均可，全身放鬆，雙手掌相
互摩擦至熱，先在面部按摩 64 次，用手指自前頭頂至後
頭部，側頭部做梳頭動作 64 次，使頭皮發熱，然後用手
掌搓兩腳心，各搓 64 下，最後搓到前胸、腹背部，做乾
洗澡，搓熱為止。此方法適用於預防流感。

抱膝導引功：具體方法：端坐於椅子上，雙腳分開與
肩同寬，大腿與小腿呈 90°角，軀幹伸直，全身放鬆，下
頜向內微收。全身放鬆，呼吸均勻，右腳踏在地面上不
動，抬起左膝，雙手抱在左小腿下部，用力向腹部靠攏，
扳 36 次，然後再左腳踏在地面上不動，抬起右膝，兩手
抱在右小腿下部，用力向腹部靠攏，扳 36 次，可使下肢
氣血流暢，經絡疏通。此方法適用於膝以下的下肢痛及下
肢麻木症。

中國古代房事養生學家提出 4 種對待房事養生的態
度：慾不可早，慾不可抑，慾不可縱，慾不可絕。說明了
房事的年齡不可太小，不可過度抑制，不可過度放縱，不
可禁慾。總之，要對此事有個正確的認識，要根據自身情

況去做。

21. 大 雪

大雪是每年的 12 月 7 日前後，是二十四節氣中的第二十一個節氣。此時，應適量進補，提高免疫功能。大雪時節天氣更冷，降雪的可能性比小雪時更大了。

(1) **大雪節氣特點** 大雪節氣後，天氣越來越涼，寒風蕭蕭，雪花飄飄，北方開始出現降溫降雪天氣。雪後的大風使氣溫驟降，咳嗽、感冒的人比平時多。天氣日漸寒冷的季節裏，首先要根據氣候的變化適當增減衣服。

(2) **大雪飲食起居注意** 大雪已到了進補的大好時節。此時宜溫補助陽、補腎壯骨、養陰益精。冬季進補能提高人體的免疫功能，促進新陳代謝，使畏寒的現象得到改善。還能調節體內的物質代謝，使營養物質轉化的能量最大限度地貯存於體內，有助於體內陽氣的升發，俗話說「三九補一冬，來年無病痛」。

冬季食補應供給身體富含蛋白質、維生素和易於消化的食物。大雪節氣前後，柑橘類水果大量上市，像南豐蜜

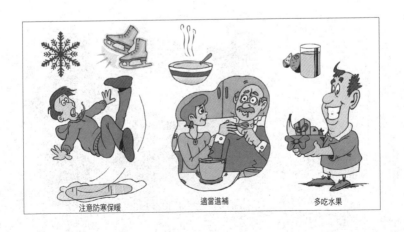

注意防寒保暖　　　　　適當進補　　　　　多吃水果

橘、臍橙、雪橙都是現在的當家水果。適當吃一些可以防治鼻炎，消痰止咳。可常喝薑棗湯抗寒；吃橘子，用薄荷油防治鼻炎，消痰止咳。大雪的時候吃火鍋也是個不錯的選擇。

在養生方面，有「七宜」僅供大家參考：一宜保暖，二宜健腳，三宜多飲，四宜調神，五宜通風，六宜粥養，七宜早睡。

22. 冬 至

冬至是每年的 12 月 22 日前後，是二十四節氣中的第二十二個節氣。此時，人體生命活動開始由盛轉衰，由動轉靜。當寒冷的氣溫作用於機體時，會使人體血管中的血液流動不暢，易引發心腦血管疾病。

⑴ **冬至節氣特點**　冬季進補是我國民間傳統的養生方法，民諺素有「三九補一冬，來年無病痛；今年冬令補，明年可打虎」之說，冬至以後「陰極陽生」，人體內陽氣蓬勃升發，最易吸收外來的營養而發揮滋補功效。

⑵ **冬至飲食宜忌**　養生專家建議，冬至時節飲食宜

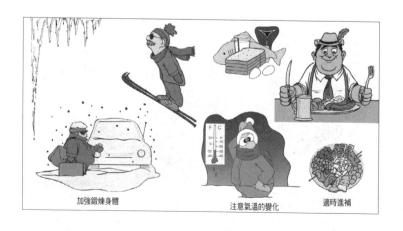

加強鍛煉身體　　　　注意氣溫的變化　　　適時進補

多樣，穀、果、肉、蔬合理搭配，適當選用高鈣食品。食宜清淡，不宜吃濃濁、肥膩和過鹹食品。冬天陽氣日衰，脾喜溫惡冷，因此宜食溫熱之品保護脾腎。吃飯的時候宜少緩，少量多餐，以保證所需營養又不傷脾胃。應注意「三多三少」，即蛋白質、維生素、纖維素多；糖類、脂肪、鹽少。食宜溫熱熟飲。

(3) **生活起居注意**　在精神調養方面，要儘量保持精神暢達樂觀，不為瑣事勞神，不要強求名利、患得患失。合理用腦，有意識地發展心智，培養良好的性格，時刻保持快樂，心態平和，振奮精神，在日常生活中發現生活樂趣。避免勞累過度，積勞成疾，同時要注意加強身體鍛鍊。

醫學專家提醒，對於高血壓、動脈硬化、冠心病等疾病患者來說，冬至以後要更加注意防寒保暖，及時添衣，衣褲既要保暖性能好，又要柔軟寬鬆，不宜穿得過緊，以利於血液的流暢。此外，還應該合理調節飲食起居，不酗酒、不吸菸、不過度勞累，情緒穩定，保持良好的心境，切忌急躁和精神抑鬱。

23. 小 寒

小寒是每年的 1 月 6 日前後，是二十四節氣中的第二十三個節氣。小寒標誌著開始進入一年中最寒冷的日子。進入小寒節氣，飲食以冬季進補為主。要「養腎防寒」，補血、補氣、補陰、補陽。

(1) **小寒節氣特點**　冬季嚴寒，血管收縮，血壓易升高。中醫認為，人體內的血液，得溫則易於流動，得寒就容易停滯，所謂「血遇寒則凝」，說的就是這個道理。

在小寒節氣裏，患心臟病和高血壓病的人往往會病情

加重，患「中風」者增多。所以保暖工作一定要做好，尤其是老年人，「氣溫下降就要添加衣物，不要等到感覺冷了再添」。呼吸道疾病是冬季季節性疾病，容易感冒的人，有哮喘、肺氣腫、氣管炎、慢性支氣管炎史的人要注意防範病情復發。

(2) 小寒飲食宜忌　從飲食養生的角度講，要特別注意在日常飲食中多食用一些溫熱食物，以補益身體，防禦寒冷氣候對人體的侵襲。比如，日常食物中屬於熱性的食物主要有鱒魚、辣椒、肉桂、花椒等；屬於溫性的食物有糯米、高粱米、韭菜、茴香、香菜、薺菜、蘆筍、芥菜、南瓜、生薑、蔥、大蒜、杏子、桃子、大棗、桂圓、荔枝、木瓜、櫻桃、石榴、栗子、核桃仁、杏仁、羊肉、豬肝、豬肚、火腿、牛肉、雞肉、羊乳、鵝蛋、鱔魚、鱅魚、鰱魚、蝦、海參等。

(3) 小寒鍛鍊方法　鍛鍊方式以選擇有氧運動為佳，不要進行單個肌肉、單塊肢體的強烈運動，這種無氧代謝會造成乳酸堆積，使人出現酸中毒、睏倦乏力等症狀。

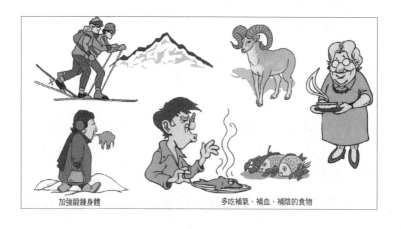

加強鍛鍊身體　　　　多吃補氣、補血、補陰的食物

戶外鍛鍊一定要注意天氣變化，惡劣天氣，如暴風驟雨、天氣嚴寒、大霧陰霾，就不宜進行戶外鍛鍊，只有陽光明媚、風和日麗的天氣，才適宜戶外鍛鍊，最好等太陽出來後再進行戶外鍛鍊。

24. 大 寒

大寒是每年的 1 月 20 日前後，是二十四節氣中的最後一個節氣。在起居方面仍要順應冬季閉藏的特性，大寒時節除了注意防寒之外，還須防風，衣著要隨著氣溫變化而增減，手腳易凍，尤其應注意保暖。

(1) **大寒飲食宜忌** 大寒的飲食應遵守保陰潛陽的飲食原則。飲食宜減鹹增苦以養心氣，使腎氣堅固，切忌黏硬、生冷食物，宜熱食，防止損害脾胃陽氣，但燥熱之物不可過食，食物的味道可適當濃一些，要有一定量的脂類，保持一定的熱量。此外，還應多食用黃綠色蔬菜，如胡蘿蔔、油菜、菠菜等。

另外，由於大寒適逢春節，一般家庭都會準備豐富的過年應節食物，此時要注意避免飢飽失調，同時可以多吃

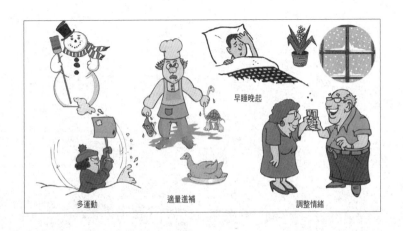

早睡晚起

多運動　　　　　　　　適量進補　　　　　　　調整情緒

具有健脾消滯功效的食物，如懷山藥、山楂、柚子等，也可多喝粥，如小米粥、健脾祛濕粥等進行調理。

（2）生活起居注意　大寒時節，應做到早睡晚起，早睡是為了養人體的陽氣，晚起是為了養人體的陰氣，最好養成睡前洗腳的好習慣。

俗話說「寒從腳起，冷從腿來」，人的腿腳一冷，全身皆冷。「飯後三百步，睡前一盆湯」，人睡前以熱水泡腳，能使血管擴張，血流加快，改善腳部的皮膚和組織營養，降低肌張力，改善睡眠品質，對於預防凍腳和防病保健都有益處，特別是那些習慣在夜間看書寫作，久坐到深夜的人，在睡覺之前，更應該用熱水泡腳。

俗話說「冬天動一動，少鬧一場病；冬天懶一懶，多喝一碗藥」。冬季活動、鍛鍊對養生有特殊意義。大寒時節的運動可分室內及室外兩種，可進行慢跑、太極拳、八段錦、打籃球等體育鍛鍊，但應注意運動強度，不宜過度激烈，避免擾動陽氣，同時室外活動不可起得太早，等日出後為好。

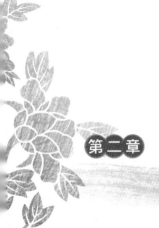

第二章
保養生理時鐘

　　人體生理時鐘也像機器、儀器、汽車一樣需要經常保養。

　　自然環境和社會環境的錯綜複雜，難免影響人體生理時鐘的正常運轉。所以要對人體生理時鐘進行保養。

一、睡眠保養

　　人體及大腦的活動不外興奮和抑制兩個過程的節律交替。睡眠是天然的補藥，是人體充電的最好方式，也是節律進行調整階段。充足的睡眠是消除疲勞、恢復體力的主要休息形式。

　　自古以來養生家對此都較為重視。睡眠不足將會帶來系列的節律紊亂，第二天以及以後的幾天中就顯得疲倦不堪、無精打采、頭昏腦脹，不僅工作效率低，還會出差錯。在所有的休息方式中，睡眠是最理想、最完美的休息。

　　在睡眠中人體生理時鐘節律減緩，肌肉放鬆，心率減慢，血壓降低，呼吸減少，唾液、尿液分泌減少，代謝降

低，體溫下降。

在睡眠中一方面繼續分解、排泄體內蓄積的代謝產物，另一方面，又使人體獲得充分的能源物質，彌補耗損，恢復生理功能，以及恢復神經系統的穩定，從而消除全身疲勞，使得腦神經、內分泌、代謝、心血管活動、消化功能、呼吸系統等都得到休整，促進身體各部組織生長發育或自我修補。睡眠還能增強免疫力，提高抗病力。正如古人云：「不覓仙方覓睡方。」

只有保證定時定量充足睡眠，才能有利健康長壽。定時即按時就寢（包括午睡），自然覺醒起床，不要被動叫醒或鬧鐘鬧醒。定量即睡眠時間不應過長，也不能不足。對長壽老人的研究發現，他們當中大多數人每天都有 9 小時以上的睡眠時間。

二、房事保養

房事即性生活，許多養生內容對此「不屑提及」，其實人的三大生活（即物質生活、精神生活和性生活）並不是不屑一顧，而是伴你一生的事情。

從醫學觀點來看，獨身（禁慾）與恣意縱慾都不利健康長壽，適當的房事是人之天性之需，不可拒，也不可過。

據調查，凡長壽者多行正常的性生活。我國古代養生者都知道：養生必養性，節慾可以保精，而且養神；縱慾者促進早衰短壽。古代多數皇帝，三宮六院七十二妃；貴族大臣，妻妾成群。生活無不放蕩糜爛，雖有山珍海味，美酒佳餚，但總有惡疾纏身，過早夭折。

像清朝乾隆皇帝能「遠房帷習武備」者極為少數，果然他活了 89 歲，是歷代皇帝中壽命最長的一個，堪稱「古稀天子」。一般人中，縱慾者不是多病就是短壽。

三、休逸保養

人們每天的作息大體是：8 小時睡眠，8 小時工作，餘下 8 小時為業餘休閒時間。在業餘時間內，應提倡情趣高雅的愉快活動，即休逸養生。可動靜結合，達到積極休息的目的。

靜者多為讀書琴棋書畫，花木魚蟲，動者為旅遊、漫步……使人體的節律處於非常自然的狀態中。音樂養生，被稱為人體的「特殊維生素」，因為音樂的節奏與人體節律同步、共鳴，在起伏跌宕、快慢變化的音樂旋律中，可調整人體的節律。弈棋、書法、作畫對人體的生理和心理節律都具有「異曲同工」的調整作用。

四、勞動保養

勞動包括體力勞動和腦力勞動。四體常勤則五臟氣血旺盛，肌肉豐滿堅實，關節運動靈活，百脈通暢，動作敏捷，反應迅速；經常用腦者，即腦力勞動，可使支配全身的大腦器官血流暢通，減少腦細胞退化和腦早衰。勞動養生的原則是持之以恆。退離休的老年人，也要從事力所能及的事，要經常小勞而莫至大疲，勞逸結合。

五、運動保養

「生命在於運動」這一論斷已被絕大多數人所接受，

但是如何掌握運動量，卻是運動保養中的要害問題。運動過度有損健康；運動不足，達不到運動應帶來的有效作用。一曝十寒、三天打魚兩天曬網似地運動就很難有所收效。運動量不但要因人而異，就是同一個人，不同的時間，會出現不同的身體狀況，就要隨時調整運動量。

過去流行「不吃苦，就沒有收穫」的觀點是錯誤的。許多人在此觀念的誤導下，有過之而無不及，甚致使身體受傷。人們在反思中，提出運動四原則：即適量運動（所謂輕體育）、循序漸進、量力而行和愉快運動。把健身運動與競技運動區別開來，後者是比賽人體極限，甚至超極限，不能與健身畫等號。

經常保持適量運動的人，其皮膚紅潤，心跳有力，肺活量大，肌肉豐滿，骨密度高，胃腸蠕動增強，血液循環有力通暢，營養素吸收利用充分，各器官組織含有充足的氧氣和養料，增強激素和酶的活力，從而增強抵抗力。除此運動保養還具有以下許多作用：

(1) 美化身體外貌，改善不良姿勢；

(2) 改善個性，加強和鞏固人與社會的聯繫；

(3) 有助情緒的控制和穩定，以適應和應付緊張的生活；

(4) 促進和改善睡眠；

(5) 調節和改善全身各器官系統的功能；

(6) 預防冠心病、糖尿病、高血壓、關節炎和癌症；

(7) 提高性機能，改善性生活；

(8) 延緩機體衰老；

(9) 健腦、益智；

⑽ 保持和促進心情愉快等。

六、飲食保養

飲食不但是生命生存的基本物質條件，而且具有防病、益壽、抗衰老和治療疾病的作用。中醫歷來認為「食」與「藥」同源，它們之間並無截然界線。飲食得當，可收到祛邪除病和延年益壽的目的，所以有「藥補不如食補」的說法。「食」也是一柄雙刃劍。若食不科學，偏食、暴飲暴食等，也能叫你吃出「病」來。

現在知道，大約有 7～8 種癌症與吃有關。「飲食有節」是享受百歲之壽的重要措施之一。「有節」即有節律，一是指食有定時，另一層意思是指進食的量要有節制。定時、定量助你進入百歲人生。

飲食保養的內容還有：

(1) **一日三餐，不同對待** 應做到早好、中飽、晚少。就是早餐吃得像皇帝，中餐像大臣，晚餐越簡單越好，就像乞丐。

(2) **細嚼慢嚥，防病防癌** 細細咀嚼，一口飯或菜，要求咀嚼 30 次（半分鐘）。讓食物與唾液充分作用後嚥下，這樣即使食物中有致癌物質，唾液也可將其解毒，所以有防病抗癌作用。

(3) **愉快進餐** 情緒的好壞直接影響進食，愉快的情緒增進食慾；情緒不好（生氣、憂傷……）食而無味，食後消化不良。在進食中也不要談令人不愉快的事和人，也不要在飯桌上教訓孩子。

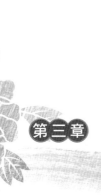

第三章

維修生理時鐘

盧梭說：「在一切人類的知識中，對我們最有用而又知之最少的是關於人類自身的知識。」20 世紀，人類在改造客觀世界上可謂成績輝煌，但關於人類自身的知識卻知之甚少，對自身在健康上處於何種狀態還未有個清醒的認識。

一、擺脫亞健康

1. 什麼是亞健康？

幾乎整個 20 世紀，人們認為人體只有兩種狀態；健康態、疾病態。到 20 世紀末，人們認識到在健康與疾病之間還有一個既非健康，也非疾病的中間狀態，人們稱它為「亞健康狀態」。但這個狀態不穩定。要嘛聽之任之它就向疾病狀態轉化；要嘛採取有效措施，它便向健康狀態轉化。

亞健康的原因在於平時沒有保養好生理時鐘，不良的生活習慣和不科學的生活方式，使其受到了某種磨損，但不嚴重。此時若措施得力，該休息時休息，很容易把生理

時鐘調整過來，把疾病消滅在萌芽狀態，比起對付疾病來說正是起到事半功倍的作用。

2. 亞健康分四大類

(1) **軀體性亞健康** 疲勞、失眠、高血脂、脂肪肝、「正常高血壓」、耐糖能力降低、頭暈、便秘、體質虛弱、隱性貧血、耳鳴、口臭、口乾、超重、偏瘦、易病、早衰等。

(2) **心理性亞健康** 出現焦慮、自卑、疑病、無聊感、壓力感、挫折感、不快樂、無興趣、慾望不當（期望值過高或過低）、厭世、心裏煩、悲觀等不健康心理。

(3) **社會適應性亞健康** 孤獨、冷漠、猜疑、自閉。在人際關係中出現：我行你不行（高傲自持）、我不行你行（過分自貶、自卑），我不行你也不行（自己無能，但又對別人的成就不服氣，嫉妒，設法搞垮對方）、不講原則講義氣等。

(4) **性亞健康** 男性性功能障礙（ED 等縮陽症）；女性（白帶、陰道乾燥、性無能）以及性罪過、性妄想、性交疼痛、同性戀、性嫉妒等。

二、呵護好生命「司令部」──大腦鐘

人的大腦和其他生理指標一樣，也具有節律性。大腦又是人體的「司令部」。因此，巧妙運用大腦生理時鐘，可以創造出更多的奇思妙想和靈感。

（一）構造複雜、功能全面的大腦

大腦功能健全是智慧產生的基礎和先決條件。眾所周知，大腦的構造最精密，分成許多功能區，對有關的軀體

進行著精細的調控。1909 年德國科學家布朗德曼將人腦按照功能劃分為 56 個區，確定每個區的功能，一直沿用至今。每個區域由無數腦神經細胞組成，並相互協調；更重要的是各個功能區之間的協調、統一，思維才能正常，只有在此基礎上，才可產生出智慧的光芒。

我們平時所說的高級神經活動是指神經系統高級部位的活動，就是大腦皮質的生理活動。中樞神經活動的基本方式是反射活動。反射活動分為非條件反射和條件反射。

非條件反射是機體在長期的種系進化過程中所形成的固有反射。例如，嬰兒一生下來就會吃奶，即吮吸反射、冷刺激可引起皮膚血管收縮的反射、角膜對光的反射、肌腱反射、調節血壓和呼吸的反射、排尿和排便的反射等，都是不用教，而是一生下來就會的。

條件反射是機體在生活的過程中，在一定條件下形成的，具有更大的易變性和適應性。條件反射就是高級神經活動。

以巴甫洛夫關於狗一見食物就分泌唾液的條件反射的形成為例子，他把狗的唾液腺（例如腮腺）導管開口用手術引到面頰部的皮膚上，是唾液流到體外，以便觀察、記錄、測量。在沒有食物刺激時，狗不會分泌唾液。

透過建立條件反射：先搖鈴、幾秒鐘後給它肉吃，鈴聲與食物與唾液本來沒有任何聯繫，經過若干次條件反射的實驗，鈴聲與食物（肉）、與唾液分泌建立起了聯繫，只要一聽到鈴聲，狗就開始大量分泌唾液，到後來只打鈴不給食物（肉），此時的狗也照常分泌唾液。

鈴聲原來是與食物無關的中性刺激，現在變成了與食

物刺激有相同作用的條件刺激了，便具有特定的信號意義。條件反射是在非條件反射的基礎上建立起來的。

（二）巧用人腦生理時鐘

1. 定時用腦，巧用記憶高潮時

生理時鐘學說證明：在「最佳用腦時間」用腦（工作、學習、創作等），不但可以顯著提高用腦效率，提高工作、學習品質，更重要的還在於健康長壽，和保護延長大腦的「壽命」，使「人體司令部」在最佳時間內得到良性訊息的刺激。

每個人都有自己的「記憶高潮」和「創作高潮」、「用腦高潮」。所以，要找到自己的「最佳用腦時間」，就人群而言，在一天當中有 4 個記憶高潮：

⑴ 早晨起床後的一段時間　大腦在睡眠中完成了對頭一天的編碼整理工作，此時記憶、思維清晰。

⑵ 上午 8～10 點　此時人的精力達到旺盛時期，記憶量大，效率高。

⑶ 傍晚 6～8 點　這是一天中記憶效果最佳的時刻，可惜一般人都忽視了這段「黃金時間」。

⑷ 睡前 1～2 小時　進行記憶後入睡，因沒有新的訊息干擾，記憶有利於儲存，也有利於提取。

2. 考試前幫孩子撥正生理時鐘

⑴ 幫助孩子撥正心理生理時鐘　智力的充分發揮需要心理平衡。「靈感」的發揮也要求心理有序，不慌不忙，不急不躁。提高理解力，同樣，要求以「心穩」作為基礎。心情緊張、恐慌、焦慮則是智力正常發揮的大敵。對於中考、高考這樣的大事，心理難免緊張，適當的緊張

也是正常的。但緊張過度非但於事無補，且會導致複習效率低下，臨考發揮不佳。

故要有「平常心」，善於放鬆自己的情緒，使自己的心理生理時鐘運轉正常，處於和諧狀態。家長千萬不要再給孩子施加任何壓力，而要為孩子營造一個寬鬆溫馨的臨考複習環境和家庭氛圍。

⑵ **幫助孩子撥正智力生理時鐘** 智力生理時鐘正常「準點」運行，就能保證智力的充分發揮；如果干擾智力生理時鐘的正常準點運行，則必然導致學習效率降低。要保證智力生理時鐘的正常準點地運行，就必須掌握最佳的用腦時間，即上述介紹的 4 個記憶高潮。

⑶ **幫助孩子撥正生理生理時鐘** 就是要保證正常的生活規律，用腦、起床、睡眠、進餐、鍛鍊、午覺、就寢的順序不要顛倒，而且都要定時，這樣可形成「動力定型」。一旦形成了「動力定型」，便有了適應性和預見性。

如果打亂平時的生活規律，就會導致大腦功能紊亂，自主神經功能系統失調，促使體力下降，思考能力遲鈍，記憶力明顯降低。

3. 抓住「靈感」來臨的時刻

人體的神經細胞，每隔 90 分鐘活躍一次（高頻節律），在活躍時刻，若人處於熟睡的狀態，便會做夢。在清醒的時候，則人的想像力特別活潑和豐富。我們都有過這樣的經驗，有些難題，當時一下子找不到解決的答案，便把它暫時擱在一邊。經過一段時間，再回過頭來考慮，便有忽然迎刃而解的感覺，並不費功夫。

這是因為腦神經細胞當時處於低潮時期，較難想出解

決問題的辦法，這叫「精神阻滯現象」，具有週期性，過了這個時期，當腦神經細胞進入活躍期時，再來考慮，「奇思」便叩響了「難題」的大門。

4. 腦——人體耗氧、耗能「大戶」

⑴ 腦是耗「能」大戶　腦力勞動是一種巨大的「能耗」，大腦工作時所需能量源於血液中的葡萄糖，它竟占全身血糖的 10%～25%，用腦時消耗更多。

腦運動每小時消耗葡萄糖達 400～500 毫克，但大腦本身的葡萄糖儲存卻很少。當連續用腦 30 分鐘時，血糖濃度為 120 毫克/100 毫升，此時大腦能源充足，反應快速，記憶力強；當連續用腦 120 分鐘後，血糖濃度降至 60 毫克/100 毫升，此時大腦開始反應遲鈍；連續用腦 210 分鐘，血糖濃度只有 50 毫克/100 毫升，此時就會出現頭暈、頭痛現象，甚至造成腦結構損傷。這種損傷在早期還是可逆的，經過補充食物、休息（充電）尚可恢復。但長期用腦過度，會導致腦衰老。

⑵ 思考消耗更多的能量　2007 年第 7 期的《醫學訊息薈萃》中載文：人腦是一台 24 小時工作的機器。當一個人思考時，大腦內的數百萬個神經元會相互傳遞訊息，並把大腦的指令傳遞到身體的各個部位。這些神經元工作的時候需要提供「燃料」。

據測算，它們每天要消耗肝臟儲存血糖的 75%，而耗氧量占全身耗氧量的 20%。神經元依靠大腦毛細血管壁附近的星形膠質細胞從血液中吸收葡萄糖，並生成神經傳遞素，最終產生「思想」。思考得越多，其神經元需要的葡萄糖就越多。另外，大腦為了生存，每分鐘需要消耗

0.4 焦耳的熱量。

⑶ 腦是耗氧大戶　只占人體重量 2%的大腦，但它所需血液量，卻要占心臟血液總輸出量的 20%。在大腦正常運轉時，所耗的能量足以讓一個 40 瓦的燈泡持續發出耀眼的亮光。

用腦所需之氧是由血液所攜血紅細胞來供應的。中老年人連續用腦 1 小時，會因氧供應不足而使腦組織出現「需氧飢餓」。如果停止供血（氧）1 分鐘，人就會昏迷；停止供血（氧）3 分鐘，人就會有生命危險。

（三）護腦、健腦工程

1. 保護大腦八字方針：定時、輪休、加油、充電

⑴ 定時（用腦）　大腦是人體器官中最複雜的系統。經常以相同順序與固定時間用腦，可以形成大腦皮層的動力定勢，從而可以建立一個條件反射系統，使皮層活動自動化，即人們所說的「頭腦靈活」、「腦子好使」。也可使腦子功能遲退化或少退化。

⑵ 輪休即合理用腦　用腦也應勞逸結合，興奮與抑制交替輪換，保持大腦不受傷害。大腦由 100 多億個神經細胞組成一分工精細，有分管運動、感覺、智力、音樂、形象思維、抽象思維、空間思維等活動的司令部。大腦的不同區域、不同中樞並非同時工作，在同一時間裏，有的興奮，有的則抑制。

看書或學習時間長了，就會出現「疲勞反應」即頭昏腦脹，效率不高，這時應該考慮休息，或做操、聽音樂、看電視，進行輪休，不要超負荷運行，也是保護好大腦的科學方法之一。

(3) 加油即補充能量消耗　人腦和機器一樣消耗能量，產生二氧化碳和乳酸等廢物，時間長了就出現疲勞感，這是廢物積蓄太多的緣故。

補充的能量物質可以是脂肪、碳水化合物或蛋白質，這些都是提高腦力勞動的物質基礎。

(4) 充電即保證充足的休息和睡眠　睡眠中，腦組織耗能少，高能磷酸酯等能源物質的合成也加速，神經傳導中不可缺少的遞質──乙醯膽鹼在睡眠中也顯著增加。「充電」並非只有睡眠一種方式，做工間操、打太極拳、做幾次深呼吸等，也都可以調節大腦機能，改善大腦供氧狀態，促進大腦細胞的物質代謝等。

2. 健腦 6 大工程

世界長壽冠軍的日本響亮地提出：「養生的核心在於健腦。」以後又有許多國家相繼提出了「健身首先在健腦」、「腦健身才健」等口號。

神經體操是一種既可獲取知識，又可增加智慧的方法；既可使你腦子保持思維敏捷，又可避免老年痴呆的發生。這種「神經體操」旨在改變你的習慣動作和傳統的思維方式，引發你特別的注意力。方法如下：

(1) 鍛鍊左手　用你的左手做早晨的例行性工作。如果你是左撇子，那就改用右手去做。比如，早晨起床時穿衣、拿梳子梳頭、刷牙、做早餐、吃早餐……總之，做什麼事都儘量用不經常使用的那隻手。

(2) 閉眼洗澡法　當你洗澡時，閉上眼睛，憑感覺去拿肥皂、毛巾、洗髮水……閉著眼睛認真清洗全身上下。整個洗澡過程最好閉著眼睛來完成。

(3) **常看喜歡的照片和圖片** 可把最親愛的人的照片，或喜歡的照片放在桌上或書架上，當你一抬眼就可以看見他。經常看到這些照片會讓你心裏覺得踏實。你甚至不需要仔細看，只要掃一眼，圖像就能清晰地浮現在腦子裏。你還可以試著把相框側置過來，定會有新的熟悉的印象，大腦也受到了新的刺激和鍛鍊。

(4) **去陌生市場購物** 人們都有一個習慣，喜歡到熟悉的、經常去的那個市場購物，心裏踏實。現在，要建議你要有意識地到一個陌生的市場或商店去購物。這樣你會看到新的景緻、聽到不同的聲音，看到不同的貨架佈局以及各類貨物的區域全是新的，這些對大腦有一種全新的刺激，比總是在一個或幾個熟悉的商場購物對大腦有利得多，而且這種新的刺激不大也不小。

(5) **常外出旅遊** 如果有機會到國外旅遊，千萬別錯過鍛鍊腦子的好機會，讓你完全沉浸在陌生的環境中。那裏的人不會說你使用的語言，儘量吃當地的食品，也許會不合你的口味，但要堅持下去。如果沒有機會到國外去，在國內旅遊也可以做到類似的鍛鍊。

(6) **背誦你喜愛的詩詞** 要培養背誦詩詞的習慣。我國有許多傳頌千年的好詩好詞，應該培養這方面的興趣愛好，經常頌誦喜愛的詩詞一方面陶冶情操，另一方面，這也是一種「基本健腦」的好方法。也可背外文單詞、詩歌、經文等。

3. 養成活動手指的習慣

(1) 經常做精細活動，例如修理鐘錶、打火機和自行車等，不會的要學著做。

(2) 有意做「女紅」，例如，織毛衣、縫補襪子和修剪褲子腳等縫紉活。做木工活也有此作用。

(3) 玩智力玩具健身球、九連環、魔方和拼圖等智力玩具。

(4) 製作手工藝品，編織籮筐、塑料花、鑰匙串、小動物、拼貼書籤、自製賀年卡。

(5) 平時可多做手指伸屈運動、握拳運動、拉拽運動以及雙手十指交叉相握、相擊、相推、相拉等運動。因為在增強了手指及指關節柔韌性的同時，也鍛鍊了大腦。還可學學玩手影、翻手花等技藝，或以手技為主的戲法。

(6) 學會使用電腦或彈琴打電腦對鍛鍊手指靈活、準確、鍛鍊眼力與提高大腦分析、判斷等綜合能力皆有好處。彈琴也一樣，什麼琴都可以，鋼琴、電子琴、二胡、琵琶……均可。

4. 經常訓練腦

大腦是思維器官，世界是由大腦創作的。這不僅是指那些科學家、發明家、思想家和藝術家等知識分子、有學問人的大腦。

過去誤認為肢體發達、頭腦簡單的人才從事運動。其實不然，運動技巧和技能也需要頭腦的健全，否則他們就無法完成高難度的動作，更不要說奪取金牌了。

(1) 運算能力的鍛鍊　從 100 每次減去 7，心算並說出每次減 7 後的答數。在運算正確的情況下，計算運算完成所用的時間。半分鐘為「優秀」，1 分鐘者為「良好」，1 分鐘以上者為差。每次的正確答案為：93、86、79、65、58、51、44、37、30、23、16、9、2。也可改為每次減 6

或 3。

⑵ **背倒數** 從 100、99、98、97……倒數到 1 為止，用時 1 分鐘為及格。

⑶ **拳掌交替** 左手握拳，右手伸掌，指尖指向左手小魚際（即左拳的小指側）。然後左右相換，即右手握拳，左手伸掌，指尖指向右手小魚際。如次交替，15 秒鐘交替 20 次為優，15 次為良，15 次以下為差。

⑷ **捶搓交替** 取坐勢，大腿擺平，左手伸掌擺在左大腿上，並前後搓動；同時右手握拳，擺在右大腿上，並上下捶動。然後左右手互換，即改為左手握拳，在左大腿上，上下捶動；右手改為伸掌，放在右大腿上，前後搓動。如此反覆交替。不能出現握拳之手搓動，或伸掌之手捶動的錯誤。每分鐘交替 30 次為優，20 次為良，20 次以下為差。

⑸ **拇指小指交替** 左手握拳，伸出大拇指；右手握拳，伸出小拇指：然後兩隻手互換，即左手握拳，收回大拇指，並伸出小拇指；右手將小拇指收回，並伸出大拇指。動作需要準確，如次交替進行。每分鐘交替 15 次為優，10 次為良，10 次以下為差。

後 4 項運動均為測試左右腦的平衡能力。由於大腦兩半球對四肢的支配是左右交叉的，右利手者，說明左腦發達。若右腦閒置時間過長，會導致右腦退化，進而影響整個大腦衰退（許多人皆如此）；左利手者（左撇子）則相反，右腦發達。

這些運動項目，既是測試左右腦功能的指標，也是作為平時加強大腦練習的好方法。只要你每天堅持，並記錄

下成績，經過一段時間成績會提高，大腦功能也得到改善，最終達到預防老年痴呆的良好效果。

⑹ 單腳站立　這是日本京都醫科大學提出的一項簡易測腦衰老程度的方法。其原理是：小腦主管平衡。單腳站立（左右腳都測）是衡量平衡能力的具體指標。

具體做法是：雙手緊貼大腿兩側，閉上雙眼，一隻腳抬起，離地面 20 公分；另一隻腳站立，計算穩定站立的時間（站立的腳不能移動，身子不能歪）。站立時間長短與年齡有關：50～59 歲為 74 秒；60～69 歲為 58 秒；70～79 歲為 33 秒。未達標者，說明機體老化速度過快，小腦退化。

此項目既是測定腦退化程度，又是平時的鍛鍊項目，長期堅持會有明顯改善的功效。

⑺ 判斷 2 分鐘主要測試大腦「計時」本領　要求在 2 分鐘內數完 120 下的數字，但不提供鐘錶等任何傳達時間訊息的器具。數數的速度和間隔時間全由「心」定。計數結果有 3 種情況：數完 120 時，未用完 2 分鐘，超過了 2 分鐘，正好 2 分鐘。同一個人，不同時間進行測試，可作出比較。

這種計時功能是生理時鐘對時間的估計與預見能力，也是大腦一種基本智慧和能力。

5. 給大腦「放個假」

大腦的基本生理過程是抑制與興奮交替，興奮狀態最多能維持 3～4 個小時，便會轉為抑制。因此，再忙每天也要給大腦有「安靜」和「休閒」的時間，即給大腦「放個假」。

　　(1) **放鬆**　運用自我暗示的方式，一次將自己的頸、肩、脊、胯、膝、腳逐一放鬆，再想到全身放鬆。其旨在靜，排出雜念，尋求「靜」的感覺。

　　(2) **想像**　旨在造成一種有真實情感的想像。如想像自己置於峽谷，山風、冷氣不斷襲來；或想像自己在林海雪原，雪山冰峰；或想像自家冰箱門沒關上，冷氣跑出來，總之，想像都圍繞一個「冷」字，將自己置身於冰天雪地的寒冷地方。

　　(3) **融入**　不斷地展開想像的翅膀，此時全身感到一絲涼意而進入睡眠狀態。掌握一個「靜」字和一個「想」字。除了感到涼意之外，還會帶來愉快的感覺。

　　(4) **平靜**　這是東方人保健所追求的一種境界。動，的確很重要，但靜也是必須的，有動有靜才是生命的全部。歷代壽星中，有一生勞作的農民，也有每日靜坐的高僧。上世紀末出現了運動不足，於是提出生命在於運動。很快被大家接受，並付諸實踐。野外生活的大象可活到 200 歲，動物園的大象則活不到 80 歲。野兔能活 15 年，而家養兔只能活 4～5 年，這說明動對壽命的作用。近年來，又發現人們整天匆匆而去，碌碌而歸，對靜的不足，於是提出要給自己安排一個安靜的時段，提倡靜養的重要。

（四）預防腦衰

　　腦衰可導致痴呆、低智，因此，腦衰的早期預防顯得特別重要。

　　人生下來後，腦細胞數量已基本固定下來了，雖然隨著年齡的增加，腦細胞的體積會長大，但其細胞數量卻不

會再增加了。成年後，死一個少一個即大腦細胞在數量上有減少、萎縮。另外，腦細胞的質量也在衰退、老化，弄不好就會漸漸走向痴呆。

1. 腦衰的早期症狀

人們總喜歡用記憶力減退，工作能力喪失，思維遲鈍，以及計算能力下降等作為指標，來判斷大腦的衰退。其實，到了出現這些表現時，大腦已是衰老不堪了。大腦衰老的一些早期症狀，往往被人們所忽略。例如：

(1) 私心漸增　突出的表現是變得小氣了。大腦裏有些功能區有「利己」性，然而人類的道德修養等方面在大腦中由更高級的中樞在指引。人老了，這部分功能在衰退，「利己」區域的低級區就活躍了。所以，當老人出現小氣時說明有腦衰的早期表現了。

(2) 猜疑心加重　這也是「利己」區活躍的表現。有些老兩口和和睦睦地過了大半輩子了，老了卻引起了糾紛，互相猜疑對方有了外心。

兒女來勸架，老人可以把對方的外遇情景繪聲繪色地講述得如實似真。醫學上稱為「虛構或錯構症」。這是早期痴呆的特殊症狀。

(3) 脾氣怪癖　本來是性格溫順，待人和善的人，漸漸變得有許多古怪脾氣，不講理、暴躁，或抑鬱寡歡、多愁善感等，有可能成為老年痴呆。

(4) 腦容量減少　即大腦同時可容納的訊息量小了。例如，一個新訊息來了，馬上便可聯想到其他的訊息，聯想的訊息愈多，訊息容量就愈大。生活中常見到一些老人本來想辦 3 件事，結果辦了 1 件事之後就作罷了。因腦容

量小，把另兩件事忘掉了。

2. 解密腦有「10 怕」、「5 喜」

(1) 大腦有「10 怕」

① **怕睡眠不足**。大腦兩個基本生理過程，即興奮與抑制，二者需交替進行，保持和諧的節律。使大腦保持和恢復興奮與抑制節律的主要方式即是睡眠，而且一定要有足夠的睡眠，否則就會出現大腦功能失調或效率降低。

② **怕拒不用腦**。據測定，用腦時的腦血流量是不用腦時的 2 倍多，從而可使腦細胞的活力增強，推遲衰老。長期不用腦，會出現「生鏽」。即腦功能減退、腦細胞死亡、進而形成腦萎縮、痴呆。

③ **怕過度用腦**。過度用腦的例子不在少數，高考時學生複習功課，不講休息，反而適得其反，不僅效率不高，若弄出個失眠症，更是哭笑不得。所以，用腦有用腦衛生，3～4 小時，一定要休息一下，或換種方式複習，或換種內容如數學改語文，大腦興奮區域不同，可獲得輪換、交替休息。

④ **怕吸菸、嗜酒**。長期吸菸會加快腦動脈硬化，引起大腦供血不足。菸中的幾百種有害物質也會隨血液流入大腦，發生腦細胞中毒，自然更易引發腦萎縮與老年痴呆。嗜酒者對大腦的損害也十分嚴重，乙醇會造成大腦皮質的抑制性功能減退，大腦受到麻醉、麻痺而發生遲鈍。

⑤ **怕藥物的毒副作用**。「是藥三分毒，無毒不是藥」。許多鎮靜劑、抗腫瘤藥物、抗癲癇藥物等，對大腦的損害尤為嚴重。所以，服藥要謹慎，儘可能採用非藥物治療為上。

⑥ **怕四肢不勤**。運動可促進血液循環，反之，出現大腦供血不足。另外，大腦皮質中的運動中樞占有較大的面積。它一方面支配著效應器——四肢的活動，四肢的活動又會回饋地刺激運動中樞產生興奮。

⑦ **怕飲水不足**。飲水不足可加速大腦功能減退，也是導致腦細胞死亡的主要原因之一。尤其是老年人更容易引起缺水和飲水不足。大腦的早衰者和早老者中都存在腦部水分缺乏現象。

⑧ **怕進食過量**。進食過量，體內產生的有害物，比如芽細胞生長因子會成百倍地增加，此物會嚴重損害腦細胞及腦血管。長期飲食過量者，易發生腦動脈硬化，從而患腦功能衰退的比例比一般人高出 2 倍。

⑨ **怕環境污染**。神經系統最為脆弱。無論是空氣污染、噪聲污染、光污染等都會影響中樞神經系統蒙受危害。蒙頭睡覺的人，因受自身呼出的二氧化碳氣污染，對腦危害極大。

⑩ **怕帶病用腦**。身體欠健康時，或患急性疾病時，大腦功能也下降。此時若勉強堅持工作或學習，不僅效率低下，而且易使大腦受損害。

(2) **大腦「5 喜」**

① **喜歡經常用腦**。那種認為「不用腦可護腦」的想法是健腦的誤區。用腦才可健腦。這是用進廢退的普遍規律，這句話用在健腦上最適合。隨著年齡的增長大腦的衰退是必然的，但可設法延緩大腦的衰退，最好的辦法就是用腦。

② **喜勞逸結合，及時充電**。即要有勞有逸，不要超

負荷運行，使大腦的興奮與抑制交替進行。休息最好的方式是睡覺，其他積極的休息也可以。

③ **喜適度運動，持之以恆。**運動對大腦是一種有益的活動，能起到健腦作用。

④ **喜歡飲食多樣化，營養均衡。**腦不喜歡偏食、不定時進食，喜吃蔬菜和水果、各種維生素、微量元素。雞蛋、蛋類中的磷脂物質既可健腦，也可抑制老年痴呆症的發生、發展。提倡雜食，做到「喜歡吃的少吃一點，不喜歡吃的，也吃一點」，保證營養全面十分重要。

⑤ **喜歡生活規律、心情舒暢。**養成定時用腦的習慣；不吸菸，不嗜酒，睡眠充足，心情舒暢。

3. 抗腦衰「木桶」觀

抗腦衰木桶觀養生，就是抗腦衰綜合養生。下面所提出的五項措施就是這個木桶的五塊木板，缺一都不行。五塊木板對你來說哪一塊最短？你也要注意多加留意，最終可讓你實現腦與生命同健（即腦壽同健）。現在有許多人出現身體其他「零件」好好的，就是老年痴呆害苦了他（她），也害苦了子女們。

那麼，你從現在開始注意你的大腦健康吧。

(1) **不要飽食** 這一條前面已經講過了，經常飽食會產生一種對大腦有害的芽孢。人們常說吃七八成飽，道理就在此。飽食還讓你肥胖。現在人不缺吃，也不缺好吃，所以提出不飽食很重要。

(2) **不要不吃早飯** 這與「不要飽食」正好相反。「不吃早飯」等於空腹工作，空腹學習，大腦在沒有食物，即沒有能量的情況進行運轉，會出現兩種情況：第一效率不

高；第二對大腦有磨損。

試想一個不加油的機器，進行運轉時，它的磨損有多大，腦的損害就有多大，所以學生、上班族，你們一定要吃早餐再走進教室和工作室。

(3) **要經常補充食物蛋白** 雞蛋、瘦肉、魚、蝦、牛奶這些都是動物蛋白；豆類是極好的植物蛋白，在你的食譜裏應該經常出現它們的身影，尤其是兒童與腦力勞動者。

兒童多補充蛋白可使孩子聰明，但蔬菜和水果同時要跟上。

(4) **要有充足的睡眠** 這方面的道理，我們在睡眠的章節裏都已經透徹地闡述過了。睡眠就好比給大腦「充電」。一個精力充沛的人，他一定有充足的睡眠作保證，否則就沒有這個底氣。

另外，睡眠（抑制）也是腦生理不可缺少的一部分，只有夜間充足的睡眠，才能換來白天精力充沛的工作和學習，兩者相輔相成缺一不可。

(5) **適當運動** 運動也是調節大腦疲勞的一種方式，打球、跑步、做體操、散步都可以。選擇一種適合自己的運動項，長期堅持必有效果。因為手足四肢等在大腦皮質中占有相當大的區域。如果放棄運動，就是說指揮運動的大腦皮質要萎縮、死亡，老年痴呆也就離你不遠了。

（五）老年性痴呆

這是老年人群中的常見病、多發病，已成為最常見的原發性大腦功能退化的老年病，被視為「21 世紀的瘟疫」。

　　老年痴呆的發病率，在 65 歲以上的人群中平均為 6.6%，且隨著年齡的增加而上升。據專家估計，3 個 85 歲以上的老人中，就有 1 個是患老年痴呆症的。調查還顯示，患者家屬僅 47%的人知道自己的家人患的是老年痴呆。家屬有意識地帶患者去醫院就診的僅有 13.3%，因感到自己「糊塗」而去醫院就診的，僅占 1.5%。

　　由於人們對老年性痴呆缺乏認識，家屬經常認為患者的很多早期症狀是自然衰老現象，從而延誤了及早就診。因為早期發現症狀、早期就診，是治療老年痴呆成功的關鍵。然後，早發現、早診斷、早治療，說來容易做到難。由於人們對「痴呆」二字含有貶義，難以接受，近來已動議改為「認知症」。近 10 年已研製出一些藥物可改善老年痴呆症狀。為此應注意以下幾點：

1. 關注老年痴呆的早期信號

　　「老糊塗」是發病的早期信號，不可掉以輕心。當生活中，出現忘記自己該在哪個站下車時，還以為是正常現象，卻不知這就是老年痴呆的早期信號。所以，此病接受治療的比例極低，僅為 10% ～ 20%的患者被送到醫院就診。即使如此，最終還會有 70% ～ 80%放棄治療。

2. 要像關心血壓、心臟一樣關心大腦

　　近 10 年老年痴呆患者逐年增加，占老年人口的 4% ～ 6%。專家呼籲，如果不重視預防，數十年後，老年痴呆症將成為一種社會流行病。

　　為提醒人們的注意，特設立了世界老年痴呆日——即每年的 9 月 21 日。除平時注意外，55 歲以上的人，應每年檢查 1 次腦功能，做 1 次有關記憶障礙的測試，以便更

及時、更有針對性地進行預防與治療。

老年痴呆發展到了病情中期，患者會逐漸喪失各種生活能力，給家庭帶來很大的經濟和精神負擔。老年性痴呆患者需要愛心、耐心和細心。有家人精心照料，可使病情穩定 20 年，並可生活自理。

3. 腦萎縮 ≠ 老年痴呆

人們對大腦存在不少誤區，有不少老年人甚至中年朋友，在體檢時，當被告知有腦萎縮時，便驚慌失措，誤認為自己患上了老年痴呆。其實，腦萎縮是一種客觀體徵，而老年痴呆是一種嚴重疾病，兩者不能畫等號。儘管老年痴呆都有嚴重腦萎縮，但腦萎縮不一定都發生痴呆。從實際情況看，大多數老年人，由於腦動脈硬化以及腦細胞自然死亡，都造成不同程度的腦萎縮。此時記憶力下降明顯，但分析判斷力仍基本正常，不能視作老年痴呆，而是正常的退行性變化。個別老年人患有瀰散性腦萎縮，這是一種病理性症狀，並需要家人進行監護。

人若腦子好，即使軀體有些毛病，也不算殘疾人。反之，若腦子不好，即使四肢發達，軀體健全，也不能算是健康人。讓我們防微杜漸做好腦的預防保健。

三、認識人體血壓鐘

（一）高血壓因素及危害

1. 什麼是正常高血壓？

凡收縮壓達 140 毫米汞柱或以上者，舒張壓達 90 毫米汞柱或以上者，都可診斷為高血壓。因為此時的血壓高度對組織、器官已構成了危害。現在要問，如果血壓已十

分接近，例如 130～139 毫米汞柱的收縮壓或 80～89 毫米汞柱的舒張壓時，就對人體一點危害沒有，與理想血壓 120/80 毫米汞柱完全一樣嗎？不！雖然屬於正常範圍，但已接近不正常的臨界值，醫學上稱為「正常高血壓」，也即為高血壓的亞健康者。

　　這類人比患高血壓還多，他們當中 70％在今後的日子裏會發展為高血壓患者。若及早維修則可恢復理想血壓標準，可見維修生理時鐘的重要。

2. 高血壓的成因與危害

(1) 高血壓發病的因素

　　① 隨年齡增加而發生的生理變化，40 歲以後發病率明顯增高。

　　② 職業環境因素：凡注意力高度集中、長期從事精神緊張的職業以及處在視覺、聽覺過度刺激的環境的人易發病。

　　③ 有高血壓家族史的人。

　　④ 體重超重者，大量吸菸者，食鹽多者易發病。

　　⑤ 營養因素缺乏者，如缺鈣、鉀、維生素 A、維生素 C，尤其是缺鈣最為明顯。

(2) 高血壓的危害

　　① **左心室肥厚**：血壓長期維持在高水平，加重了心臟，尤其是左心室的負荷，隨著病情的發展，心臟繼續擴張，可發生心力衰竭及嚴重心律失常。

　　② **動脈粥樣硬化**：尤其是冠狀動脈硬化。

　　③ **腦血管意外**：長期高壓，使小動脈易於破裂出血（出血性腦梗）或痙攣導致腦血栓形成（缺血性腦梗）。

④ **腎臟損害**：腎臟入球和出球小動脈痙攣硬化、退變，可導致腎臟缺血、缺氧、腎實質纖維化。高血壓晚期多伴有進行性腎功能減退。

⑤ **視網膜功能減退**：長期高血壓使視網膜動脈發生玻璃樣病變所致。

腦中風和冠心病是高血壓最嚴重的併發症。其次為腦血栓、腔隙性腦梗塞、腦萎縮。

3. 高血壓的行為保健

高血壓發病機制複雜，防治須採取綜合措施，除藥物治療外，還應同時進行非藥物治療，實行「雙軌制」。

⑴ 起床要緩慢，體位改變要有個過渡期適應。

⑵ 排便要有耐心，不急於求成而用力過猛。保持大便通暢。

⑶ 避免精神經常緊張，不要伏案疾書勞累過度。平時避免生氣，不宜長時間打麻將。

⑷ 早晚餐宜清淡，晚餐宜少，定時主動飲水。多吃新鮮蔬菜、水果、魚、禽肉、蛋。不吃動物內臟。

⑸ 堅持運動，量力而行。

⑹ 中午要午睡，以 1 小時左右為宜。

⑺ 飲食堅持少鹽、少油、少糖。戒菸限酒。

⑻ 每天活動每塊肌肉、每個關節。

⑼ 保持心境平靜、休閒、放鬆、耐心，對降壓很有作用。

⑽ 步行降壓，每次半小時，每天兩次。

4. 高血壓的非藥物治療

常用的非藥物治療方法有：

⑴ 減肥　肥胖者是高血壓的獨立危險因素，發病率是正常體重的 2～6 倍。減肥的有效措施是控制飲食與運動。

⑵ 低鹽　高血壓患者每天、每人攝鹽量應控制在 5 克以內。

⑶ 飲食　限制脂肪，少吃肥肉、動物內臟、甜食；多吃蔬菜、水果、魚、蘑菇、低脂奶脂品。

⑷ 戒菸　尼古丁刺激心臟加速跳動、血管收縮、血壓升高，加速心肌梗塞。

⑸ 限酒　高血壓者不易大量飲酒，烈性酒能使心跳加快，血壓升高。

⑹ 飲茶　茶鹼的利尿作用對降壓有利，但濃茶鹼含量過高，會引起興奮、失眠、心悸，對血壓又不利，故最好喝清淡的茶。

⑺ 體力活動　每天進行 30～60 分鐘的適當活動，可增強體質，減肥。

⑻ 勞逸適度　不過勞，也不過逸。

⑼ 心情　保持心情舒暢，尤忌大發脾氣。

⑽ 交友　人際關係和諧可維持血壓穩定，應與病友交流防治經驗。

5. 擇時量血壓、服藥

⑴ 隨機的血壓測量不能反映真實的血壓情況　血壓在一天 24 小時中不是恆定不變的，而是呈現有規律的波動。如按 24 小時血壓的波動描繪出來呈「M」形分佈，即清晨開始升高至上午 9～11 點達高峰，中午下降，下午 14～18 點又第二次升高，晚間又開始下降，形成了

「馬鞍」型曲線分佈。

　　時間醫學指導我們要瞭解自己全天候的血壓變化，不能用隨機血壓代替全天的血壓，否則就會誤診，出差錯，甚至會斷送性命的。

　　⑵治療高血壓「擇時」很重要　掌握一天中血壓峰值時間用藥，具有事半功倍的效果。一般應在血壓高峰之前 1～2 小時服藥（具體還要根據藥效發揮的時間來確定）。待藥物在血液中的濃度達最高值時，恰是血壓高峰時，此時降壓最有效，用藥時間最恰當。所謂用藥擇時，就是要選擇這個恰當的時間。夜間，一般血壓下降，可許多老人為了平安度夜，往往要服用高血壓藥入眠。這樣會使血壓更低，第二天引起血壓反跳，即反而上升。

（二）高血壓患者的適宜飲食

1. 適宜食物

⑴蔬菜類

　　芹菜：含鐵量較高，是缺鐵性貧血患者的佳蔬。芹菜中含有豐富的鉀，是治療原發性高血壓及其併發症的首選之品，對於血管硬化、神經衰弱患者亦有輔助治療作用。每餐宜吃 100～150 克。

　　茄子：具有很高的營養價值，茄子皮含豐富的維生素P，能增強毛細血管的彈性，減低毛細血管的脆性及滲透性，使血小板保持正常功能，對高血壓、動脈硬化及壞血病者，均具有一定的預防作用。每餐宜吃 200 克。

　　洋蔥：是目前所知道的唯一含前列腺素的蔬菜，還含有能啟動血溶纖維蛋白活性的成分。這些物質均為較強的血管舒張劑，能減少外周血管和心臟冠狀動脈的阻力，對

抗人體內兒茶酚胺等升壓物質的作用，又能促進鈉鹽的排泄，從而使血壓下降。每餐宜吃 50 克。

　　韭菜：富含較多的纖維素，能增強腸胃蠕動，對預防腸癌有極好的效果。此外，韭菜還具有降低血脂、降低血壓的作用，能減輕高血壓患者的症狀。每餐宜吃 100～150 克。

　　白蘿蔔：有穩定高血壓、軟化血管、降低血脂的作用。白蘿蔔含有木質素，能提高巨噬細胞的活力，吞噬癌細胞，具有防癌作用。每餐用量：每餐宜吃 50～100 克。

　　胡蘿蔔：新鮮的胡蘿蔔汁有降壓、強心與抗過敏的功效。常吃胡蘿蔔還可促進皮膚的新陳代謝，增進血液循環，從而使皮膚細嫩光滑，膚色紅潤。每餐宜吃 70 克。

　　番茄：番茄因有抗壞血酸酶和有機酸的保護，不論鮮貯、烹飪，還是酸、鹼、高溫，它所含的維生素 C、維生素 P 都不易被破壞，也不會損失太多，故其吸收利用率高，可起到軟化血管、降低血壓的作用。每餐宜吃 100～150 克。

　　茼蒿：含有豐富的維生素、胡蘿蔔素及多種氨基酸，可以養心安神、降壓補腦，清血化痰，潤肺補肝，穩定情緒，防止記憶力減退。每餐宜吃 150 克。

　　大蔥：含有的前列腺素 A，是類似激素的物質，有一定的降壓作用。蔥中所含有的鉀和鈣，有利於降壓，對心血管病患者有一定的療效。每餐宜吃 10～30 克。

　　大蒜：大蒜可防止心腦血管中的脂肪沉積，降低膽固醇，抑制血小板的聚集，降低血漿濃度，增加微動脈的擴張度，促使血管舒張，調節血壓，增加血管的通透性，從

而抑制血栓的形成和預防動脈硬化。每餐宜吃生蒜兩三瓣，熟蒜三四瓣。

苦瓜：可以降低血糖、血脂，防止逆轉動脈粥樣硬化的發生，來減免高血壓的危害，其含有的胡蘿蔔素可防癌、明目。因而有清熱解毒、清心消暑、明目降壓之功效。每餐宜吃 1 根（約 100 克）。

菠菜：含有大量胡蘿蔔素、鉀和維生素 C 等物質，可以減慢自由基對血管的傷害。在增加人體血管彈性和促進血液循環的同時，有效預防心臟病。每餐宜吃 80 克。

⑵ 水果類食物

柿子：所含單寧成分及柿子中提出的黃酮苷能降低血壓，並能增加冠狀動脈的血流量，從而有利於心肌功能的正常活動，因此柿子為降壓良藥。每天宜吃 1 個。

蘋果：含有的酸味成分能促進消化，膳食纖維可促進腸胃蠕動，協助人體排出體內的廢物，還能防癌、預防鉛中毒。每天宜吃 1～2 個。

西瓜：西瓜含瓜氨酸，在吃西瓜的過程中，瓜氨酸由過特定酶轉變成精氨酸。精氨酸是一種對心臟和循環系統有奇效的氨基酸，能確保免疫系統運行良好。每天宜吃 150～200 克。

香蕉：富含降低血壓、保護動脈內壁的鉀元素，並含有大量血管緊張素轉換酶抑制劑等化合物，有控制血壓的作用。能保護胃黏膜並改善胃潰瘍；還能潤腸通便，防治習慣性便秘。每天宜吃 1～2 根。

橘子：橘子有降低人體中血脂和膽固醇的作用，還能抑制乳酸的形成，改善疲勞。每天宜吃 1～2 個。

山楂：能防治心血管疾病，具有擴張血管、增加冠脈血流量、改善心臟活力、興奮中樞神經系統，降低血壓和膽固醇。每天吃 40 克為宜。

奇異果：奇異果中鉀的含量非常高，大量的鉀能促進鈉的排出，從而軟化血管，有利於預防和降低高血壓。每餐宜吃 1 個。

柚子：柚子高鉀，大量的鉀能促進鈉的排出，從而軟化血管，有利於預防和降低高血壓。每天 50 克為宜。

大棗：大棗所含的蘆丁，是一種使血管軟化，從而使血壓降低的物質，對高血壓患者有防治功效。每天 5～10 枚。

菠蘿：菠蘿中所含糖、鹽類和酶有利尿作用，多食對腎炎、高血壓病患者有益。每次食用不超過 200 克。

⑶ 穀物類食物

玉米：玉米中含有豐富的不飽和脂肪酸，能有效降低血液膽固醇濃度，並防止其沉積於血管壁。鮮玉米每餐宜吃 1 支；玉米麵、玉米渣每餐宜吃 50～100 克。

蕎麥：蕎麥的脂肪中含有多種脂肪酸，不飽和脂肪酸約占 90%。不飽和脂肪酸能促進人體對膽固醇和膽酸的排泄，使膽固醇下降，並有明顯的降血脂作用。每餐宜吃 60 克。

小米：小米所含有的 B 群維生素、煙酸、膳食纖維及鈣等多種營養成分，能起到抑制血管收縮、降低血壓的作用。每餐宜吃 60 克。

燕麥：燕麥所含不飽和脂肪酸與脂肪酸及可溶性纖維和皂苷素等，可以降低血液中膽固醇與甘油三酯的含量，

有預防腦血管病的功效。每餐宜吃 40 克。

薏苡仁：薏苡仁能夠擴張血管，有助於降低血壓、增強免疫力和抗炎作用，薏苡仁油對細胞免疫、體液免疫有促進作用，因此也將其用於腫瘤的輔助治療。每餐宜吃 40 克。

甘薯：甘薯中的黏蛋白是一種多糖和蛋白質混合物，屬膠原和黏多糖類物質，可減輕疲勞，提高人體免疫力，促進膽固醇的排泄，維護動脈血管彈性，防止動脈硬化，從而降低高血壓等心血管疾病的發生。每餐宜吃 40 克。

⑷ 海產品類食物

海參：具有抗凝作用，能降低血脂和降低血黏度，對腦血栓、心肌梗塞恢復期和缺血性心臟病的影響有明顯的依賴性，具有降血壓、降血脂、抗氧化、抗衰老、提高人體免疫力的作用。每餐宜吃 50～60 克（水發）。

牡蠣：富含微量元素鋅，可有效地控制和阻斷鎘含量高所致的高血壓，有利於改善和防治高血壓病，防止高血壓腦病（如腦出血、腦血栓）的發生。每餐宜吃 15～30 克。

甲魚：甲魚有較好的淨血作用，常食者可降低血膽固醇，因而對高血壓、冠心病患者有益。每餐宜吃 30 克。

沙丁魚：具有保護心血管健康的特殊成分——磷脂，有逐漸降低血壓和減緩動脈粥樣硬化速度的神奇作用。每餐宜吃 50～100 克。

蝦皮：含有豐富的鎂元素，鎂對心臟活動具有重要的調節作用，能很好地保護心血管系統，也有降低血壓的作用。每餐宜吃 10 克。

鯽魚：鯽魚肉對防治動脈硬化、高血壓和冠心病均有療效。每餐宜吃 50～100 克。

魷魚：含有豐富的不飽和脂肪酸，對血液循環有利，是心血管病人的良好食物。每餐宜吃 50～100 克。

⑸ 肉蛋類食物

牛肉：牛肉富含鋅元素，可協助人體吸收利用蛋白質和糖類，對生長發育及手術後、病後調養的人在補充失血、修復組織等方面特別適宜。每餐宜吃 80～100 克。

烏雞肉：可提高生理機能、延緩衰老、強筋健骨，對防治骨質疏鬆、佝僂病、貧血症等也有明顯功效。每餐宜吃 50～80 克。

雞肉：含有較多的 B 群維生素，具有恢復體力、保護皮膚的作用，還對造血有很大的幫助，有滋陰補血的功效。雞肉蛋白質含量較高，且易被人體吸收和利用，有增強體力、強壯身體的作用。每餐宜吃 80～100 克。

鴨肉：鴨肉富含維生素 D 和磷質，有強健骨骼、預防骨質疏鬆的作用。鴨肉所含 B 群維生素和維生素 E 較其他肉類多，能有效抵抗腳氣病、神經炎和多種炎症，還能抗衰老。每餐宜吃 60～80 克。

雞蛋：雞蛋中的優質蛋白質對肝臟組織損傷有修復作用，蛋黃中的卵磷脂可促進肝細胞的再生，還對神經系統和身體發育有很大的作用。每餐宜吃 1 個。

⑹ 其他　還有各種豆類食物、菌類食物、堅果類食物，可參考糖尿病患者食物宜忌所介紹的內容。

2. 高血壓患者食療與食譜

⑴ 芹菜粥　新鮮芹菜 60 克，洗淨切碎，加粳米 50～

100 克，放入沙鍋內，加水 500～600 毫升。文火煮成粥，每天早、晚溫熱服用。

(2) **炒洋蔥絲** 洋蔥 150 克，洗淨切絲，植物油適量，旺火炒成八成熟，加鹽、醬油、醋、糖、味精等調料。佐餐當菜吃，降壓降脂，活心血，助消化。

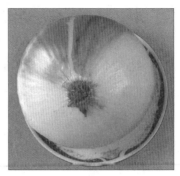

▲洋蔥

(3) **黑白木耳湯** 黑木耳、銀耳各 15 克。冷水泡發，去雜質，洗淨，沙鍋加適量水，小火燉煮至爛。每天 2 次服用，能滋陰降壓、潤燥、降脂、涼血、止血。適於高血壓伴眼底出血者。

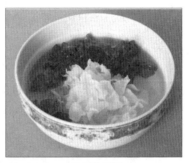

▲黑白木耳湯

(4) **海帶湯** 海帶 30 克，洗淨、切絲，入鍋加水 2 碗，煮沸 15 分鐘，加麻油、鹽、蔥絲、生薑絲、味精，再煎沸 2 分鐘即可，中、晚餐當菜湯用，降壓降脂，增鈣降鈉。

(5) **高血壓患者宜吃的藥、食兩用食品** 紅薯、芹菜、胡蘿蔔、香菇、黑白木耳、海帶、海藻、紫菜、海蜇、牡蠣、鮑魚、芝麻、玉米、荸薺、山楂、綠豆、豌豆、枸杞子、菊花、蘋果、香蕉、大蒜、蔥、番茄等。

⑹ 高血壓患者食譜

① **減肥食譜**：熱量 5040～5880 千焦（1200～1400 千卡）。

糧食 150 克，瘦肉 100 克，牛奶 250 克，雞蛋 1 個，蔬菜 1000 克，油 15 克，鹽 3 克。

舉例　【早餐】綠豆麥片粥 50 克；煮老雞蛋 1 個；香油拌芹菜 250 克；牛奶 1 碗。

【午餐】米飯 100 克；清蒸魚 100 克；炒肉絲蒜苗（肉絲 25 克）150 克；海帶湯 50 克；蘋果、香蕉共 250 克。

【晚餐】玉米粥或豆粥 50 克；窩窩頭 50 克；肉片冬筍（肉片 50 克，冬筍 50 克）；白菜燉油豆腐（白菜 200 克，油豆腐 50 克）250 克。

② **週末食譜**：熱量 10080～10920 千焦（2400～2600 千卡）。

糧食 400 克：瘦肉類 150～200 克；牛奶 250 克；蔬菜 500～750 克；豆製品 100 克；水果 250 克；油 30 克；鹽 7 克。

舉例　【早餐】燕麥片粥 50 克；麵包 50 克；牛奶 1 碗；鹽水毛豆 25 克；香油拌萵筍絲 150 克。

【午餐】咖喱雞飯 150 克；紅燒芋頭肉適量；素炒生菜 250 克；沙鍋豆腐適量；梨、蘋果共 250 克。

【晚餐】排骨湯 150 克；雞片茭白（雞肉 50 克）；澆汁雙花 150 克；荸薺蝦仁 150 克。

3. 常用降壓中草藥

葛根　祛風解表。葛根含有的黃酮能增加腦及冠狀血管血流量，臨床報導葛根用於治療高血壓伴有頸項強痛者

療效顯著。單煎或與槐花、茺蔚子配伍同用，每次 15～30 克，也可打成粉直接沖泡服用，每次 10～15 克。

野菊花　清熱解毒、消炎殺菌。野菊花 95 ％乙醇浸提物主要含有野菊花內酯、黃酮苷等水難溶物質，具有一定的降壓效果，而且降壓作用緩慢、持久，是較理想的降血壓藥物。每次 10～15 克。

夏枯草　清肝明目、消腫散結。夏枯草具有明顯的降壓作用，其提取物具有降壓活性及抗心律失常作用。中醫治療高血壓時常在處方中加夏枯草以加強降壓作用。用於治療高血壓具有頭痛、目眩、耳鳴、煩熱、失眠等肝熱症候者。每次 15～30 克。

黃芩　清熱燥濕、瀉火解毒。黃芩苷可直接擴張血管降低血壓，也可能作用於血管感受器，反射地引起降壓。黃芩有消除眩暈、頭痛、口苦、心煩等症狀的作用。每次 9～12 克。

鉤藤　平肝、息風、清熱。所含鉤藤鹼和異鉤藤鹼有興奮呼吸中樞，擴張周圍血管，降低血壓的作用。可用於肝陽上亢所致的眩暈、頭疼、目赤等症。每次 20～30 克。

天麻　平肝息風、益氣。可增加外周及冠狀動脈血流量，對心臟有保護作用。適用於肝陽上亢所致的頭痛、眩暈等症。每次 9～12 克。

石決明　平肝潛陽，有清熱、鎮靜、降血壓、擬交感神經的作用。適用於肝腎陰虛，肝陽上亢所致的高血壓頭暈目眩等症。每次 30～45 克。

地龍　息風清熱、利尿降壓。地龍酊劑、乾粉混懸

液、熱浸液煎劑、針劑均有緩慢而持久的降壓作用。其降壓機制可能與作用在脊髓以上中樞神經系統有關。適用於早期高血壓伴有肢體麻木者，多複方使用，每次 10～20 克。

羅布麻 平肝息、息風息清熱。對消除高血壓引起的頭痛、頭暈、頭脹、失眠等症狀有良好的作用。每天用羅布麻葉 3～6 克，開水沖泡代茶飲，降壓效果明顯。

臭梧桐 袪風濕，降血壓。具有和緩而持久的降壓作用，並有擴張血管，解除高血壓症狀，恢復心臟功能，對抗小動脈痙攣等作用。複方單味皆可用，常用量 5～15 克。

桑寄生 袪風濕，補肝腎。有舒張冠狀血管的作用，並能對抗腦垂體後葉素，對心肌收縮力則為先抑制後增加。常用於肝腎陰虛型高血壓病的治療。每次 10～15 克。

川芎 袪風活血止痛。是常見的降壓中藥材之一。臨床報導用於治療高血壓病與利血平合用，有良好的協同作用。常用量每次 9～15 克。

杜仲 用於肝腎不足的高血壓，頭暈目眩，腰膝痠痛，筋骨痿軟等症。常用量在 10～15 克。

丹皮 清血、活血、散瘀。臨床上主要用於消炎、降壓，可配野菊花、石決明等降壓。每次 7～15 克。

黃連 瀉火解毒，清熱燥濕。黃連含小蘗鹼、黃連鹼等多種生物鹼，有抑菌及抗病毒、抗原蟲作用，並能降低血壓，擴張冠狀動脈作用。常用量在 1～3 克。

荷葉 清熱平肝。荷葉中富含的黃酮類物質，對治療冠心病、高血壓等有顯著效果。擴張血管，降低血壓，能

改善高血壓引起的痛眩暈症狀。常用量在 6～10 克（鮮品 15～30 克）。

(三) 高血壓患者適宜療法

1. 刮痧療法

⑴ 刮風池、肩井、頭後部及肩部、脊柱及背部兩側膀胱經、太陽、曲池及上肢背側、足三里、三陰交、太衝。

⑵ 刮頭部（重點刮百會、天柱、風池穴）、心俞、肝俞、腎俞、曲池及上肢背側、風池、足三里。

⑶ 刮百會、風池、天柱、人迎、肩井、曲池、風市、足三里諸穴。

2. 拔罐療法

⑴ 拔大椎、肝俞、心俞、脾俞、腎俞、肩井、曲池、三陰交諸穴。留罐 10～15 分鐘。每天 1 次，病情緩解後改為隔天 1 次。

⑵ 拔豐隆、足三里、腎俞。每天 1 次，每次 10～15 分鐘，10 次為 1 療程。休息 3～5 天後進行下 1 療程。

⑶ 拔太陽、風池、大椎、肝俞、腎俞、心俞、膈俞、脾俞、胃俞、豐隆、足三里、血海、三陰交、曲澤、曲池、委中諸穴。取俯臥位，每次選背部 4～6 穴，交替使用。背部穴位拔完後，仰臥，拔胸腹部穴位。每天 1 次，10 次為 1 療程。

3. 艾灸療法

⑴ 灸足三里、懸鐘、手三里、曲池諸穴各灸 5～7 壯，風府、百會諸穴各灸 10 壯。

⑵ 灸心俞、肝俞、肩井、曲池、三陰交諸穴。每穴各灸 3～5 壯。

(3) 灸豐隆、足三里、腎俞、懸鐘諸穴。

每次選 5～6 個穴位，每穴用艾條懸灸 3～5 分鐘，每天 1 次，10 次為 1 療程。休息 3～5 天後進行下 1 療程。

4. 按摩療法

(1) 先從右手開始，用左手的大拇指用力按搓右手心，一直往上按到中指尖有熱度為止。然後再照樣按左手心到中指尖各 30 次。

在按搓過程中，心情平靜，呼吸均勻，全身放鬆。隨時可進行。

(2) 每晚用熱水泡腳後進行：

A. 用左手心按摩右足心，用右手心按摩左足心各 100 次。

B. 屈膝，分別用左右手中指端按揉左右足三里穴，旋轉按揉 30 次。

C. 先用右手的拇指與食指捏住左手的大拇指末端的指甲與指腹，轉動揉搓 50 次。然後從指甲遠端向指根方向慢慢推揉 50 次，兩手交換按摩。

D. 用雙手食指、中指指腹同時按摩雙側太陽穴，順時針旋轉 20 圈，再逆時針旋轉 20 圈。

E. 用右手掌緊貼百會穴，順時針旋轉按摩 20 圈，再逆時針旋轉 20 圈。

F. 右腳放在左腿上，右手拇指按壓太淵穴。

G. 右腳向上、向下、正轉、反轉各 10 次，再換左腳練習。

(3) A. 用兩手的大小魚際按住頭部兩側揉動，由太陽

穴揉到風池穴，然後改用兩手拇指揉風池穴。

B. 將一手掌心放在肚臍上，另一手掌重疊按壓。先順時針方向緩慢平穩按揉腹部 3 分鐘，然後逆時針方向按揉腹部 3 分鐘。也可適當延長按揉時間，以腹內感覺微熱並咕嚕咕嚕作響為度。

C. 用右手從左肩部按揉到左手背，共做 9 遍。兩側交替進行。

D. 雙手握住左側大腿根部，兩手一邊按揉大腿兩側肌肉，一邊向小腿推按，沿從上到下方向反覆操作 4 次。右側大腿按揉方法相同。

E. 睡前端坐，用兩手拇指分別按摩湧泉穴。或用左足跟搓右足的湧泉穴，再用右足跟搓左足的湧泉穴各 100 次。搓時只能向一個方向，不能回搓。

F. 雙手掌心相貼，用力搓動，以掌心發熱為度。

G. 雙手放在胸上，掌心緊貼胸部，用鼻深吸一口氣，接著用口呼氣。雙手慢慢撫到小腹部。反覆 3 遍。

H. 座位，用手指從前髮際梳至後髮際，至少 9 遍。

I. 如血壓突然升高，立即按捏手掌心，作為緊急降壓措施：先用左手的拇指按壓右掌心，並一直向上按到指尖。從手掌的各個部位按捏到每根手指。再用右手的拇指按壓左掌心，方法相同。

以上方法堅持應用，有較好降壓效果。

⑷ A. 用一首的大拇指與食指夾住另一手的大拇指的指甲根部，轉動揉搓。然後自指甲邊緣朝指根方向慢慢地揉搓下去。勿用力過度。吸氣時放鬆，呼氣時加壓。早起、午間、就寢前各做 1 次。

B. 坐在床上，用兩手拇指指腹自湧泉穴推至足跟，以局部感覺發熱為度。

⑸ A. 按摩雙腳根部 1～2 分鐘，再按摩雙腳，接著用拇指和食指相互揉捏大腳掌和大腳趾。

B. 轉踝關節：高血壓患者的踝關節有不同程度的發硬，搖轉踝關節有助於活血降壓。盤腿坐椅上，兩手握腳趾，按順、逆方向緩慢轉動踝關節各 20～30 轉。轉動時切忌用力過猛。早、晚各 1 次。若熱水泡腳後進行，效果更好。

四、認識人體血糖鐘

血糖鐘和血壓鐘一樣，要在它剛剛受損時就進行合理地維修，否則便可發展為糖尿病。每一種疾病都有發病過程，最初要經過或長或短的潛伏期，此時體內已經有病變的先兆，但尚未出現症狀，再進一步發展，進入前驅期，這是潛伏期到開始出現明顯症狀前的一段時間，可能會出現一些非特異症狀，例如全身不適、食慾減退、頭痛、乏力、發熱等。生理時鐘維修的任務，首先要善於發現潛伏期，至少是前驅期，同時要掌握和運用一些有效的維修手段和方法。

（一）糖尿病三步曲

1. 認識糖尿病亞健康態

大家都知道，若空腹血糖≧7.0 毫摩爾/升（126 毫克/分升）或者餐後 2 小時血糖≧11.1 毫摩爾/升（200 毫克/分升）時，就明確診斷為糖尿病。

再來看血糖正常值 6.1 毫摩爾/升，與糖尿病血糖 7.0

毫摩爾升（空腹）之間還有一段「空間」（6.2～6.9）或餐後正常血糖 7.8 毫摩爾/升與糖尿病的 11.1 毫摩爾/升之間也有一段「空間」即（7.8～11.0）。那麼若是你的空腹血糖處於 6.2～6.9 之間，或你的餐後 2 小時血糖處於 7.8～11.0 之間，此時你就處於糖尿病的亞健康狀態。見下面糖尿病 3 個階段（「三步曲」）見表 3。

表3 糖尿病「三步曲」血糖值

	正常	亞健康	糖尿病
空腹	＜6.1	6.2～6.9	≥7.0
餐後	＜7.8	7.8～11.0	≥11.1

注：數值單位為毫摩爾/升。

由表 3 可看出，糖尿病亞健康的血糖值介於正常血糖與糖尿病血糖之間，西醫稱為耐糖能力降低或耐糖量減損，用英文縮寫 ICT 代表。ICT 在臨床上屬於正常，但往往都是糖尿病的「後備軍」。在這些人群中，將來約有 70%發展成糖尿病患者。所以從亞健康時就要預防，小修可免病時的大修。

糖尿病高危人群也屬於亞健康態。就是正常健康人群，也有一些高危因素，例如年齡在 40 歲以上，有糖尿病家族史、肥胖、血糖曾經高過、尿糖陽性或生過巨大兒的婦女。

因為糖尿病是一種代謝紊亂症，與高體重、高血壓、高血脂、高血尿酸、高血黏稠度、高胰島血症等都有關係，有上述症狀的人都稱為糖尿病的高危人群，都要注意維修自己的血糖鐘。

2. 用「4 個點」維修糖尿病亞健康

做到「4 個點」：即多學點關於糖尿病的知識，減少對治療的依賴性；少吃點，減少熱量的攝入，不大吃大喝，戒菸限酒；勤動點，增加體力活動的時間和運動量；放鬆點，力求做到樂觀豁達，心境平靜，避免精神過於緊張。主要是進行飲食控制及運動。控制體重或必要時進行藥物干預，可大大減少其轉化為糖尿病的可能。

3. 用 10 個「不」來預防糖尿病併發症

一旦患上糖尿病也不必過分緊張，要有耐心和信心進行治療，並重視預防併發症：如心血管病、腰、腿、眼等的發生。介紹以下「十不」可助你遠離和預防糖尿病併發症。

(1) 嘴不饞　科學、合理飲食最重要。糖尿病者一般胃口較好，加上日常控制飲食，常有想吃、愛吃，而不能吃的感覺，看見美味的甜食總想吃幾口，不斷地吃，血糖就高，自己又後悔。要從嚴治饞，堅持不吃或少吃。

(2) 身不懶　運動是戰勝糖尿病的有力武器。堅持鍛鍊，不要親近電視，要親近大自然。

(3) 急不得　糖尿病患者易急躁，但急躁會加重病情，所以要養成平常心，快樂地生活。

(4) 累不得　過分勞累會使血糖升高，要做到「三不」：不閒著，不累著，不急著。

(5) 不生氣　糖尿病人怕生氣，生氣會使血糖上升。故應少管閒事，少發牢騷，少生悶氣。

(6) 不麻痺　患者初期或思想緊張，壓力大；或盲目樂觀，麻痺大意，不認真治療，不按時按量服藥。這兩種

傾向都不對。

(7) 不馬虎　醫囑戒菸限酒，卻吸、喝依舊，這種馬馬虎虎的，實是無知的表現。

(8) 不片面　生活中避免誤區。不要只注意高血糖，不注意低血糖，或以肉代糧。

(9) 不亂治　不輕信廣告。廣告不是醫囑。

(10) 鬆不得　終身疾病終身治，要有信心、耐心、細心，打持久戰，不要緊一陣，鬆一陣。

（二）糖尿病患者禁忌飲食

(1) 忌過食含糖量高的食物　除每日規定的主食以外，禁食額外的糕點、糖果、果醬、蜂蜜、蜜餞、甜食、奶油、葡萄、甘蔗、地瓜、甘藷、藕粉、馬鈴薯、芋頭、胡蘿蔔及冰淇淋等，控制大米、麵粉等主食餐量。

(2) 忌吃西瓜　西瓜含有大量果糖，在體內能變成葡萄糖，從而引起血糖增高，加重胰腺負擔，增加尿糖，使病情加重。

(3) 忌多吃水果　特別是含糖量高的水果，如香蕉、葡萄、柿子、橘子等。水果中含有的果糖和葡萄糖，能被機體迅速吸收，引起血糖增高。

(4) 忌高膽固醇食物　因為糖尿病患者脂肪代謝紊亂，脂肪的氧化分解不完全，高膽固醇食物容易引起脂血症，嚴重者可以形成酮中毒。

(5) 忌辛燥刺激食物　如薑、肉桂、辣椒、胡椒、咖啡、茴香、丁香、芥末等。辛燥刺激性食物，食性偏於溫熱，會加重糖尿病患者的熱象，飢餓感明顯，食慾大增，與病情不利。

⑹ 忌飲咖啡 因為已有證據表明，咖啡會使血糖升高，即使飲用不加糖的咖啡，每日飲用咖啡如果超過 6 杯，就會明顯影響糖尿病的治療。

⑺ 忌多飲用蜂蜜 蜂蜜中含糖 80％，其中 42％是不經消化就可以吸收的葡萄糖，約 3％是極易消化的蔗糖，還有 35％果糖。葡萄糖食入後吸收極快，對血糖影響大。因此，飲用蜂蜜會使血糖增高，糖尿病人在一般情況下，不吃或儘量少吃蜂蜜為好，以免影響治療。

⑻ 忌飲酒 糖尿病病人在飲酒時，進食一些碳水化合物的食物，血糖即可升高，使糖尿病失去控制。常飲酒而不吃食物，可抑制肝糖原的分解，使血中葡萄糖量減少，出現低血糖症狀；因此，重症糖尿病合併肝膽疾病者，尤其是正在使用胰島素和口服降血糖藥物的患者，要嚴禁飲酒。

（三）糖尿病患者適宜飲食

1. 糖尿病患者適宜食物

⑴ 蔬菜類 蔬菜中的營養物質對糖尿病人保持健康具有重要的作用，大量進食蔬菜可以明顯降低糖尿病人血糖水平。

青椒：有一定的降血脂作用，可有效延緩動脈粥樣硬化的發展，對於糖尿病的某些症狀，可起到減輕的作用。

南瓜：有防止血糖、膽固醇過高、動脈硬化的功效，並有促進胰島素分泌的作用。

苦瓜：能降低血糖，對糖尿病有良好的防治作用。

魔芋：有效降低餐後血糖升高，又能減輕體重，所以是糖尿病患者的理想食品有效控制餐後高血糖。

洋蔥：能促進胰島素分泌，能夠軟化血管，降低血液黏稠度，增加冠狀動脈血流量。

竹筍：可以促進腸蠕動，幫助消化，去積食，防便秘，是減肥的佳品。

香菇：可提高機體免疫功能，延緩衰老、降血壓、降血脂、降膽固醇、又可預防動脈硬化、肝硬化、糖尿病、肺結核、傳染性肝炎、神經炎、消化不良、便秘的防治。

胡蘿蔔：有利於糖脂代謝、明顯降低血糖、增加冠狀動脈血流量，降低血脂，促進腎上腺素的合成、降壓，強心作用。

大白菜：含有豐富的粗纖維，不但能起到潤腸、促進排毒的作用，又能刺激腸胃蠕動，促進大便排泄，幫助消化。

海帶：含有大量的不飽和脂肪酸及食物纖維，它可以迅速清除血管管壁上多餘的膽固醇。

韭菜：有散瘀、活血、解毒的功效，能減少對膽固醇的吸收，起到預防和治療動脈硬化、冠心病等疾病的作用。

黃瓜：所含的丙醇二酸，能抑制人體內糖類物質轉變為脂肪對於肥胖型糖尿病患者合併有高血壓者，能起到補充水分，控制血糖的作用。

蘑菇：含有胰蛋白酶等多種酶類，能分解蛋白質和消化脂肪。

白蘿蔔：膳食纖維含量非常可觀，這些植物纖維可以促進腸胃的蠕動，消除便秘，起到排毒的作用，從而改善皮膚粗糙、粉刺等情況。

茄子：含有皂草甙，可促進蛋白質、脂質、核算的合成，提高供氧能力，改善血液流動，防止血栓，提高免疫力。特然對男性還有提高性能力之效。

西葫蘆：含有一種干擾素的誘生劑，可刺激機體產生干擾素，提高免疫力。

芥藍：能抑制神經中樞興奮，可以延緩餐後血糖升高，特別適合食慾不振、便秘、高膽固醇的人群。

菠菜：經常吃些菠菜有利於血糖保持穩定，菠菜中的膳食纖維能起到很好的通便作用，菠菜還適宜高血壓、貧血、壞血病患者、皮膚粗糙者、過敏者。

莧菜：能清熱解毒、具有收斂止血痢、抗菌、消炎、消腫，可減少糖尿病併發症的發生率。

蕨菜：某些有效成分能擴張血管，降低血壓的作用；蕨菜所含粗纖維能促進胃腸蠕動，具有下氣通便、清腸排毒的作用。

空心菜：所含的煙酸、維生素 C 等能降低膽固醇、甘油三酯，具有降脂減肥的功效，具有調節血糖的作用。

捲心菜：可增進食慾、促進消化、預防便秘；含有鉻，對血糖、血脂有調節作用，是糖尿病和肥胖患者的理想食物。

花椰菜：可促進生長、維持牙齒及骨骼正常、保護視力、提高記憶力。能提高肝臟解毒能力，增強機體免疫能力，預防感冒和壞血病的發生。

芋頭：能有效降低血壓和膽固醇，是含熱量較低的食物。

番茄：能預防腦出血、視網膜出血、紫癜、2 型糖尿

病、高血壓等疾病的發生。

大蒜：不僅能降低血清膽固醇，甘油三酯，還可以增加高密度脂蛋白和減少低密度脂蛋白，還能降低血糖，提高胰島素水平。

芹菜：芹菜汁還有降血糖作用；經常吃些芹菜，可以中和尿酸及體內的酸性物質，對預防痛風有較好效果，特別適合高血壓、動脈硬化、高血糖、缺鐵性貧血、經期婦女食用。

豇豆：所含磷脂可促進胰島素分泌，是糖尿病人的理想食品。

油菜：有促進血液循環、散血消腫的作用。

(2) 水果類　低升糖指數的水果有蘋果、水梨、橙、桃、提子、沙田柚、雪梨、柚子、草莓、櫻桃、金桔、葡萄；中升糖指數的水果有：木瓜、提子乾、菠蘿、香蕉、芒果、哈密瓜。高升糖指數的水果有：西瓜、荔枝、龍眼、鳳梨、棗。

火龍果：專家們認為火龍果的降血糖功效，可能是它富含鋅的緣故。火龍果還具有減肥和降低血脂作用。

柚子：能降低血液中的膽固醇，降低低密度脂蛋減少動脈壁的損壞程度，降低血液的黏滯度，減少血栓形成，對腦血管疾病如腦血栓、中風等有較好預防作用。

草莓：可以預防壞血病，對防治動脈硬化，冠心病也有較好的療效，有防止和修復細胞受損的作用，預防心臟病和輔助降糖的作用。

蘋果：蘋果中的膠質和微量元素鉻、鋅能保持血糖的穩定，還能有效地降低膽固醇、促進脂肪排出、擴張血

管，有預防高血壓的作用。蘋果中的粗纖維可促進腸胃蠕的作用。

奇異果：能有效地改善血液流動，阻止血栓的形成，對降低冠心病、高血壓有一定的作用。

菠蘿：能分解蛋白質，溶解阻塞於組織中的纖維蛋白和血凝塊，改善局部的血液循環，有利尿作用，適當食用對腎炎、高血壓病患者有益。

(3) **穀物類** 低升糖指數穀類：糖尿病患者在選擇穀物類食物應選擇供給充足的食物纖維，如糙米、玉米、小米、大麥、小麥皮（米糠）和麥粉（黑麵包的材料）等膳食纖維之粗糧雜糧。藜麥、全蛋麵、蕎麥麵、粉絲、黑米、黑米粥、通心粉、藕粉；低升糖指數豆類：黃豆、眉豆、雞心豆、豆腐、豆角、綠豆、扁豆、四季豆。中升糖指數穀類有紅米飯、糙米飯、西米、烏冬、麥包、麥片。高升糖指數穀類有白飯、饅頭、油條、糯米飯、白麵包、燕麥片、拉麵、炒飯、爆米花。

燕麥：燕麥能降低血壓、降低膽固醇、降糖、預防心臟疾病的發生。還有養顏護膚、抗細菌、抗氧化的作用，能增加人體的免疫力。

苦蕎：具有較強的抗氧化作用，可抑制和消除人體內過剩的自由基，活化巨噬細胞，消除皮膚的色素沉積，增強人體免疫機能，減輕抗癌藥物的副作用。

玉米：可以促進膽固醇的代謝，加速腸內毒素的排出，保護眼睛中叫作黃斑的感光區域，預防老年性黃斑變性和白內障的發生。

薏苡仁：有降血糖、血壓作用；能促進體內血液和水

分的新陳代謝，有免疫調節作用；有活血調經止痛的作用、能減少胃腸負擔的作用。

黑米：能使血糖保持平穩，還有利於控制血壓、減少患心腦血管疾病的風險，具有很強的抗衰老作用。

黃豆：能夠改善內分泌，消除活性氧和體內自由基，能強健人體各組織器官，提高肌體的免疫力，具有抗氧化的作用。

黑豆：能調整血糖代謝、抗動脈硬化，降膽固醇、降低由於色素沉著引起的黃褐斑和老年斑的發生、延緩皮膚衰老、減少皮膚皺紋，有通便的作用。

綠豆：所含蛋白質，磷脂均有興奮神經、增進食慾的功能，有清熱解毒作用，可以保護肝臟、腎臟。

毛豆：可以改善大腦的記憶力和智力水平；含有豐富的食物纖維，有利於血壓，對糖尿病、心血管病人很有好處。

扁豆：有降低血糖的作用，有提高免疫作用，能提高造血功能，可抑制病毒的生長。

(4) 乾果類　糖尿病人需控制每日攝入的總能量，乾果多能量較高，食用乾果，就要減少其他食物能量的攝入。

腰果：對保護血管、防治心血管疾病大有益處。它含有豐富的油脂，可以潤腸通便，潤膚美容，延緩衰老。

核桃仁：能滋養腦細胞，增強腦功能；可以減少血液中膽固醇的含量，並減少患心血管疾病的可能性。核桃仁含有的大量維生素 E，經常食用有潤肌膚、烏鬚髮的作用，可以令皮膚滋潤光滑，富於彈性。

花生：能降低膽固醇、降低血小板聚集、預防和治療動脈粥樣硬化、心腦血管疾病。有促進腦細胞發育，增強記憶的功能，延緩人體衰老，並有防止老年人骨骼退行性病變發生，可以促進兒童骨骼發育。

西瓜子：含有不飽和脂肪酸，有降低血壓的功效，並有助於預防動脈硬化。

南瓜子：對心臟有保護作用，有降壓的作用、有預防前列腺炎的作用，並能殺滅人體內寄生蟲。

黑芝麻：含有豐富的維生素 E，有潤腸通便的作用，並對糖尿病自主神經功能失調引起的便秘很有效。黑芝麻可增加肝及肌肉中糖原含量，黑芝麻有降低血糖作用。

(5) 肉類　中升糖指數肉類：魚肉、雞肉、鴨肉、豬肉、羊肉、牛肉、蝦子、蟹；高升糖指數的肉類：肥腸。

豬胰：適宜糖尿病患者食用，適宜於咳嗽、咯血、消化不良、乳汁不通、手足皸裂的人。

烏雞：可以提高生理機能、延緩衰老、強筋健骨，對防治骨質疏鬆、佝僂病、婦女缺鐵性貧血症等有明顯功效。

牛肉：能提高機體抗病能力，增強肌肉力量，支持脂肪的新陳代謝，可提高胰島素合成代謝的效率。

蠶蛹：對機體糖、脂肪代謝均有一定的調節作用，能增加腦細胞活力，提高思維能力，能消除疲勞、提高性功能，對慢性肝炎、心腦血管疾患、白細胞減少及營養不良等症，都有明顯的療效。

(6) 水產品類

泥鰍：含有豐富的核苷，能提高身體抗病毒能力，對

調節性功能有較好的作用，有清利小便、解毒收痔的的作用。

黃鱔：有降低血糖和調節血糖的作用，能增進視力，防治夜盲症和視力減退，防治糖尿病患者併發眼部疾病，還有抗呼吸系統感染的作用，能促進發育，強壯骨骼。

魷魚：含有豐富的鈣、磷、鐵元素，對骨骼發育和造血十分有益，可預防貧血。魷魚還含有十分豐富的諸如硒、碘、錳、銅、硒等微量元素的食物。

鯉魚：對於飲食減少、食慾不振、水腫、小便不利、腳氣、黃疸、氣血不足、乳汁減少都有調節作用，還能調節患者的內分泌代謝的作用。

裙帶菜：富含氨基酸、粗纖維等微量元素，對兒童的骨骼、智力發育極為有益。裙帶菜的黏液中含有的褐藻酸和岩藻固醇，具有降低血液中的膽固醇，有利於體內多餘的鈉離子排出，可軟化血管，防止腦血栓發生，改善和強化血管，防止動脈硬化及降低高血壓的作用。

⑺ 其他

銀耳：對胰島素降糖活性有影響，糖尿病患者食之有延緩血糖上升的作用。

黑木耳：有防治動脈粥樣硬化和冠心病的作用，木耳中的膠質可把殘留在人體消化系統內的灰塵、雜質吸附集中起來排出體外，從而起到清胃滌腸的作用。

牛奶：能預防動脈硬化、高血壓，可減少中風風險，保護心臟。可阻止人體吸收食物中有毒的金屬鉛和鎘，能大大提高大腦的工作效率，可減緩骨質流失。

橄欖油：可以降血脂、血糖，減少動脈血栓的形成，

改善消化系統功能，治療便秘，促進骨骼生長。外用有防皸裂、潤膚的作用。

　　綠茶：有醒腦提神、防輻射、防衰老、防癌、殺菌、消炎、護齒明目、降脂、降血糖、降血壓、美容護膚的作用。

　　紅茶：可以提神、消除疲勞、幫助胃腸消化、促進食慾、利尿、消除水腫。還可以消炎殺菌、解毒，能強壯骨骼，尤其能抗衰老、抗癌，並有強壯心臟、調節血糖穩定的作用。

(8) 藥食兩用的食材

　　黃耆：有增強機體免疫功能、保肝、利尿、抗衰老、抗壓力、降壓和較廣泛的抗菌作用。能增強心肌收縮力，調節血糖含量。黃耆不僅能擴張冠狀動脈，改善心肌供血，提高免疫功能，而且能夠延緩細胞衰老的進程。

　　山楂：能開胃消食，舒張血管強和調節心肌，有促進血液循環、強心降血壓的作用。

　　蓮子：有養心安神的作用，可以健腦，增強記憶力，提高工作效率並能預防老年性痴呆的發生。

　　玉竹：能增強體質、提高身體的免疫力，能降血糖，降血脂，緩解動脈粥樣斑塊形成，使外周血管和冠脈擴張。

　　葛根：有抑制血小板聚集、改善血液循環、降低血糖、降低血清膽固醇、預防心腦血管併發症的作用。

　　山藥：能有效改善高血糖，使血糖得到較好調控。

　　黃精：具有降血壓，降血糖，降血脂，防止動脈粥樣硬化，延緩衰老和抗菌等作用。

人參：有調節血壓、降血脂、增強胰島素對糖代謝、增強肌體的免疫力的作用。

蜂膠：能抗氧化，調節血脂、血壓、血糖，能保護胃黏膜。

蜂王漿：能促進造血功能，可增加血紅蛋白，促進生長，提高抗病力；可改善風濕和關節炎症狀，具有良好的調節血脂的功效。

2. 糖尿病患者適宜菜餚

⑴ 炒芹菜　芹菜 500 克，植物油 30 克，醬油 15 克，油皮 3 克，花椒 1 克，大蔥 5 克。切去芹菜根鬚，除去菜葉和老根，取其嫩梗放入清水中洗淨瀝水，切成 2 公分長的段；將炒鍋置於旺火加熱，倒入食油燒至六成熱時，放入花椒略炒即取出不用；再加入蔥花稍爆，隨即倒入芹菜翻炒均匀後，加入醬油、鹽，再翻炒數下，即可出鍋裝盤。

⑵ 炒菠菜　菠菜 350 克，雞蛋 2 枚，鹽少許，油、蔥、薑末各適量。雞蛋打入碗內攪匀待用，菠菜擇洗淨切 3 公分長；鍋置於火上，加入油，熱後倒入雞蛋炒熟起出備用，再熱餘油，放蔥、薑末熗鍋炒菠菜，然後倒入炒好的雞蛋和菠菜同炒幾下即成。

⑶ 炒綠豆芽　新鮮豆芽 500 克，花椒、食鹽、白醋、植物油、味精少許。豆芽洗淨水淋乾，油鍋燒熱，花椒入鍋，烹出香味，豆芽下鍋爆炒幾下，倒入白醋繼續翻炒數分鐘，起鍋時放入少許食鹽、味精，裝盤即可。

⑷ 鮮蘑炒豌豆　鮮口蘑 100 克，鮮嫩豌豆 150 克，植物油、鹽少許。油鍋燒熱，花椒入鍋，烹出香味，將口

蘑、嫩豌豆下鍋，繼續翻炒數分鐘，起鍋時放入少許食鹽、味精，裝盤即可。

(5) **清蒸鯽魚** 鯽魚 500 克，蔥、薑、醬油、胡蘿蔔、青椒各適量。將胡蘿蔔、青椒切成絲和條，備用。再將鯽魚洗淨，將蔥、薑、醬放入，隔水蒸熟，裝盤，加入胡蘿蔔絲、青椒條。

(6) **枸杞子煮雞** 枸杞子 15 克，母雞 1 隻、蔥、鹽。清水中放入母雞，再放枸杞子、蔥，共煮熟後放少許鹽，即可。

(7) **清燉鱈魚** 鱈魚 1 條，薑、蔥、精鹽各少許。清水中放入鱈魚，再放薑、蔥少許煮熟後，放少許鹽，即可。

(8) **蚌肉苦瓜湯** 苦瓜 250 克，蚌肉 100 克、薑、蔥、鹽各少許。清水中放入苦瓜 250 克，蚌肉 100 克，加入薑、蔥共煮湯，熟後放少許鹽，即可。

(9) **玉米鬚煲瘦豬肉** 玉米鬚 30 克，瘦豬肉 100 克，薑、蔥、鹽少許。清水中放入瘦豬肉、玉米鬚、薑、蔥、煮熟後放少許鹽，即可。

(10) **冬瓜瓢湯** 冬瓜瓢（乾品）30 克，薑、蔥、鹽各少許。清水中放入冬瓜瓢、薑、蔥、煮熟後放少許鹽，即可。

(11) **葫蘆湯** 鮮葫蘆 60 克，或乾品 30 克，薑、蔥、鹽各少許。清水中放入葫蘆、薑、蔥、煮熟後放少許鹽，即可。

(12) **赤小豆冬瓜湯** 赤小豆、冬瓜、薑、蔥、鹽各適量。清水中放入赤小豆、冬瓜、薑、蔥，煮熟後放鹽，即可。

⒀ **菠菜銀耳湯** 鮮菠菜 150 克，銀耳 20 克，蔥、薑、鹽少許。清水中放入銀耳、蔥、薑、水開後放入鮮菠菜、鹽各少許。

⒁ **雙耳湯** 白木耳、黑木耳各 10 克，蔥、薑、鹽各少許。木耳洗淨加清水蒸至木耳熟爛。

⒂ **沙參玉竹煲老鴨** 沙參 30～50 克，玉竹 30 克，老雄鴨 1 隻，蔥、薑、鹽少許。清水中放入沙參、玉竹、鴨、蔥、薑、共燜煮熟後放鹽，即可。

（四）糖尿病患者適宜療法

1. 刮痧療法

【**取穴**】脾俞、三焦俞、腎俞、中脘、水分、氣海、陽池、三陰交、足三里。

【**方法**】用刮痧板刮拭以上腧穴，每天 1 次，每次每穴 3～5 下。

2. 拔罐療法

【**取穴**】肺俞、脾俞、三焦俞、腎俞、三陰交、足三里、太谿。

【**方法**】用火罐或真空罐吸拔上述腧穴，留罐 10～15 分鐘，每天 1 次。病情好轉後，改為隔天 1 次。

3. 艾灸療法

【**取穴**】糖尿病四點穴（在胸腹部正中胸骨劍突下兩橫指，中、食指處為一個灸點，再下兩個橫指為一個灸點，又在肚臍的左、右兩旁，離開臍眼兩指寬處各為一個灸點，共 4 點）。每天灸 1 次。

【**方法**】點燃艾條或艾炷，在距離上述腧穴 2 公分左右灸療，每天 1 次，每次 20 分鐘。

4. 按摩療法

(1) 連續 3 週在熱水桶中浸泡 30 分鐘後，按摩糖尿病四點穴（穴位位置見「艾灸療法」），可使血糖水平降低 13%。

(2) 按摩頭皮、臉頰數分鐘，透過神經反射，調節大腦皮層高級神經中樞和自主神經的相對平衡，促進胰島素發揮正常作用。

按摩上、下腹 10 分鐘。再自上而下推揉脊柱兩側 10 分鐘，最後揉摩四肢肌肉。每天 1～2 次。持之以恆，效果顯著。

雙手拇指關節屈曲，按順時針方向按摩脾俞、胃俞、三焦俞、腎俞各 36 次，每天 2 次。

按捏左手拇指兩個關節，每次按捏 3 分鐘。

乾洗臉、乾梳頭分別進行各 60 次。

5. 體育療法

(1) 兩腳自然分開，兩手臂自然放鬆，左手心向內放在腹部左側作附襯，右手中指稍彎曲，貼在腹部，在氣海穴處做橢圓形按揉 30 圈。男性按順時針方向按揉，女性按逆時針方向按揉。中指向上移時，吸氣，向下移時，呼氣。

左、右手心分別按住肋骨兩側，按順、逆時針方向各按摩 30 圈。

左、右手心交叉在左、右乳房的上方，按順、逆時針方向各按摩 30 圈。

兩腳趾不離地，在原地跳躍 200 次（跳躍次數可根據各人體能而定）。

每天晚上臨睡前練習。

(2) 分腿站立，兩臂屈肘於體側，手心相對，使左手向前伸去，再向外做平面畫圈，回到原來位置。如同游泳中划水。同時左腿成弓步。還原後換右腿作同樣動作。左、右交替，各做 16 次。

分腿站立，兩臂屈肘於胸前，手心向上，使兩手由胸前向上托起，至頭前時，翻掌向上推出。兩臂伸直，兩手向外畫弧，落下，還原。重複做 16 次。

分腿站立，兩臂屈成抱球狀。使左手由裏向下，右手由外向上，兩手掌始終保持換球狀，兩手對換位置。上、下反覆轉動，重複做 16 次。

自然站立，兩臂下垂於體側，使兩臂徐徐向前上方抬起，平舉，吸氣，保持 5 秒後，兩臂徐徐下落，呼氣，還原，重複做 16 次。

左腿在前，呈弓步，右腿在後伸直，上體前傾，兩臂向前下伸直，使兩臂向上、向後拉起，兩肘屈曲似划船動作，再向前下方伸直，反覆劃 8 次。換右腿，動作相同，反覆做 8 次。

兩腿分開，左腿呈弓步，雙手屈肘、握拳，使雙手向前、向下作推手運動，反覆做 8 次。

五、瞭解睡眠——克服睡眠障礙及失眠

隨著現代人精神壓力增大和藥物等因素的不良影響，睡眠障礙者愈來愈多。據調查，城市中有 15%以上的居民有睡眠障礙，其中以 31～50 歲的人最多。睡眠障礙包括失眠、心理失眠、嗜睡、多夢、睡得不踏實、夢魘、夢

遊、睡眠呼吸暫停綜合徵等。有的心理門診中，有九成患者有睡眠障礙。有的患者長期失眠，服安眠藥不規範，反而增加了病情。

（一）失眠因素及危害

根據對 1 萬多人的抽樣調查，我國失眠者占 9.38%，還有更多的「準失眠者」。因市場競爭引起的緊張，其危害還在不斷增加，失眠者也在不斷增加。治療失眠的藥物銷量也愈來愈多。

1. 什麼是失眠？

有 4 個診斷標準：

(1) 主觀想睡但難以入睡。失眠者多表現入睡困難，淺睡多夢易醒，醒後再難以入睡，早醒；早晨又想睡，白天委靡不振，四肢無力，反應遲鈍；頭昏、頭暈、頭痛，記憶力減退，工作效率降低，情緒低落，心情壓抑，興趣感降低或減弱；

(2) 每週失眠次數在 3 次以上，並持續 1 個月以上者；

(3) 失眠所造成的不良後果，已影響了學習、工作和生活；

(4) 不存在造成失眠的其他原因。

偶爾的一兩次睡不著，或入睡較遲，但對次日的學習、工作未造成影響的，不能算失眠。

2. 失眠有哪些危害呢？

(1) 降低和削弱免疫功能。表現易疲勞、易病、虛弱無力。免疫功能在睡眠中才得以加強，充足的睡眠是保持免疫功能正常的必要條件。

(2) 導致早衰。失眠造成節律紊亂、失衡而引發機體

衰退、老化而導致早衰。

⑶ 導致記憶力、注意力、思維力、判斷力、理解力以及藝術感染力下降，從而影響了生活品質乃至生命品質。

⑷ 引起內分泌紊亂、激素失調、皮質醇水平升高、血糖上升。吃入的高碳水化合物食品（即主食等），需要比常人多4成的時間才可調節正常，進而引起全身反應。

⑸ 導致代謝紊亂、血液循環失常、色素沉著增多、肌肉鬆弛、變老、變胖。

⑹ 誘發疾病，尤其是心、腦血管疾病、糖尿病。

⑺ 影響青少年身高。因為決定增高的生長激素主要是在睡眠中分泌的。睡得少，分泌得少，就影響長「高個子」。

⑻ 降低智商。據研究少睡1個小時，智商會降低1個商數，長此以往便會導致弱智、變笨。

⑼ 易患胃癌。胃、小腸可分泌具有修復作用的 TFF2 蛋白質的高峰在夜晚，睡眠不足，易受傷的胃腸的自我修復能力降低，從而增加胃潰瘍和癌基因突變的機會。

⑽ 影響肌膚靚美。失眠造成神經功能紊亂，皮膚代謝減低，血液循環減少，使皮膚呈現晦暗蒼白色，皮膚易老化、起屑、易形成皺紋，出現雙下巴、眼神失光、眼圈發黑和倦容。

3. 失眠的原因

失眠的原因是多方面的，主要原因有：

⑴ **環境因素** 聲、光、熱、冷等環境造成睡眠不安定。

⑵ **精神因素** 過度興奮、焦慮、悲傷、長期壓力大、生活不規律、節奏改變大等；強刺激的電視、小說等。

(3) **飲食因素** 晚飯吃得太多、太飽，難以入睡，或飲茶、咖啡、酗酒等刺激性飲品所致。

(4) **疾病因素** 糖尿病多尿、哮喘病平臥困難、各種疾病的疼痛、神經衰弱。

(5) **藥物因素** 許多藥物影響入眠。

4. 你有心理失眠嗎？

造成心理失眠的原因也很多：

(1) **對失眠有恐懼心理的人易造成失眠** 特別是有過失眠經歷的人容易造成對失眠的恐懼，當第二天有考試或有重大事情要辦時，這個晚上就很可能失眠。這當中也存在著對失眠的認識存在著錯誤：

① 認為每天晚上必須睡足八小時，否則便是失眠。

② 長期失眠會給身體帶來器質性損害，我可能要得病了的胡思亂想。

③ 為了做到保證睡眠充足，早早就上床，早上床又不困，便帶來怕失眠而恐懼，怕恐懼心理就不平靜，便造成不能入眠的惡性循環中。

(2) **缺乏睡覺感的人自認為失眠** 這種主觀失眠者，其實是睡著了，但自以為未睡著，經常向別人訴說：我一夜只睡了 2～3 小時，或 1～2 小時，甚至一夜未睡。但醫院裏的護士經常可以觀察到，「患者」連續睡了 8 小時還不斷打呼嚕，甚至夜間發生的事（如隔壁失火）都一無所知，但他就是不承認自己睡著了。這種現象稱為「缺乏睡覺感」。

(3) **遭遇應激性生活事件** 75%的失眠患者，在出現失眠前都遭遇過一次或多次啟動生活事件。例如人際衝

突、信任危機、缺乏社會支持、對他人的依賴得不到滿足等。或一事在心，久拂不去。對老年人來說，較多的是家務事的衝突、夫妻吵架、子女不孝、鄰里不和、升學、求職、婚姻、退休等問題，且老人心理脆弱，都是造成失眠的重要原因，所以要注意保持心理健康，以平靜的心態，客觀的態度，進入睡眠。

(4) **解決辦法** 解鈴還得繫鈴人，首先，要主動克服上述各種對睡眠的心理誤區，並加以克服。另外，用自我暗示法來克服失眠。這種催眠方法簡便，行之有效。主要有：

① **語言暗示**：「睡，想睡，很想睡，一會兒就睡……」不發聲的語言在腦中反覆默念，直至入睡。

② **情景暗示**：可以想像，自己在旅途中，正舒舒服服地躺在夜行列車的臥鋪上，周身勞困酸乏，一動也不想動，只想甜甜地睡上一覺，眼皮沉重，四肢酥軟……不知不覺中睡去。

③ **條件暗示**：床鋪是睡眠的信號，平時不要養成隨便臥床的習慣。因病不能活動者，備一個專供睡覺的枕頭，繡上幾條睡蓮。浴足，穿睡衣，朦朧的燈光，聽一段舒緩低回的輕音樂，習以為常定有助於入睡。

(二) 失眠的食療

中醫認為，治療失眠用飲食療法既有利於催眠，又有利於健身，而且無副作用，失眠者不妨一試。

(1) 鮮百合 50 克，加蜂蜜 1～2 匙拌勻，蒸熟，臨睡前服。

(2) 小麥 60 克（去殼），大棗 15 枚，甘草 30 克，加水 4 碗，煎成 1 碗，臨睡前服。

(3) 鮮花生葉 15 克，赤小豆 30 克，蜂蜜 2 湯匙，用水煎服，臨睡前喝湯吃渣。

(4) 蓮子 30 克，百合 15 克，冰糖適量。將蓮子、百合共煮成湯，加冰糖調味，每日臨睡前服。

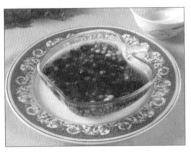

▲黑豆粥

(5) 黑豆 15 克，小麥 15 克（去殼），合歡花 30 克，加水 6 碗熬成 1 碗，臨睡前服。

(6) 核桃仁 10 克，黑芝麻 10 克，桑葉 60 克，共搗成泥狀，加白糖少許，臨睡前服。

(7) 酸棗仁 30 克，粳米 50 克，紅糖適量，將酸棗仁搗碎用紗布袋包紮，與粳米同入砂鍋內加水 500 毫升，煮至米爛湯稠停火，取出紗布袋，加紅糖適量後蓋緊蓋，悶 5 分鐘即可。每晚臨睡前 1 小時溫熱服。

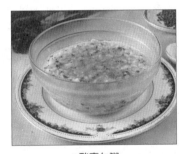

▲酸棗仁粥

(8) 芡實、薏仁米、白扁豆、蓮子、山藥、紅棗、桂圓、百合各 60 克，大米 150 克。先將各藥煎煮 40 分鐘，再倒入大米繼續煮爛成粥，分頓調糖食用，連吃數月。

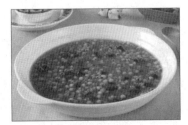

▲芡實薏仁粥

⑼ 小麥 30 克，粳米 100 克，大棗 5 枚。將小麥洗淨，加水煮熟，撈出小麥取汁，再入粳米，大棗同煮，或先將小麥搗碎，同棗、粳米煮粥。每天溫熱食 2～3 次，3～5 日為一療程。

⑽ 柏子仁 10～15 克，粳米 50～100 克，蜂蜜適量。先將柏子仁去盡皮殼雜質，搗爛，同粳米煮粥，待粥成時，入蜂蜜，稍煮 1～2 沸即可。每日服食 2 次。有潤腸通便、養心安神之功，適用於心悸、失眠、健忘、長期便秘或老年性便秘。

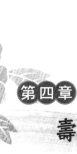

第四章

壽命鐘——生死節律

　　如何去實現並享受健康長壽，這是個新課題，也是個老課題，自有人類以來一直夢想的老課題。

　　沒有病就可以長壽嗎？非也，馬上有人就舉出例子，某某活得好好的，從來不生病怎麼說死就死了。有錢可以長壽嗎？非也，要說有錢可以長壽，那麼，世上最長壽的人應該是帝王將相，可是事實恰恰與此相反，長壽者大多是那些沒錢的人。動腦子多的人不長壽嗎？非也，歷代的學者文人長壽者不少，「善用腦者壽」已被認可。吃得好可以長壽嗎？非也，吃得過多、過好反而短壽，只有「善食者壽」。

　　長壽有沒有規律？有沒有長壽之途？本書將略述一二，總之，「太平之世多長壽人，和諧之人多長壽者」。這是個普遍規律。

　　長壽的另一個因素就是要過好人生的每一個「坎」，即人生關鍵期。

　　什麼是關鍵期？什麼是人生關鍵期？人從娘胎到死要經過哪些人生關鍵期？請您細細閱讀下文。

第一節・人生關鍵期—— 把握好你的「壽命之鐘」

1. 何謂關鍵期？

關鍵期一詞的得來與認識，還要感謝一位科學大師、諾貝爾獎得主——奧地利著名動物行為學家洛倫茲。

他長期研究小雞、小鴨和小鵝的行為，發現它們在出生數小時之後，就有追隨它們母親的能力。

他曾做了一個有趣的實驗：如果讓剛孵出不久的小鵝，第一眼見到的不是它的「母親」，而是其他移動的物體或人，它也會跟著物體和人走。原來它有跟隨出生後最先看到的移動物體行走的習慣。他還發現，此時最容易接受各種訓練。過了這段時間，就會失去接受訓練的效果。這個時期就稱為「關鍵期」。

雜技動物也是人們掌握了這種「關鍵期」，對它們進行訓練而獲得的結果。如果錯過了這個關鍵期，就不能形成這種反應。關鍵期又稱敏感期、最佳期和臨界期。本書統一使用關鍵期。

2. 何謂人生關鍵期？

動物如此，那麼人有沒有關鍵期呢？此後，不少學者對關鍵期進行了深入研究，並擴延至人體，發現兒童的智力發育也存在著類似動物的關鍵期。例如，

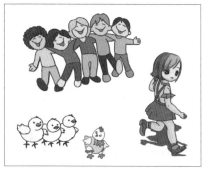

▲5歲前為兒童智力發展最為迅速的時期

從出生到 4 歲是形狀知覺發展的關鍵期；2～3 歲是兒童學習口頭語的關鍵期；4～5 歲是學習書面語言的關鍵期；5～6 歲兒童掌握詞彙的能力發展最快；彈鋼琴要 5 歲開始學；拉小提琴要 3 歲開始學……總之，5 歲前是兒童智力發展最為迅速的時期。

「3 歲看小，7 歲看老」是有道理的。有人作了這樣一個比喻：假若一個 17 歲的青年的智力為 100，那麼他 4 歲時就具有 50%的智力；8 歲時有 80%的智力；剩下的 20%是 8～17 歲這 8 年中獲得的。這就是說，這 4 年的智力發展等於以後 13 年的總和。教育家認為，兒童的早期教育與其說是使他們得到什麼，還不如說應該防止他們失去什麼。關鍵期的潛能若不及時開發，一旦失去了這個良機，以後再補就為時已晚了。真是「機不可失，時不再來」、「過了這個村，便沒有這個店了。」

兒童的智力發育存在著關鍵期，兒童的其他潛能也存在關鍵期。例如，體型、身高、動作、技能、習慣、性格的形成都存在各自的關鍵期。

關鍵期是兒童特有的嗎？不是，人的一生都存在著許許多多關鍵期。進一步研究發現，關鍵期開發的好壞，存在著「終身效應」或「後半生效應」，並與人的壽命密切相關，所以，過好每個人生關鍵期，就為健康長壽增添了砝碼。

3. 人生如「鐘」

生物學家認為，出生時好像上好了發條，然後按著「既定程序」和「預定的時刻表」向前發展，途中遇到各個驛站，體內發生了質的變化，若得不到滿足，便不能過

「關」而死亡。如得到滿足，雖然過關，但卻受到損傷，表現出疾病會影響以後各「站」的順利過關。壽命鐘打了折扣，不但不能「盡終天年」，還會帶病生存。如果人生關鍵期保養得好，那就是另一番景象了。

4. 時間的價值與意義

時間是什麼？時間是生命，時間是健康，時間是財富，時間是事業，時間是成功，時間是⋯⋯一切的一切！失去了就再也找不回來，抓住了就有了一切！

有人說時間是「銀行」，每天早上在你的賬戶上存入了 86400 秒。每天都不留下餘額，到晚上，你沒花掉的都一筆勾銷。這家銀行的名字叫「時間」。每個人都有，每天早上，它給你 86400 秒，每天無法保留現金，也無法透支，如果你沒有好好利用，那是你自己的損失。無法回到過去，也無法留到明天提領，你必須活在當下，善用今天給你的存款——時間。而且，時間對每個人都是「公平」的。

要知道一年的價值，問問期末考沒考好的學生；要瞭解一個月的價值，看看寶寶的成長；要瞭解一週的價值，問問週刊的編輯；要瞭解一小時的價值，問問等待見面的情人；要瞭解一分鐘的價值，問問錯過火車、巴士和飛機的人；要瞭解一秒鐘的價值，問問獲得奧運銀牌的選手；一生的價值，去問問老人吧！

昨天是歷史，明天是期望，今天是禮物，有八萬六千四百元的禮物！因此，今天才叫 present。

珍惜你所擁有的一切，如果你和一個特別的人，你所喜歡的人在一起共度時光，共享時間的分分秒秒，你會覺

得時間過得特別快，那就更要珍惜了。記住，時間不會等待任何人。

昨天是一張作廢的支票，明天是期票，只有今天才是手上的現金，要好好地使用它！

作為人的生命所反映的「時間」是十分短暫的，我們上面所述的就是指個人從生命層面上所表現的時間既短促，又無奈。作為歷史，從古至今直到恆遠的未來，卻又是無限。只要地球不毀滅，人類文明尚存，那麼「時間」就是永恆的、無限的。

你、我、他只不過是這條永恆流程中，來去匆匆一「過客」，人們常說「人生如旅」即此意。古詩云：「人生天地間，忽如遠行客。」漢朝又有詩云：「人生譬朝露，居世多頓蹇。」說人生的短促如早晨的露水一樣快，而一生中又有太多不順利的事。所以，有限的生命在無限的歷史長河中應格外珍惜用：「老牛明知夕陽短，不用揚鞭自奮蹄」來激勵自己。

5. 一年時間是如何「溜走」的？

讀書的人，往往要找個考不好的理由，最最現成的考不好的理由——沒時間讀書，因此，有人就把一年中，找出不讀書的「理由」加以狡辯。請看：

(1) 雙休日：一年裏有 52 個星期天，就有 52×2=104 天的休息日。365 天扣除 104 天，還剩 261 天。

(2) 寒暑假：一年大約有兩個月的時間，不是非常熱就是非常冷，以至導致無法讀書。因此，扣除寒暑假 60 天的時間，一年只剩下 201 天。

(3) 按台灣現有節日規定，全年占了 12 天，扣除後，

一年只剩下 189 天。

⑷ 每天睡眠 8 小時，365 天×8 小時=2920 小時，再÷24 小時=122 天，扣除後，只剩下 67 天。

⑸ 每天一個半小時吃飯、吃零食、吃水果的時間，一共要占有 23 天。這樣一扣，一年只剩下 44 天。

⑹ 每天 1 小時的遊戲或看電視的時間，一年占有 15 天。扣除後只剩下 29 天。

⑺ 每天 1 小時的談話時間，與人交流思想與溝通，同樣占了一年中的 15 天，扣除後，只剩下 14 天。

⑻ 看電影、逛街、到商店購物……占了一年中的 8 天不算太多，扣除後，一年只剩下 6 天了。

⑼ 估計一年中生病的日子要占 5 天，那麼一年中只剩下 1 天了。

⑽ 這唯一的一天，還是他（她）要過的生日。

如此說來，確實沒有時間讀書了。這都是孩子們為了考不好找的理由。

讓我們聽聽魯迅先生對時間是怎麼看的。他說：「時間是海綿，只有擠，才能有更多的時間看書。」若是不抓緊、不擠，那麼很容易就溜走了。

一、人之初——關鍵期密集階段（懷孕至 18 歲）

包括受孕、孕期、胚胎出生、新生兒、幼兒、童年、少年各期。

1. 十月懷胎——胚胎畸形敏感期

⑴ 致畸的階段性　從胚胎分化到人體器官形成（受孕 3～8 週）這段時間是胎兒對各種外界因素最為敏感的

時期，外界因素稍有變化（即不利的影響），就會發生畸形。其中，腦、眼及其他器官、腎臟、內分泌器官的敏感期最長，可以說全胚胎發育期都可致畸。

此外，容易致畸的器官還有心、上下顎、手、耳和外生殖器等。大部分嚴重的畸形都發生在 23 天後，在此之前可有聯體雙胎的發生。唇裂的敏感期為 36 天；此前有不利刺激，就可發生唇裂。生一個健康完整的小寶寶要避過上述種種「風險」。

在各種畸形中，幾乎都有腦異常。因為腦的致畸敏感期限長，從神經管至腦的形成，整個胎兒時期到出生後 5 個月止。未分化的腦神經細胞對外界不良因子的感受性高，對任何營養障礙、中毒、缺氧、低溫、藥物、放射線都很敏感。因此，對中樞神經系統的保護自始至終都是至關重要的。

⑵ **致畸因素**

① **缺乏營養**：當男女之精（精子和卵子）結合而成形，新的生命就開始了。此時「人生之鐘」便開始運轉。由一個受精卵，經過細胞分裂，形成三個胚層（外、中、內胚層）。在三胚層的基礎上形成各個器官、系統。例如，一部分外胚層由原先的平面狀，漸捲成管狀，形成神經管，管的頭端膨大，形成腦，後部發育為脊髓。

妊娠頭 3 個月，正是神經管形成的關鍵時期。此時要求要有充足的氧氣和齊全的營養供應。若缺氧或營養不足便會導致神經系統發育不良，從而造成終身低智並影響終身健康。

人腦的細胞分裂有個顯著的特點，即在「人之初」（從

胎兒到 5 歲）都處於分裂成長過程。並出現兩次分裂高峰，一次在胎兒期，一次在出生後到 2～3 歲。

腦的正常發育是人的智力活動的物質基礎。高品質的營養物（脂肪、蛋白質、糖、維生素 B、維生素 C、維生素 E 等）是保證腦發育的關鍵。營養不足：會影響腦細胞的數量和體積。而過了關鍵期再補，就不管用了，吃得再好也無濟於事了。

門診中，智力低下的兒童，其母 80%在妊娠期中的營養沒有引起足夠的重視。我國傳統偏見是：不注意孕後營養，只重視產後補養，這是造成兒童智力低下的主要原因。

② 孕婦情緒焦慮、驚嚇、紊亂可影響胎兒智力發育：懷孕頭 3 個月是畸胎的危險期，不良環境因素易致畸。例如 1976 年 7 月 28 日唐山大地震，給該市孕婦帶來強烈的精神刺激。10 年後，這場嚴重自然災害對當時正在母腹中的胎兒的影響已顯現出來了。華北煤炭醫學院從唐山市內幾所小學中挑 350 名出生於 1976 年 7 月 28 日到 1977 年 5 月 30 日的兒童，其中 206 名地震組，他們的母親在孕期均遭遇地震災害。另選 144 名同期出生於外地、後來到唐山定居的兒童作對照組。這兩組的兒童在體力、智力上都有差異，體力差異很大。智力是地震組偏低，平均智商 86.43，90 以上只占 36.4%；而對照組平均智商 91.95，90 以上的占 50.7%。由此可見，地震影響孕婦情緒，進而影響胎兒智力發育。

孕婦情緒紊亂，可引起胎兒各種合併症。孕婦焦慮出生後的嬰兒多動、易激惹、好哭鬧。

據日本調查，汽車司機的妻子懷孕後，因擔心丈夫夜

間出車遭搶、遭車禍而恐懼不安，多發生早產或出生未成熟兒。懷孕早期也是顎骨發育期，孕婦此時驚嚇或過分憂慮，可影響其融合而形成顎裂。

③ **藥物、病毒等**：在國外，曾因孕婦使用妊娠反應停藥物而致畸的事例，產下體型畸形兒——海豹肢畸形。即胎兒的四肢不分化，而呈海豹的鰭樣肢體。

A. 懷孕的最初幾週，病毒是「頭號敵人」。若孕婦感染風疹病毒，可通過母親的血液侵入胎兒心臟和兩眼而導致患心臟病和白內障；

B. 疱疹和鉅細胞病毒。一旦進入母體則可致畸；

C. 孕婦感冒用慶大黴素則可影響胎兒聽力，甚至致聾；

D. 維生素 A、D 有助於胎兒生長，但若不足，可使胎兒骨骼發育異常，或發生先天性白內障；E.氯黴素、X光、煤氣、香菸、酒等。孕婦均不能接觸。「星期日嬰兒」即為酒精緻畸所致。陶淵明五子皆愚，也可能是嗜酒成性所致。

F. 當孕婦接近產期，用青黴素、紅黴素、呋喃坦啶、氯化銨、阿托品等也可致畸或致死。即使在孕婦的最後一刻，若用了嗎啡、杜冷丁等也可由母親的血液影響到胎兒大腦，抑制呼吸而致死。

2. 智力關鍵期

(1) **智力關鍵期的最佳時期——懷孕頭 3 月到 7 歲** 嬰幼兒時期人的大腦發育最快，人的智商變化也最大，隨著年紀的增長，其智商的穩定性就越大。有人作一比喻：若以 17 歲時的智力為 100，那麼 3 歲前的智力為 50。即人

的智力有一半是 3 歲前形成的。8 歲前為 70，其餘的 30 則為 8～17 歲的 9 年中所形成的，即智力發展最初的 3～4 年等於以後 13 年的總和。可見人體智力早期開發的重要。

人們往往關心的是嬰幼兒得到些什麼，其實更應關心嬰幼兒會失去什麼。該開發智力的關鍵時期不進行開發是最大的損失。適時開發智力，則事半功倍；過期開發，事倍功半，甚至無濟於事。這樣，學齡前的智力開發是「花一份功夫獲得 5 份收穫」。人的學習潛力最佳時期不是在大學；也不是在中、小學，而是在幼兒期。

智力關鍵期中與外界環境的關係十分密切。

南京曾發生過一起父母將 3 個子女關在家裡長達 10 年之久，後被外界發現才改變狀況，為此被稱為「馬寧事件」。

馬寧是南京鐵路分局建築段瓦工，他患有比較嚴重的強迫性病態心理，他曾屢受人欺，因怕他的子女出門會受到欺侮，便將孩子從小就關在家裏，與社會隔絕 10 多年之久。由於長期處於「半文化隔離狀態」，姐弟 3 人的智力水平都遠遠低於同齡人。說明智力關鍵期教育的重要。

18 歲的馬玲只會寫自己的名字，連 10 以上的數都不會數。15 歲的馬萍和 10 歲的小弟馬勤，其智力分別低於 3 歲和 1 歲的孩童。

在有關部門的關心和幫助下，馬玲 3 姐弟才獲得受教育機會。馬玲入 6 年級學習，馬萍入 1 年級，馬勤則上學前班。

⑵ **幼兒教育分 3 個階段**　即微感教育（胎教）、嬰幼

教育又稱「零歲教育」和幼兒教育，統稱「萌發期教育」。人才的成長與培養，最關鍵的時刻就是在嬰幼兒期，包括受孕後的胎兒期的教育——胎教。

⑶ **孩子成長需要三方面的「營養」——飲食、訊息和愛撫**　第一種飲食營養，一般人皆知道，要母乳餵養，不要偏食，營養要全面、均衡等，此處不再重複。

嬰兒的第二種「食品」，便是訊息刺激，腦子也要「吃飯」，智力開發從一出生就要抓緊，訊息刺激是智力發育的「維生素」。已經證明，嬰幼兒身上蘊藏著接受訊息刺激的極大潛力，一定量和質的訊息刺激對嬰幼兒智力的發展速度和程度起著決定性的作用。

出生 1 週的嬰兒已有距離和深度的知覺。出生 4 週的嬰兒能聽出人類運用的語言中近 40 種不同的發音。出生兩個月的嬰兒已可區分人臉的正、側面，看到人臉的正面會引起笑的反應。嬰幼兒的心理能力是建立在大腦的高度發達與不斷生長的基礎上的。

新生兒腦重 390 克，為成人腦重的 1/3。出生後平均每天增重 1 克，到兩歲半，已相當成人腦的 2/3 重了。新生兒的腦細胞數已與成年人的相當。

大腦皮層的溝和回，凡成年人具有的，新生兒也同樣具有，只是淺一點而已。可見「人之初」階段是大腦形成的關鍵期。若缺乏足夠的訊息刺激，其智力很難達到其原來可以達到的水準和高度。

在人生的不同發育階段進行訊息刺激，對人的智力影響不同。人的潛在智力的開發效果在時間上是有特異性的，過了特定的階段，就失去了這種能力。所以，學習和

瞭解人生關鍵期的目的和意義非同一般，它讓你懂得什麼時間該做什麼，否則你將失去一切。所以，例如，拉小提琴或彈鋼琴就非從幼年學起不可。

嬰兒的第三種「食品」是感情和愛撫方面的精神營養。愛撫是指慈愛的感情和身體的撫摸、摟抱。父母的愛和穩定而安全的生活環境是孩子身心健康與發展的必要因素，是培養良好的性格和道德品質不可缺少的「食品」。缺乏愛的孩子的情緒中心與小腦之間的神經通路得不到正常發展，會造成體驗愉快情緒的障礙，使得孩子會變得冷漠無情，對人產生敵對情緒。孤兒易產生上述缺陷。

3. 語言關鍵期

孩子學習口語的關鍵期在 1～3 歲，4～5 歲是學習書面語言的最佳年齡，而智力早熟者可在 3 歲，大器晚成者在 6 歲。

在眾多的訊息中，母語特別重要。孩子和母親在一起的時間最長，母親的一舉一動對其影響最大，這種影響主要表現在語言上。孩子呱呱墜地，雖然不會說話，但與母親有了某種天然的默契，開始了無聲的語言交流。孩子的大腦是一張白紙，後天的智力和語言能力就是靠父母在這張白紙上繪出美麗的彩圖，而母親無疑是最富色彩的。孩子最早的智力活動就是牙牙學語。對周圍世界的認識、思維能力的形成，都是由學語言實現的。

語言的環境十分重要，它對潛在的語言能力變成現實的語言表達能力起著決定性作用。所以，年輕的爸爸媽媽們，不要吝惜你們的時間，要捨得花時間與孩子「談心」。

人的第二語言關鍵期也在童年，即 7～9 歲。「基辛格現象」可以證明這一點。基辛格從德國到美國時，學習英語已過了第二語言關鍵期，雖然他的英語講得非常好，但總還能聽出他的德國口音。我們經常遇到一些「鄉音無改」的人，都是因為他們離開家鄉時，已經過了學習第二語言的關鍵期的緣故。

4. 肥胖（形體）關鍵期

胎兒發育到第 30 週至出生後一年內，體內的脂肪細胞有一極為活躍的增殖期。此時脂肪細胞的多次分裂，其體積大小對人一生的胖瘦起決定作用。此時若營養過剩，或者使脂肪細胞分裂快，數量多，或者體積大，便形成了體重超重的小胖子，一旦形成超重兒童，就不易自發減重。真是胖起來容易，瘦下來難。

人們對成年人肥胖，知道是病態；而對於兒童肥胖還沒有引起足夠重視。有不少人認為，胖孩子好玩，小時候胖一點不要緊。據調查，10～13 歲的胖孩子中有 86%以上長大後仍超重或成為胖人。過多的食用美國快餐是孩子肥胖的原因之一。

另一種偏向是在體表關鍵期中因偏食而形成的過瘦體型——豆芽菜，頭大身子細小者，成人後想恢復正常也較困難，這類兒童體弱多病。自然體型與雙親的遺傳因素也有很大關係。

5. 動作關鍵期

各種動作的關鍵期是：6 個月是學坐、學咀嚼的關鍵期；8 個月學爬；1 歲學走；1.5 歲學跑；3 歲到 5 歲是從事集體遊戲活動的年齡；6～7 歲是速度和靈敏度發展的

最佳期。

人體的各種動作都受大腦支配，各個動作的部位（手、指、面部表情肌等），在大腦皮層上都有支配它的區域，稱為代表區。

皮層代表區支配著各個運動部位的運動，而各個運動部位又刺激它的代表區的發育，尤其進行精細複雜運動的部位。皮層需要接受更多的刺激，刺激越多代表區的面積就越大。例如，手指的代表區大於整個下肢所占的區域，各個部位的動作是否靈活，決定於關鍵期。所以有「胎兒之靈，久盛不衰」之說法。過了關鍵期，這種動作與腦的關係就不容易建立了。已經形成的，可享用一輩子。在這裏也體現了「生命在於運動」的法則。

6. 變聲關鍵期

青春期的開頭發生變聲，此時就是變聲的關鍵期。童年時期的男女孩嗓音差不多，步入青春期後，男孩說話、唱歌聲音變得低沉，女孩的聲音變得調高柔和。此時要保護好嗓音，因為它決定一生的音質、音量、音色和音調。什麼在控制著嗓音發生變化？就是人體分泌的性激素量的大小，它是嗓音的總導演。

青春期之前，喉發育緩慢，此時性腺發育也不成熟，男女孩均為高調嗓音，音域也較窄。進入青春期後，即為第一變聲期，孩子發育突飛猛進，性激素在血液中的濃度顯著增加。雄性刺激對喉軟骨加速發育起重要作用，並形成喉結，即喉軟骨支架中的甲狀軟骨長大，這是男子的第二性徵之一。此時，一些共鳴器官，如胸腔、咽喉、口腔、鼻腔，因男女之間也有差別，它們為嗓音增添了不同

的特色，可以吸引和迷倒男女各方。

7. 身高關鍵期和關鍵時

人的一生有三個快速生長期，也是三個身高最佳關鍵期：一是一週歲以內；二是學齡前（4～6 歲）；三是 13～18 歲。這三個年齡段被稱作是「長個子」的「天時」。而每年還有一個更重要的「長個子天時」，那就是每年的五月份，人們稱之為「金色的五月」、「神祕的五月」、「奧妙的五月」等。

世界衛生組織的一個研究小組透過對各國兒童的調查研究得出結論：兒童的生長速度，在一年四季中並不相同，為不等速生長。生長得最快的是 5 月，平均可增高 7.3 毫米；長得最慢的是 10 月，平均只增高 3.3 毫米。當然身高也不是越高越好，而是使其得到充分發育，達到「應有的高度」。除了抓住長個的關鍵期和關鍵時外，還有 3 個因素也不可缺少：

(1) **營養因素** 這是長個的物質基礎 長個子要求補充優質蛋白質和鈣。每年 5 月，春回大地，萬物復甦，人體器官組織也空前活躍，若於此時「追肥」（提供良好的營養），便可「長足」個子。每天至少攝入 70 克蛋白質及機體所需的鈣，這是身體的「架子」，還要有重要的原料，維生素（A、B、C 和 D），還要葷素兼備，尤其是肉、蛋、豆類和新鮮蔬果，要搭配得當。牛奶是廉價而全面的營養品，可終生飲用。

(2) **睡眠因素** 睡眠充足也能促進長個子的生長激素的分泌（只有在入睡中才能分泌），保持良好的心境；多曬太陽。

(3) **鍛鍊因素** 　加強鍛鍊，尤其注意懸垂擺動（單槓等）、摸高、球類（籃球）、單足跳等。家長要創造條件，用足「長個子」的各個關鍵期和抓緊「金色的五月」的關鍵時。

影響身高的因素有遺傳因素。父母均高，孩子不會是矮子。尤其應該讓孩子喝牛奶，每天 250 克奶可保證不缺鈣。除了生長激素外，參與身高的激素還有甲狀腺素、胰島素和蛋白同化激素。

另外，性激素（不論是雄激素或雌激素）過少，使骨骼延遲癒合，也可使身高增加。

8. 抓住體育關鍵期——可奠定一生的健康

我們在觀看奧運比賽時，欣賞到奧運的精神——健與美：那麼運動員們為何能將肢體美演繹得如此淋漓盡致？這是因為他們抓住了訓練身體素質的關鍵期。

各種身體素質有各自的迅速增長期，而且這種時機稍縱即逝，非常短促。為了孩子一生的健康，父母對孩子的體育鍛鍊應及時抓住這個關鍵期。一般 6 歲前大腦發育達到 80%，身體和智力達到 70%～80%。6 歲前的健康是活到 100 歲的健康基礎。

(1) **強身素質** 　讓人終身受益身體健康的素質表現包括以下諸因素：身體成分、心血管系統的功能、肌肉的力量和耐力、身體的柔韌性。增強肌肉的力量和耐力，對人一生有益。隨著年齡的增長，肌肉總量呈下降趨勢。

如果經常進行力量鍛鍊，如舉重、舉啞鈴等。他的肌纖維會變粗，肌肉的橫截面會增大，肌肉利用氧的能力會提高，從而改善骨骼狀況，防止骨質疏鬆、肌腱和韌帶的

損傷，延緩衰老。

(2) 抓住最佳年齡訓練事半功倍

① 「**速度**」。為人體美的第一素質；在各項體育運動中，「速度」被稱為靈魂和核心。因為身體內外所有隨意肌的運動，均受「運動中樞」的支配。速度的發展敏感期來得較其他素質早得多。

「反應速度」在 9～12 歲最為敏感；「速度素質」在 10～13 歲時期增長最快。如果這個時期不進行訓練，14 歲以後肌肉收縮的速度就會緩慢下來；「動作速度」的關鍵期是 7～11 歲，以後頻率提高就比較難了；「位移速度」：男子 7～14 歲；女子 7～12 歲。因此，要想速度快和跑得快，7～11 歲就要參加訓練了。

與「速度素質」有關的運動有：短距離賽跑、游泳、自行車和乒乓球及其他球類運動。

人體當中 9 大系統，以神經系統發育最早最快，和神經支配與神經感覺有關的靈敏度、動作速度、技巧等的學習要越早越好。

新生兒出生後的 1～2 年，大腦發育相當快。小腦發育到 3 歲時，已基本達到成人水準，能維持身體平衡和動作的準確性，所以，帶 3 歲孩子去學體操、游泳或滑冰，在美國是司空見慣的事。

3～6 歲，大腦皮層各區域之間增加了暫時聯繫的可能性；6 歲時條件反射已形成，並能穩定和鞏固；7、8 歲時，大腦皮層運動區神經細胞的分化，已接近成人水準，此時的敏感性和可塑性最大。

13～14 歲時皮質抑制調節機制已達到一定強度，分

析綜合能力明顯提高，所以說，在小學高年級是「一學就會」的最佳年齡期，一些新技巧、新動作，如假射門的動作技巧，不用費力一教就會。而到了 13 歲以後，大腦發育已經定型，即使大量訓練，也難達到 13 歲前的效果和成績了。

② **柔韌性的訓練越小越好** 兒童骨骼和肌肉的彈性好，關節韌帶的伸展度較大，要讓身體柔韌性好，應在兒童時期及早訓練。

有關的運動項目是體操、游泳、武術等。

玩滑板對身體柔韌性、敏捷性、平衡性的要求很高，所以開始玩的年齡要小。國中後才開始玩，反應慢、肌肉僵、不敏捷，還有危險！

③ **耐力訓練並非越早越好** 首先，運動可提高最大攝氧量。什麼叫最大攝氧量？當運動強度增加到一定限度後，人體的攝氧和用氧能力不再繼續增加，這時「氧的極限」就是最大攝氧量。

限制最大攝氧量的主要因素有三：一是遺傳因素。血紅蛋白是人體血液中輸送氧氣的運輸工具，血紅蛋白多，攜氧能力強，肌肉獲得的氧氣就多。非洲人、歐美人血液中的血紅蛋白比我們亞洲人多。還有兩個因素：一是「心輸出量」；一是「肌肉利用氧能力」。

經過一段時間的有氧訓練可增加心輸出量，這也是提高最大攝氧量的主要手段。耐力是肌肉工作的能力，最大攝氧量值高，人的耐力就好；運動可以提高攝氧量，也就可提高耐力。

小學生最好進行「有氧運動」。少年兒童的心肌纖維

較細，心肌收縮力量較弱，心容量又小；另外，神經系統對心血管活動的調節能力發育得還不夠完善。一般要到 30 歲左右，才能發育好。所以，耐力訓練不是越早越好，小學生以比較輕鬆的有氧運動為宜，如短跑 60 米、100 米、200 米中的中速為主。長時間緊張的運動以及重量過大的力量練習則不宜過多採用。

(4) 基礎技能訓練必須從小開始

① 步頻訓練：可讓孩子在下坡路上跑。由於重力的作用，步子必然加快；或者大人拍手，讓孩子有節奏地按節拍跑步。

② 甩鞭動作：肩部帶動前臂的甩鞭動作如果學好了，建立起了穩固的神經通路，以後有利打排球、羽毛球、網球、游泳、擲標槍等動作的學習。平時用打水漂、擲沙袋、打棒球來練習也可起到此作用。

③ 車輪跑：先高抬腿至水平甚至更高，然後大腿下壓，小腿放鬆，接著小腿和腳做趴地動作，這個動作是短跑、跨欄、三級跳等很多運動的基礎。

9. 冠軍潛質從小挖掘

2008 年，看著奧運賽場上為國爭光的健兒們，大家不禁感嘆，一個個真爭氣啊！可是你知道，在體育路上闖，是要從三四歲就開始，經過十多年不懈努力和進取，才能拿到奧運的入場券。如果你的孩子有這方面的天賦，你會讓孩子向體育方面發展嗎？

(1) 發現孩子天賦應著力培養　若孩子有體育天賦又願意當運動員，就為孩子創造進修體育的機會，可以考慮送孩子到體校；若孩子的運動天賦一般，平時比較懶，不

太愛鍛鍊，家長要多鼓勵孩子積極運動。

(2) 四個步驟發現孩子體育天賦

第一步：觀察孩子的體格。不少從小練體育的孩子都出生於體育世家，從事體育是父母對他們的願望。比如姚明的父母是籃球運動員，姚明自身的條件也適合打籃球，在父母悉心的培養下成就了今日的輝煌。

第二步：瞭解孩子的興趣。如果瞭解孩子對體育特別有興趣，就應當適當培育，利用假期給孩子報有關的興趣班，在訓練中觀察孩子是否真正適合從事體育。

第三步：諮詢體育老師。家長多與學校老師溝通，不但瞭解孩子的文化學習，也包括向體育老師瞭解孩子的體育情況。如果發現孩子確有運動天賦，不妨聽聽體育老師的意見。

第四步：做專業的體育測評。中國關心下一代委員會推出了《0～6歲多元智能測評系統》軟體，其中包括對孩子大運動能力的測評，透過測評，可以從中瞭解或發現孩子在體育方面的優勢及能力。可在孩子所在的幼兒園、少年宮、早教中心進行評測。

二、青年（19～40歲）——人生的黃金時期

1. 青年——人生的黃金時期

青年是童年到成年的過渡年齡和轉折年齡。不僅在身體發育上，而且在心理、個性和社會發展上都是一個過渡過程。這時最顯著的特點是：

(1) **體力高峰** 骨骼、肌肉及各部器官成熟，並保持旺盛功能階段。勞動強度和耐力也都進入人生高峰。

(2) **智力高峰** 是記憶和理解兩條曲線的相交點，形成人類平均智力的最佳階段。

(3) **特徵行為高峰** 性功能成熟，急需求偶。

(4) **社會需求高峰** 對前途、理想思考多，追求未來。從結婚到生子，衣食住行等需求急遽上升，是社會需求、購物需求的高峰。

(5) **創造高峰** 青年期受傳統影響比中年、老年少，是出成果可能性最大的時期。

(6) **超常行為高峰** 由於精力旺盛，又處在人生觀、世界觀形成中，加上情緒、思想的不穩定，容易發生越軌行為。

(7) **自尊心強** 主要表現在：①對平等和尊重的要求強烈；②渴望表現自己；③對自我形象的關心。

2. 心理斷乳期──人生的關口及特點

青年期具有以下心理特點：

① 青年人具有一個崇高的理想，並為之奮鬥。

② 興趣面廣，但不穩定。

③ 自我意識強。

④ 對集體榮譽感強。

⑤ 思維已具深刻性，對新興事物敢想、敢說、敢當。

人們只重視孩子的生理斷乳期，卻不知道心理斷乳期對人的影響更為廣泛和深遠。一個人從 12～14 歲進入青春期，便迎來了心理斷乳過程的開始，直到能在這個世界上完全自己立住腳，才宣告結束。

這期間會出現許多矛盾和不良情緒、甚至消極想法，除了來自家長的，還有老師、同學。還包括自己能否悅納

自己，一旦發現自己有某些欠缺，就可能無限失望和痛恨自己。輕則影響性格發育，變得孤僻、自卑；重則產生消極想法。要是受到某種刺激，還會出現意想不到的舉動。所以，一定要誘導他們走出這個時期帶來的心裏苦悶和徘徊。

3. 性健康始於青年期

性慾，是人之本慾，它與食慾組成人的兩大基本慾望，前者是保證種族的延續，後者是保證個體的生存，缺一不可。

在半封建半殖民社會的陰影下，是迴避談性問題的，從而使它蒙上一層神祕的色彩。公開的書籍中不談性知識，家庭父母不傳授性知識，讓處於性朦朧期的孩子，處於渴望得到這方面的指點，又羞於開口的兩難處境。

(1) **為達到性和諧，要瞭解男女對性感受有區別** 男人重於性，女人重於情；男人性起如急風暴雨，女人進入狀態比較緩慢，性衝動來得比較遲緩，一旦性慾被撩起，消退也較慢；男人的性快感有 2/3 來自性器官的直接接觸，而女性的性快感只有 1/3 來自性器官接觸，其餘 2/3 來自全身的接觸及性心理上的滿足。

(2) **性生活適度很重要** 縱慾和禁慾兩個極端固然都不利身心健康。凡事皆有個度，性生活亦然。古代性醫學提倡節制性生活，認為提高性交質量和節慾、保精有益於益氣健體，也易受孕，且所育後代健康、聰明；而縱慾、性交過頻可引起不育、無精、陽痿等性病。成年男性精子形成 5～7 天，不孕者，千萬不要頻頻性交。健康成年人一星期行房事 1～2 次為宜。

據全球性調查：成年人一年做愛為 97 次，美國人最多一年 124 次，香港地區 63 次，中國人 6～7 天 1 次者為多數。古代皇帝大多短壽，就是縱慾過度。一夫一妻制有利健康長壽。凡有多個性伴侶者，其心身多不健康。你要健康長壽就請遠離縱慾！易傷身 心、易感染性病。

(3) **勿忘性交後補充營養** 尤其是男性，除了消耗體力還付出精液。要補充高蛋白質營養食物，如雞蛋、牛奶、精瘦肉、牛肉、魚蝦等，適當的乾果也不可少，如花生米、核桃、桃仁、杏仁等。青年時就養成節慾等好習慣，到中年、老年仍保持旺盛的精力，雄風不倒，長壽也不難。反之，則不然，人到中年就出現陽痿（ED）等性衰老或性不健康。

性衰老的提前出現，就預示著整個機體的衰老也跟著提前到來。所以，要預防性衰老，就要從青中年起，從過健康的性生活做起。

4. 抗衰應從年輕時開始

這個話讓人一聽頭就發毛，年輕的歲月是人生最最輝煌的時刻，怎麼就要開始計畫防衰老了？

近日多家媒體報導了美國某大學的一位教授進行的為期 7 年的一項研究結果顯示：人的老衰始於 27 歲。其實這個結論早在我國第一部醫學經典著作《黃帝內經》裏已經有過闡述。

在《黃帝內經》首篇《上古天真論》裏，就已經詳細描述了人的生長與衰老的生理過程。女子以「七」為基數，男子以「八」為基數。女子 21 歲；男子 24 歲是處於「腎氣平均，真牙生而長極」的最佳狀態。這與美國教授

研究的「12 項測試指標中，9 項成績都是在 22 歲時為最佳」的結果不謀而合。

到了女子 28 歲（四七）；男子 32 歲（四八）仍是人生「筋骨堅，髮長極，身體盛壯」的鼎盛時期。而女子到了 35 歲（五七）；男子 40 歲（五八）則明顯開始走下坡路。這與美國教授研究的結果：「所有能力在 42 歲左右開始走下坡路」的結論也是基本相吻合的。

但《內經》認為，女子最初易出現脾胃功能的衰退，外觀上易表現面部的衰老和頭髮的脫落以及花白等；而男子則易出現腎功能的衰退，其症狀常見牙齒與骨骼的退行性疼痛及頭髮的脫落與斑白等。

還有一點應該指出，就是《內經》認為男女週期，除了女七、男八的差別以外，還有一個差別就是女子的成熟與衰退時間實際都要比男子早，這就是為什麼婚配時女方比男方小兩三歲左右較為合適的原因。就這一點似乎美國的研究結果沒有顯示。以上就是中西醫在男女保健及抗衰老的方法不盡相同的原因所在。

是的，物極必反，盛衰循環，這是萬事萬物從發生到發展的規律。生命也不例外，從生、長、壯、衰、老到已。自然的衰老並不可怕，關鍵要健康地活著。古人喜用「少年血氣未盛」，「壯年血氣方剛」，「老年血氣既衰」來形容和比喻一生不同時期的生理狀況。

25 歲以前的青少年時期，好比早晨八九點鐘的太陽，朝氣蓬勃，處於上升階段；25～30 歲，猶如中午的太陽，處於人生的鼎盛時期；30 歲以後至 50 歲，仍是人生的壯年時期，這時也是人生的黃金時期，是為社會，為

家庭盡職盡責的重要時期，是事業上出成果的階段，更是
保健抗衰的關鍵時刻。

可是許多人只顧於工作、業務而忽略了自身的抗衰保
健，一旦疾病纏身，就難以擺脫不幸的命運。但是，正確
的抗衰時間，應提前到尚未出現衰老現象之初，這樣，我
們可以透過科學的保健方法，使衰老現象儘量延緩出現，
這樣獲得的健康生命才更具價值和意義。若是等到衰老已
經出現和來臨，或因採用不科學的生活方式已讓衰老提前
來到了，到這個時候才想用「抗衰」來實現「還老還
壯」，為時已晚矣。

現實生活中，大多處於「血氣方剛」的都不太注重生
活的保健和抗衰。美國教授特別強調，要從 27 歲的健康
人就開始注意抗衰和保健，正是因為這類人群大多生活在
一種高度矛盾和不健康生活方式中：「出門幾百米也要開
車，卻在家中安個跑步機健身。」這樣的例子舉不勝舉。
用生命換金錢，用睡眠換金錢，卻忽略了金錢換不來生命
的道理。如能認識到從青年時就注意保健抗衰，對你今後
的健康十分重要。

三、中年（41～59 歲）——人生的轉折期

有人用「中年危機」來概括中年的特點，中年的發病
率、死亡率都高於老年人；中年人的負擔最重——在單位
是骨幹，在家中也是上有老、下有小的重擔。但是，這僅
僅是一面，不能代表中年的全部特點。

中年人還有最本質的優勢，這就是大多數人能成功地
經受這一切變化，並表現出是人生最可變通、最愉快和最

有成效的時期。隨著逐漸變老，不僅獲得越來越多的知識，還對人生有了更多的理解。

1. 中年防胖

肥胖可導致高血壓、高血脂、糖尿病、乳腺癌、心臟病和中風等疾病。

對 25 歲以上女性的一項調查結果證實，中年婦女體重超重者已達 54.1%，其中腹部肥胖占 27%。應注意以下四個方面：

⑴ 合理的飲食　少吃肉尤其是肥肉，少鹽、少油、少糖。早餐吃好、中午吃飽，晚上吃少。

⑵ 適當運動　活動少比吃得多的問題更突出。

⑶ 調整心態　保持心情舒暢，減少發胖機會。

⑷ 改變不良習慣　特別是好食、貪食、零食、吸菸、酗酒等都是減肥的大忌，必須改掉。

2. 防慢性疲勞綜合徵

⑴ 何謂慢性疲勞綜合徵　慢性疲勞綜合徵（CDC）是 1998 年由美國疾病控制中心命名的，同時擬訂了相應的診斷標準：①新近發生的持續或反覆發作的疲勞，臨床休息不能緩解，且已持續 6 個月以上；②根據病史、化驗、體徵，排除引起疲勞的其他原因。其體徵與症狀為：

① 低熱（但體溫不超過 38.5℃）；

② 咽痛（非滲出性咽炎）；

③ 頜下或腋下淋巴結腫痛；

④ 肌痛（包括酸、脹、痛）；

⑤ 不能解釋的肌力衰弱；

⑥ 運動後 24 小時疲勞仍不能消失；

⑦ 不伴紅腫的游走性關節疼痛；

⑧ 與以前性質不同的頭痛；

⑨ 多種神經、精神症狀（健忘、過度興奮、意識模糊、注意力不集中、抑鬱等）；

⑩ 睡眠障礙（失眠或嗜睡）。

對有以上①至幾種症狀者，應排除原發疾病引起的慢性疲勞。常見的原發疾病和原因有：惡性腫瘤、慢性炎症、自身免疫疾病、代謝—內分泌疾病、病毒感染以及過度肥胖、菸酒過量等。如果無上述情況而出現長時間疲勞者，應該考慮是否患上了慢性疲勞綜合徵。

(2) **哪些人群易患慢性疲勞綜合徵**　據統計資料顯示，高發者的年齡在 30～50 歲的人群中，即中年人群易發慢性疲勞綜合徵。這種疾病的患者多見於工作緊張、身心長期處於疲憊狀態中，且得不到徹底的調整與休息。

(3) **慢性疲勞綜合徵的自我檢測**　早期的慢性疲勞綜合徵，有許多蛛絲馬跡的細微症狀可進行自我診斷。

① 早晨懶得起床；②坐公車，明明看見車子開來了，也不願意跑幾步趕上去；③上樓梯時常常絆腳；④不願意與上司或外人見面；⑤不願與同事談話；⑥寫文章或作文字資料時經常出錯；⑦說話聲音細而弱；⑧經常獨自發呆；⑨過分地想喝茶或咖啡；⑩不想吃油膩食物；想在飯菜上撒辣椒等刺激性調料；覺得手腳活動不靈便；眼睛覺得老是睜不開；時常打呵欠；記不起該記的電話號碼；想把腳擱在桌子上；對菸酒過分嗜好；不明原因的肥胖或體重下降；容易腹瀉或便秘；想睡覺，但上床後又睡不著。

上述情況如果你有 2 項，說明疲勞是輕微的；如果占

4 項，中等程度疲勞；如果有 6 項或 6 項以上，那就是過度疲勞了，必須引起重視，到醫院作必要檢查，以免有潛在的疾病威脅著你。

(4) **治療方法**　消除身心疲勞的簡要方法有：

① **體力疲勞的消除**：主要方法有洗熱水澡和熱水泡腳，做適當的按摩和保證充足睡眠。在飲食方面多攝入富含鉀、鈣及 B 群維生素類的食物，多喝白開水等；

② **腦力疲勞的消除**：適當休息和進行體育活動，如散步、做體操等；補充優質蛋白質魚、蝦、蛋、牛奶、大豆和 B 群維生素。

③ **心理疲勞的消除**：心理疲勞就是精神疲勞，消除的辦法主要是講究心理衛生，及時宣洩，排除不良情緒，向朋友訴說，外出旅遊，參加社會活動，以移情變換心情的方法調適不愉快。嚴重的可變換工作和生活環境，向心理醫生諮詢等。

④ 中醫中藥調適。

3. 中年防「過勞死」

「過勞死」常發生在處於精力旺盛的中年人當中，在已患有心臟病或腦血管病而本人不知道或不以為然的情況下，突然病情惡化，倒下後再也爬不起來。也稱「猝死」。據上海的一份病理解剖資料顯示：160 例猝死者中，30～59 歲的中年人竟有 123 例，占 76.9%；其中睡眠猝死的 50 例中，中年人占 80%。

4. 智對中年「剪刀差」

「剪刀差」的基點是：生理曲線下降，負擔曲線上升，兩條曲線相交於 40 歲左右。

作為「生物人」，一般來說 25 歲是人生生理的頂峰，此後便會從頂峰跌落，這是自然規律，生理曲線下降的年齡和速度因人而異，但都是呈下降趨勢。

作為「社會人」，其社會負擔卻在加大，主要是家庭負擔和工作壓力加重，不少人既是家庭的頂樑柱，也是單位中的中堅骨幹力量，這條負擔曲線逐漸上升。同樣上升的起點和速度也因人而異。

「中年剪刀差」盛衰轉折點是中年時期的最大特點之一，並具有下半生效應。克服了剪刀差，順利進入老年期，下半生可能獲得身心雙健；忽視或克服不力，下半生有可能走向衰退。健康是長壽的基礎，有效地克服剪刀差，也為健康長壽打下了可靠的基礎。

四、老年（60 歲至天年）——老當益壯

人體的衰老是個自然過程。從呱呱墜地到牙牙學語；從幼兒園到戴上博士帽；從為人之子到為人之父母……人生似乎走過太長太長的路，又似乎太短促，因為兒時的印象猶如還在昨天，怎麼一眨眼就已經到了老年。但是，不管你願不願意，時間已把你推入到老年行列。我國已進入老年社會，60 歲以上的老人已達 300 萬，占台灣總人口的 13%。

1. 老年的劣勢與優勢

衰老有兩種，病理衰老和生理衰老，不應當把病理衰老納入生理衰老中。所有的老年病，起始的時間不一定在老年，有的甚至出現在幼兒、少年、青壯年、中年，因為有許多健康老人並沒有老年病。

(1) **老年劣勢** 劣在衰老上，劣在老年病上，所以要認識老年患病的特點：

① 一身多病。高血壓、動脈硬化、腦供血不足和冠心病。

② 症狀輕微或不典型。老人神經反應較遲鈍，對症狀不敏感，所以不明顯不典型。

③ 急性病病程長、恢復慢。

④ 互為因果連鎖反應。老人臟器功能都已衰退，一臟生病，各臟受影響。

⑤ 用藥容易發生副作用。用藥量要比成人低。

(2) **老年優勢**

① 在知識和技術上的優勢。所以老人也是社會的人才資源與社會財富。

② 人生和社會生活經驗優勢。

③ 對歷史認識的優勢。

④ 人才資源優勢。

2. 人生晚景應歡度

人生晚景是一個人的人生總結和歸宿。當每一個人進入人生的末站，都有個苦度、安度、歡度的選擇。有人因為貧困、疾病、孤獨、挫折等，只能在哀嘆中苦度晚年；許多人追求安度晚年；還有愈來愈多的人追求歡度晚年，這是明智選擇。

(1) **晚景歡度五要素**

① 經濟是基礎，首先要有「老本」，這就是退休的養老金，還要有點積蓄，可應付七災八難；

② 要有健康的身體，體健，才談得上歡度，有病就

不幸福了；

③ 要有老伴，「少年夫妻老來伴，相依為命。喪偶的老人，十分孤獨，也談不上歡度晚年，是度日如年了；

④ 要有老友，老同學、老戰友、老同事，互相走動走動，打打電話，問個安，「君子之交淡如水」，「友誼為重親如賓」；

⑤ 老年是人生的第二個春天，許多老人進老年大學開始新的人生旅途。

(2) **追求個性解放**　退休後變成了時間的富翁，可以做過去想做而沒有做的事，可以圓幼時的作家夢、畫家夢、書法家夢或旅遊夢。人的潛能很大，能力和才幹也是多方面的，這一切都因受了職業的限制。現在好了，只要健康允許，「天高任鳥飛，海闊憑魚躍」。

(3) **爭取巔峰體驗**　心理學家馬斯洛認為心理健康的高層次是進行巔峰體驗。其主要特點有二：

一是在工作、生活、學習或投入大自然懷抱時，由於忘我的投入，會體驗一種非常愉快、奇妙和著迷的感覺，此時，大腦中分泌愉快素（即腦啡肽），所以有種愉悅感，精神愉快，情緒飽滿；

二是，在更有自主性和相對獨立性時，人的身心極度健康，情緒飽滿並保持旺盛的好奇心等都是激發巔峰體驗的條件。

巔峰體驗是高層次心理養生的新追求，保健的新時尚。許多老人有此條件，也有此能力進行嘗試。

(4) **實現綠色長壽**　綠色是生命之色，它代表生命、安全、健康、環保，我們生活中的方方面面都要提倡綠色

養生，其結果必然給你一個綠色健康長壽的身體。「給時
間以生命，給生命以時間」。

(5) 人老不服老　這裏有一首劉禹錫贈白居易詩《酬
樂天詠老》見示：「人誰不顧老，老去有誰憐？身瘦帶頻
減，髮稀帽自偏。廢書緣惜眼，多灸為隨年。經事還諳
事，閱人如閱川。細思皆辛矣，下此便悵然。莫道桑榆
晚，為霞尚滿天。」從中可以看出劉禹錫那不服老的心
態！相比之下白居易沒有他活得瀟灑、超脫。有詩為證：
《寄劉夢得》「揚子津頭日下，臨都驛裏燈前。昨日老於
前日，去年春似今年。」朱自清也是老而自勉：「只要夕
陽無限好，何須惆悵近黃昏。」

3. 有魅力，何必青春

春夏秋冬、生老病死都是自然的規律，各有各的美
麗，各有各的風采，各有各的優勢，誰也不必羨慕誰。

人生入秋，白髮叢生。有人為此惆悵，嘆息；有人為
此驕傲，「那是頭髮裏的色素都跑到稿紙上去了」。但是，
無奈之情油然而生。

為了改變「命運」，為了裝扮年輕，於是就又塗又
抹，將白髮染成青絲。當一頭黑髮突然呈現時，真有回到
當年曾經擁有過的青春時代，眼睛一亮，可仔細一看，啊
呀！那張皺紋密佈的老臉，又怎能和當年像宋代官窯一樣
的「磁器」般的臉孔相比呢。這頭髮是年輕了，可這張臉
反差太大了，若能有神奇的「電熨斗」，把皺紋燙平就好
了。看多麼不協調不自然，怎麼看怎麼彆扭，這絕不是
美，這是弄巧成拙。況且，時隔不久頭髮的根部又齊刷刷
地冒出一茬白色，讓人感嘆。人生的秋天和大自然的秋天

一樣頑強！原來不必模仿青春，模仿必累，勉強更累。自然的、真實的讓人更舒服。人為的畢竟彆扭。

許多老者，無論是學者、演員、主持人或普通人，在夕陽下頂著一頭白髮，或灰白的頭髮，與之他們的年齡、動作、服飾和面孔是如此的自然協調，這就是人生之「秋」的「秋韻」之美，是成熟之美，自然之美。

我們既然不能永葆生理的青春，又何須去追求已經失去的那些東西。聰明的人，不會把時間和精力去用在保留青春上，而是懂得向青春、向年齡妥協，去保留生活中許多值得回味的點點滴滴。服老是明智的健康心態；而強迫自己年輕是一件很窘迫的心態。可是魅力不同，魅力可以永恆。

現如今，我們老年人的生活可用「安樂」兩個字來概括。「安」：是指，住有斗室，雖不太大；花銷有退休金，雖然不多，也夠花；醫有醫療保健。「樂」：就是要做個有魅力的快樂老人。有人說：「魅力是奢侈品」。如果是，我就要這個奢侈品。

怎樣才能做個有魅力的老人呢？魅力是種內在的氣質、涵養、文化、修養、道德……有以下四要素。

第一，有魅力的人，首先是個樂天派。所謂樂天派不是一天到晚嘻嘻哈哈，那是輕薄，而是對自己的生活抱著一顆平常心，滿足心。無論是風光或失意，那已經成為昔日的歷史，不必去追究。對眼前的人和事，一切「淡然處之」。合得來的、談得投機的多聊聊；說不到一塊的，敬而遠之，甚至揮一揮手，說聲「再見」，不必強求。能做的事，盡力而為之，不能做的不勉強。要做到「淡」字容

易也不容易，拋掉了「名利」，一切可變得「淡然」，否則難以實現永遠的「快樂」。也不要做「世上本無事，庸人自擾之」。

但是，有一句話是很現實的：「不如意的事常有八九」。遇到了怎麼辦？而且是常常遇到。只有用利導思維的方式去解決。中國的「塞翁失馬，焉之非福？」的故事，就是一個利導思維的典型故事，即福與禍相互轉換的關係。一切既來之，則安之，不怨天，不尤人，「泰然處之」。

「淡然處之」、「泰然處之」有了這兩個處之，你就能以微笑面對每一天的太陽。樂也是一天，苦也是一天，不如以樂面對每一天。我們能趕上的太平盛世，也是這一代老年人的福。比比我們的父輩，我們沒有理由不快樂。

第二，永不言老，做點力所能及的事。季羨林老人年過九旬，他仍然筆耕不輟，他說，他這一生的主要成就是在七八十歲時完成的。工作已是他生活中不可缺少的內容，並形成一種生活的「慣性」，天天如此，年復一年，想要停下來也不能。歲月在不知不覺中把他帶到了耄耋之年。

第三，對晚輩的教育要理智大於溺愛。俗話說，「兒孫自有兒孫福」，不要事事幹預他們。兒孫的志向，兒孫的婚姻等應由他們自己做主。我們作父輩的只能勸說、誘導；不能包辦代替。也不要過於溺愛，該讓他們吃苦的，就讓他們吃苦。我們這一輩不也都是在吃苦中長大成熟的嗎？就是說對兒孫的事要灑脫一點。

第四，穿著上不追求時尚，而講究得體。運動時就該

穿休閒裝，西裝革履不合適。什麼場合穿什麼服裝。平時，頭髮、衣著不講究質地、花色；要講究清爽、整潔。不依靠化妝、濃豔來取悅於人，而以禮貌、尊重、莊重矜持、舉止穩重得體、行為落落大方而讓人留下難忘的印象。

愛美之心人皆有之，有人愛年輕貌美有活力，有人愛中年成熟穩健，就像我們既愛大自然春天的朝氣，也愛夏季繁盛，更愛秋季的收穫和冬季的寧靜，它們各有各的美麗和優勢，各有各的魅力讓人羨慕。不是有許多年輕人羨慕公園裏手挽著手一同散步的老人嗎？所以，我勸中老年朋友，不必挽留已經失去的青春，青春是留不住的。讓我們做個有魅力的老人吧！人老了，魅力猶在，魅力十足，魅力四射，魅力無限！讓他們說：「你看，雖是一位老人，但很有魅力。」

五、回眸人生關鍵期

1. 把握好你的人生之鐘，保你一生平安

人的一生中生、長、壯、老、己，要經過許多階段，每個階段又包涵許多人生關鍵期，對關鍵期的研究發現它對人體智力的開發、優生、疾病預防、防胖、適時用腦及提高學習和工作效率以及技能、對健康長壽都有重要意義，也可以幫助你提高生命品質和生存品質。下面就是從生到死 62 個人生關鍵期的時間表（表 3），它可提醒你更好地把握「生命之鐘」。

2. 一生中各種生命活動所占的時間是多少？

這裏有一張圖，假設你能活 80 歲，一共是 70 萬個小

時，在這些時間中，絕大部分的時間是用在既不睡覺，也不學習，也不工作上面，占 49.7%；其次是睡眠占 33.3%；上班占 11.4%，是極其少的；剩下來是在校學習占 3.9%；自學占 1.7%。

看來，在時間利用上，能挖的潛力就是那既不用於睡眠，也不用於學習和工作的部分，可能就是用來休閒、旅遊、鍛鍊身體。如果是這樣，那麼也不要剝奪積極休息的時間，只有縮短看電視的時間。其他像吃飯、購物、做飯也不能減少的（見示意圖）。

表4 人生關鍵期一覽表

	關鍵期名稱	年齡
1	婚配	下一代的奠基
2	受精	人生之始
3	畸胎關鍵期	受孕頭3 個月
4	行為關鍵期	懷孕第13 週以後
5	智力關鍵期	
	第一智力關鍵期懷孕頭3 個月	
	第二智力關鍵期從出生到7 歲	
	智力增長期4～5 歲	
	智力高峰期青年、中年	
	智力衰退期（老年期，因人而異）	
6	誕生	
7	斷奶最佳期	8～12 個月（農村可延至18 個月）
8	形狀知覺關鍵期	出生到4 歲
9	語言關鍵期	
	渴望理解語言期	1 歲左右
	口頭語言關鍵期	2～3 歲
	書面語言關鍵期	4～5 歲
	豐富詞語高效期	3～6 歲
	第二語言關鍵期	7-9 歲

	關鍵期名稱	年齡
10	掌握概念最佳期	5～5.5 歲
11	形象視覺最佳期	4 歲左右
12	數字敏感期（口頭數數，按物數數，說出總數）	2～3 歲
13	音樂能力敏感期	5～6 歲
14	個性形成關鍵期	3 歲之前
15	語言敏感期	0～6 歲
16	秩序敏感期（守規矩時期）	3～4 歲
17	感官敏感期	0～6 歲
18	細微事物興趣敏感期	1.4～4 歲
19	動作敏感期 0～6 歲	
	坐及咀嚼關鍵期	出生到 6 個月
	學爬關鍵期	8 個月
	學步關鍵期	1 歲左右
	集體遊戲關鍵期	3～7 歲
	速度和靈敏性發展最佳期	6～7 歲
20	社會規範敏感期	2.5～6 歲
21	書寫敏感期	3.5～4.5 歲
22	閱讀敏感期	4.5～5.5 歲
23	文化敏感期	6～9 歲
24	音樂敏感期	3～5 歲
25	兒歌、童話、故事敏感期	5～6 歲
26	塗鴉、繪畫敏感期	1.5～2 歲
27	反抗期	
	心理第一反抗期	2 歲左右
	心理第二反抗期	12～14 歲
28	情感共鳴期	出生後
29	體型關鍵期	
	第一肥胖期	出生至 3 歲
	第二肥胖期	青春期
30	兒童最佳減肥時期	
	體重超重期（超過正常 10%時）	
	（綜合方法）	
31	身高關鍵期	

	關鍵期名稱	年齡
	第一身高關鍵期	1～4 歲
	第二身高關鍵期	男 11～15 歲　女 8～14 歲
	第三身高關鍵期	18～20 歲
32	模仿能力最佳期	9～12 歲
33	平衡能力最佳期	8～11 歲
34	柔韌性最佳期	幼兒期
35	爆發力、彈跳力最佳期	12～13 期
36	靈敏素質發育期	16～17 期
	速度素質	14～15 歲（女）
	耐力素質	25 歲左右
	力量素質	13～30 歲
	協調性素質	
	靈敏性素質	
	反應性素質	8～11歲
37	自知能力關鍵期	2.5～3.5歲
38	培養良好習慣關鍵期	2～4歲
39	他知能力關鍵期（交友、社會性萌芽期）	3～4歲
40	形象視覺常見關鍵期（繪畫、空間能力發展期）	4～5歲
41	抽象邏輯思維能力發展期	6～7歲
42	變聲關鍵期	12～14歲
43	性成熟期（初潮、遺精）	12～14歲
44	女性形體豐滿最佳期	青春期（12～14歲）
45	女性不宜吃素期	性成熟發育期
		育齡期
		更年期
46	英雄崇拜期（偶像期）	少男少女期最盛
47	心理斷乳期	18～20 歲
48	女性身體「黃金期」（美麗巔峰期）	
	皮膚	20～30 歲
	睫毛	5～15 歲
	頭髮	20～50 歲
	嘴唇	16～18 歲
	鼻子	20～45 歲

	關鍵期名稱	年齡
	牙齒	20 歲左右
	彈性	青少年後期（18～19 歲）
	嗅覺	孕期
	性反應巔峰	30 歲（女）、25～30 歲（男）
	手	15～35 歲
	腿、膝	18～30 歲
49	人生觀形成期	18～20 歲
50	生長停止期	23～25 歲
51	體力高峰期	25～35 歲
52	智力最佳期	35～55 歲
53	人生睿智時期	
	第一睿智時期	30～39 歲
	第二睿智時期	40～49 歲
	第三睿智時期	50～59 歲
	第四睿智時期	60～69 歲
54	人生用腦最佳期	
	腦力最佳期	18～25 歲
	頭腦反應最快期	20 歲左右
	智力高峰期	30～40 歲
	思維能力最佳期	60 歲左右
	創造力最佳期	30～39 歲
	腦功能最佳期	40～49 歲
55	女性最佳育齡期	24～34 歲
56	女性改善體質最佳期	
	首次月經來潮時	
	妊娠期	
	絕經期	
57	更年期	45～50 歲（女）
58	衰老危險期	50～59 歲
59	疾病關鍵期	60～69 歲
60	長壽關鍵期	40～60 歲
61	人生平穩期	70～79 歲
62	高壽期	100 歲左右

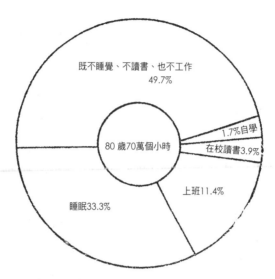

▲一個 80 歲人一生中各種活動所占的時間比例示意圖

3. 一生中控制好 4 個肥胖關鍵期

我們在生理時鐘減肥中，闡述了要控制晚餐的進食量可有效地控制發胖。然而，縱觀一生當中有 4 個肥胖關鍵期：

(1) 從出生至 2 週歲嬰兒期　這是人生的第一個肥胖關鍵期。此時，生長率高，需要大量的熱能與脂肪，所以不主張減少脂肪和熱能的攝入。但如果孩子過胖（超重）或父母也肥胖，則應以低脂膳食為主，還要加大孩子的活動量，不能讓他光吃和睡，一定要控制到正常體重。

(2) 7～11 歲少兒期　此時因為發育生長的需要，男孩、女孩均出現貪吃，容易發胖。但也有少數人多吃也不胖，此與遺傳有關。還是這句話，體重超過標準者，一定要控制飲食和加強運動，晚餐一定要少吃。

(3) 15～18 歲青春期　此時已進入性成熟期，尤其女

性，形成成熟女性形體。因為，此時要儲積脂肪。脂肪對女性很重要：脂肪低於 17%的女孩不來月經；脂肪低於 23%的女性不孕。所以，女性減肥要適當，過瘦就影響了健康。

遺傳因素致少兒肥胖者的比例是：肥胖父母所生的子女中肥胖發生率高達 70%～80%；雙親之一肥胖，其子女約 40%～50%發生肥胖。

吃得快，睡得少也易發胖。吃得快的人，大腦調節攝食的中樞還沒來得及給胃發飽食指令，其實已經吃飽了，自覺不飽，當你感覺到吃飽時，其實已經發生「營養過剩」和超量攝入了。另外，睡眠不足 9 小時的孩子，比睡眠超過 9 小時的孩子，體脂增加 3.34%。

嬰兒期肥胖有 10%、2 歲時肥胖有 40%、青春期肥胖有 70%～80%將持續到成人。

(4) **更年期** 進入更年期最易出現肥胖，男性年過 40 歲也出現腰圍增大，腹部突出的現象。因為，此時的性激素下降，組織器官出現退化，肌肉減少，脂肪及纖維化結締組織增加，變胖是必然的。但只要控制在正常體重，比原來的自己胖一點兒，也無須恐慌。怕只怕體重超重者，因為百病始於胖，胖引發高血壓、高血脂，高血糖（糖尿病）、冠心病，所以，要控制飲食、多活動、晚餐千萬別多吃，平時吃清淡的飲食等。

以上每一個關口都要把好關，否則，肥胖跟著你「沒商量」。

還要指出一點的是兒童肥胖與成人肥胖的機理有差別。幼兒時期的肥胖是以增加脂肪細胞的數量為肥胖原

因，而成人肥胖是以增加脂肪細胞的體積為肥胖原因的。胎兒期、嬰幼兒期、學齡前和青春發育期，這幾個階段均是脂肪細胞數量增加的敏感期（或稱關鍵期），所以做家長的要重視並進行早期干預。決不要誤認為「寶寶小時候胖點無所謂，長大了自然會瘦下來」。

4. 一生中要度過多少猝死「魔鬼時刻」？

醫學研究表明，不少疾病的發生與惡化，甚至猝死都具有明顯的時間特點，那就是在某些時間段人的生命力特別脆弱，最容易被疾病所擊倒，被稱為「魔鬼時間」，而此時往往就是人體生理時鐘的低潮時。現在，專家們已大致弄清了這個「魔鬼時間」出現的規律。在此特別提醒大家，以引起人們重視，做好一切預防工作，避免你的健康和生命因此而受到損害或無法挽回的損失。

(1) **一天之中的「魔鬼時刻」——6～9時**　清晨，當你從睡夢中醒來時，便進入了一天中的第一個「魔鬼時刻」的時間段——6～9時。此時諸如心臟病、中風、支氣管炎、肺氣腫、哮喘以及癌症等疾患，就在你的身邊蠢蠢欲動。具體說，心肌缺血的發作高峰為早晨7～8時；心律失常的發生時間以早晨6～9點最頻繁。而世界衛生組織調查了4769例心肌梗塞病人，其中28%在早晨6～10時發病。

一天中的另一個魔鬼時間段則出現在傍晚以後。此時心臟病發作的幾率再次升高。如果此時你在晚餐中飲酒，那麼肝臟排除酒精所需要的時間比一天中其他任何時間都要長。所以不宜在晚7時飲酒，此時飲酒最容易醉人，而且肝臟也最易受損。

(2) 一週之中的「魔鬼時刻」──「黑色星期一」 美國經過多年調查發現：星期一是美國人一週內喪事最多的一天。在這一天，心臟病人、腦血管病人在上班時間猝死的，竟占全國 75%，在家病故的占 50%。我國的一些醫院的統計資料也表明，星期一的急診和死亡病例均高於本週內其他的任何一天。芬蘭的專家也證明，星期一中風的人最多，星期天下降至最低。在德國，星期一心臟血管發病及死亡危險比其他幾天高出 40%，所以，人們稱作「黑色星期一」。

這是因為生理時鐘的紊亂可造成生物節律低下的緣故。醫學家們一致認為，週末、週日人們過度休息和娛樂、過度疲勞以及暴飲暴食等，是心腦血管病人猝死和其他急診病例在星期一顯著增多的主要原因。

防範措施是：第一，週末、週日勿娛樂過度，勿暴飲暴食；第二，星期一清晨起床後服一片阿司匹林，不出遠門，老年人要有家人陪伴，以防不測。

還有，星期一幼兒園孩子的發病率，要比平常高 2～4 倍！其原因也是因週末、週日生活無規律、瘋玩、瘋吃所致。

(3) 一個月之中的「魔鬼時刻」──陰曆月圓時 一個月裏對生命最具威脅的日子是農曆月中，即月圓時。這與天文氣象條件有關，因為此時月亮離地球最近，月亮產生的吸引力也最大。生活在海邊的人都知道，它所引起的海水引力──潮汐也最大。同樣作用於人體的體液，也像海水潮汐一樣，影響最大。

每當月中明月高掛之時，人體內血液的壓力變得最

低，血管內外的壓力差、壓強差就變得特別大。此時，更容易發生心腦血管的意外。

⑷ **一年之中的「魔鬼時刻」──最冷（12 月）；最熱（7、8 月）** 一年之中，最冷的 12 月和最熱的幾個月即是「魔鬼時刻」。一般說，夏天氣溫超過 35℃以上，對人體的生理功能即構成威脅。此時，無論老人、嬰幼兒、體弱多病者都易發生中暑。冬春季節的寒潮是繼夏季酷熱之後的又一個「魔鬼時刻」。每一次寒潮來臨，醫院門診和住院人數都會驟增，死亡率也上升。對生命而言是一年中最危險的月份是 12 月。調查表明，這個月的死亡人數居全年之首，占死亡總數的 104%。

據分析，這與氣候寒冷、環境蕭條，人到歲末年關，精神緊張，情緒波動，抵抗力、新陳代謝等下降有關。據史料考證，明、清兩朝 20 多位皇帝 90%均死於最熱的 7、8 兩月和最冷的臘月、正月。也是一年當中「魔鬼時刻」的印證。

⑸ **一生之中的「魔鬼時刻」──73 歲、84 歲** 俗話說：「七十三，八十四，閻王不請自己去。」真是這樣嗎？

科學家們對這種現象進行了反覆研究，發現人的生命有一個週期性的規律，大致是 7～8 年為一個週期，循環往復。每個週期存在著生命活動的高潮和低潮。一般週期的中間年齡為高潮，而週期的始末年份為低潮。高潮時期人體健康穩定，免疫力較強，不易生病，很少有人去世；低潮時期人易生病，體質弱，抵抗力、免疫力都較弱，易生病，易去世。

7 年的週期為 7、14、21、28 直至 84 歲；8 年為一個週期的 8、16、24……73 歲。73，84 這兩個年齡都超過了古稀之年，人體的免疫能力減弱了，又加上處於生命週期的低潮期，去世的人相對會多一些也不足為怪了。

5. 威脅生命的五個危險時段

⑴ **清晨至上午（6～10 點）** 世界衛生組織報告，有 28% 的人心肌梗塞發生在這個時段，一天中發生急性心梗事件最多的時間就是 6～10 點鐘。

因為，人剛從沉睡的夢鄉中醒來，體內的元氣尚未完全恢復，血流因缺乏水分而變得黏滯，極容易形成血栓而引發缺血性腦中風，或發心臟病。

為此，專家建議，老年人起床時要做到 3 個半分鐘：醒了躺半分鐘再坐起；坐起後停半分鐘再下床；下床前在床沿再坐半分鐘或者在床前站立半分鐘再走路。然後，補充一杯白開水，以緩解體內缺水狀態。早餐要清淡而豐富（包括有蛋白質、碳水化合物、蔬菜、水果等）。若能在晚間上床前喝點水就更好了。

⑵ **餐後 1～2 小時** 飽食後易造成血壓、血糖的波動，尤其是已有心腦血管病的老人，血壓下降幅度可達 27～40 千帕，導致血流減緩，血管瘀血，進而誘發血栓形成或發生心絞痛和心肌梗塞等。因此，老人只能吃七八分飽，絕不能暴飲暴食，不僅增加胃腸的負擔，還會引發生命危險。另外，餐後不要進行大活動量的事情，保持良好的心理狀態也很重要。

⑶ **洗澡時** 在洗澡時發生心腦血管意外的主要是老年人的體質較弱、對體溫調節和血管舒張收縮的功能較

差、在熱水或冷水刺激下，對血壓陡升、陡降的壓力波動無法適應所致。避免的最好辦法是洗澡的水溫不要過高或過低，以42℃最好，時間也不易過長，以免造成虛脫。

⑷性生活時　即使在50歲以後許多人仍然有性生活，這對健康很有幫助。可是在性生活過程中，由於情緒激動、心跳加快、血壓驟增等，這些因素加在一起極易引發心血管病和導致猝死，尤其是婚外情。為此，老人的性生活要避免激烈和時間太長，一旦發生不適，立即停止，並採取預防措施。

⑸上廁所時　尤其是下蹲排便時，增加腹部壓力，可使血壓升高，特別在便秘時屏氣用力，會促使全身肌肉、血管收縮，致使血液充盈顱內血管，導致腦出血、心梗、心律失常而猝死。防止便秘，多吃蔬菜、紅薯等富含纖維素食物，必要時可請醫生幫忙。

第二節・長壽難，難在何處？

一、長壽的意義與價值

長壽的意義與價值是不言而喻的。

長壽屬於醫學範疇，而人在生命中的意義和價值（不一定長壽）有一部分是屬於社會學範疇。但這兩者是有聯繫的。如果一個人既能活得長壽，又能充分展現自我的生命意義與價值，那將是兩全其美的事。不過，這往往難以做到，有時甚至是一種兩難的選擇。因為在通常情況下，成功者會過早地透支他們的生命，而忘了勞逸結合。許多

科學家、作家英年早逝的例子就說明了這一點。

　　從生理角度看，這些英年早逝者，都屬於過分透支體能、耗損了精力所致。社會的不利因素，如複雜的人際關係、功名利祿的誘惑等都會影響和加大個人與長壽之間的距離。

　　心理健康和生理健康具有同等重要的意義。面對各種不利因素的干擾，學會自我心理調適是個關鍵。

　　南京大學生命科學院鄭集教授（1900 年生），在一次座談會上介紹他的 16 字養生座右銘：「思想開朗、積極樂觀、隨遇而安、自強不息。」他指出一個人一生要經過生死關、名利關、權力關、生活關和社會關等關卡。因為他具備了良好的自我心理調適本領，不但闖過了一個個關卡，已達百歲老人，而且是擁有桃李天下、學術譽滿天下的雙馨長壽老人。

　　一個結論：健康長壽並不取決你擁有多少錢、有多高的職位，而是取決於你心裏有多少「快樂」。

　　有人說：「好死不如賴活著。」賴活就是指活著而缺乏生命的意義和價值。正如魯迅先生所說：「有的人活著，他已經死了；有的人死了，他還活著。」一個人儘管活得很長，達到了長壽的指標，但他對社會沒有什麼貢獻，他生命的意義和價值就低。反之，一個人活得哪怕時間不算長，但也活出不同尋常的意義與價值。可見，長壽與價值也有相悖之處。

　　正確的做法是，在工作的時候，一個人應充分發揮自己的潛力，儘可能為社會多做貢獻，多創造價值，同時避免以損害身體健康為代價。退離休的老人，根據自己的愛

好，選學一兩項技藝，諸如書法、繪畫、攝影……做到「老有所養、老有所學、老有所樂、老有所為。」為自己營造一個健康長壽，富有意義的晚年生活。

二、長壽眾生相

據聯合國預測，到 2025 年全世界 60 歲以上的老年人口有 12 億，占總人口的 1／7。這表明，世界已進入到一個老齡化社會，人類的平均壽命也在進一步提高中。

另據戶籍登記部門統計，截至 2015 年 10 月止，台灣百歲老人已達 3068 名。

長壽在當今中國社會已有越來越大的可能性，不過與此同時，也有許多問題值得探討和研究。

⑴ 古代人為求長生不老而不得　中國古代，最典型的例子要數當權者的秦皇漢武歷代皇權們，為求長生不老的仙藥、仙丹，不惜興師動眾，最終皆是徒勞告終。雖花樣百出，煉丹服藥者有之，設神立廟求天保佑者有之，都落得不了了之的下場。在民間，雖有百歲老人出現，那也是鳳毛麟角而被稱為「人瑞」。這樣為求長壽，從宮廷到民間，從古代到現代，出現了許多光怪陸離的眾生相。

⑵ 現代人的長壽觀及誤區

① 重年齡而不重健康品質，許多老人的健康狀況不容樂觀。許多高齡老人生活不能自理，有的行走不便，有的病魔纏身，不僅本人痛苦，也給家庭、社會帶來負擔。其實，健康比長壽更重要，追求長壽的目標是年長智在。如果像白痴，即使活到 200 歲也不值得羨慕。

② 消極悲觀。過一天算一天，有不少老人的生活處

於相對孤獨和封閉狀態中，情緒低落，與下代的兒孫缺乏必要的溝通。尤其是空巢老人，覺得活著已沒有什麼意義了，不是巴望自己早點死去，也是在消極等待死神的降臨。

③ 以吃保健品達長壽目的。如今，市面上各種保健品的廣告鋪天蓋地，吹得天花亂墜、神乎其神。這是個誤區和陷阱。

1. 長壽的範例與調查

其一是南京中醫藥大學社科部唐傳儉、周中明、申俊龍老師對江蘇省如皋市長壽現象的調查與分析。

如皋境內 145 萬人口中老年人口達 27.5 萬，其中百歲老人已達 172 位，且 99 週歲的老人就有 100 多位。全市 90 歲以上老人已有 4000 多人，80 歲以上老人 4 萬多人。如皋百歲老人的總數在全國各縣（市）中位居榜首。

該市 100 多位百歲老人婚姻狀況的調查，其結婚率為 100%，曾經或現在夫妻恩愛，相濡以沫；百歲老人中 94%的人與子女、孫子女、重孫子女生活在一起。老有所養、家庭和睦、尊老愛幼。

老人的睡眠品質普遍較高，不失眠者占 90%，偶爾失眠者占 7.5%，經常失眠者僅占 2.5%，並遵循早睡早起的傳統習慣。

在飲食上粗細均衡，主食喜粥。近 60%的老人既食大米、麵粉等細糧，也食玉米、大麥、元麥等粗糧。74%的老人每天一頓乾飯、兩頓稀飯，即早晚吃粥。葷素搭配，以素為主。有 58%的老人以吃魚和蛋類葷菜為主。百歲老人吃得最多的 3 種蔬菜依次是青菜、韭菜和菠菜。取地

下水，飲白開水為主的占 78%，喝淡茶為主的占 10%，喝濃茶的極少，僅占 5%。喝井水即地下水的占 78%，喝自來水的僅占 10%。

老人們普遍喜愛運動，有 65%的人經常或天天參加運動與鍛鍊。最常採用的鍛鍊方式是家務勞動與做農活、散步。他們 60 歲以前從事養殖、縫紉、工匠、一般農活、家務勞動等中等體力勞動的最多。

老人們吸菸的不多，經常吸菸的僅占 13%，從不吸菸的占 77%，已戒菸的占 10%。有趣的是，在有吸菸史的 29 位老人中，有 28 人只吸水菸，不吸捲菸。

喝酒的人數大大超過吸菸數，經常喝和偶爾喝的占 66.2%。以喝自製米酒、地產黃酒、陳皮酒等低度酒為多。清朝著名詩人兼畫家鄭板橋有詩云：「青菜蘿蔔糙米飯，瓦罐天水菊花茶。」就是如皐民眾的飲食的最好寫照。這裏指的糙米飯就是玉米粥。

其二是南京中醫藥大學孟景春教授關於全國 108 位百歲老人的長壽經驗報告。他主要從中醫養生理論的角度進行了分析研究。

108 位百歲老人的長壽經驗的共性在於：心理上豁達大度、樂觀開朗；飲食上講究膳食平衡、葷素搭配、粗細結合；生活上，起居有規律；經常運動（含體力勞動）；愛清潔、講衛生、很少服藥。

2. 長壽老人十大寫真

這是一項歷時 40 年的專題研究，涉及 1000 名 90 歲以上的老人，其中年逾百歲者 200 名，長壽老人具有以下十大特點：

(1) **幾代都有長壽史** 祖代不僅有長壽史，而且長壽者以第一、二胎出生的比例為多。據調查 60～69 歲、70～79 歲、80～89 歲、90～99 歲以及 100 歲以上 5 個年齡組老人的家族長壽率依次為 38.3%，50.3%，50.4%，59.8%和 72.8%。長壽率隨著年齡增大而上升，百歲組達最高峰，說明壽命與遺傳的關係非常密切。更有趣的是，長壽老人中，63%是屬第一、二胎生的。

(2) **個兒矮、體重輕、體質瘦弱者多** 長壽老人普遍身材較矮、體重較輕、山區又較城市更顯著。

(3) **血液生理值基本上在正常範圍** 對城市、山區不同環境、不同營養條件的長壽老人測定有關造血功能，肝、腎功能，血脂和血糖代謝功能等 9 項血液生理值指標，基本都屬正常範圍，說明內臟器官維持基本正常生理功能是長壽的必備條件。

(4) **靜養、純樸、開朗、樂觀** 靜以養性，思想純樸，性格開朗，情緒樂觀者長壽。長壽老人傾向於少思寡慾，無多愁善感和奢求妄想，易隨遇而安；講究忠厚善良、助人為樂。大樣本量表、問卷測定，開朗或平和性格比例均多於對照組。

(5) **長期堅持適量體力勞動或體育鍛鍊** 長壽老人中，體力勞動者占 95%，腦力勞動者占 5%。自幼勞動，養成熱愛勞動的習慣。有的長壽老人年逾 90 歲仍閒不住，尚有 62.4%的人每天堅持輕體力勞動或體育鍛鍊 2 個小時以上，其中有 28.7%的人超過 3 個小時，84.2%的人超過 6 個小時。

(6) **胃口好、不擇食、營養均衡、飢飽適中** 長壽老

人都是與家人同食同住，不存在「長壽食譜」，但發現健康的長壽老人，吃什麼都津津有味，從不挑食，每天的食量均衡，不飢不飽。均為素多葷少，食物多樣，發揮了食物互補作用，達到了營養平衡。

⑺ **生活規律**　長壽老人中，有 82%起居有常，72.7%早起早睡，90%堅持體力活動，60%有一定的文娛愛好。他們凡事都有節制，恰到好處，不偏不倚，遵守「中庸之道」。講究飲食有節、勞不過度，逸不失當，勞逸結合；遊樂適度，不開夜車；衣著適度，防寒為本等等，頗具養生哲理。

⑻ **戒菸少酒，講究衛生**　長壽老人中，有 78.2%不抽菸，21.8%曾經吸菸，72.4%不飲酒，27.6%或飲少量酒，主要飲的是冬季舒筋活絡藥酒。這是長壽者躲過癌症侵襲，從而獲得高壽的重要原因之一。勤於洗浴、飯後漱口、食必新鮮、細嚼慢嚥等良好的衛生習慣與飲食習慣，均有利長壽。

⑼ **一生無大病，與藥無緣**　從病史分析，長壽老人身體強弱不一，但均一生無大病，主要臟器健全，有的一輩子沒有進過醫院。即使病了，也只是服點單方草藥，必要時看看中醫。中藥進補只是個別現象。長壽老人的死亡原因首位是肺部感染，這是由於高齡期免疫系統老化、免疫力衰退的必然結果。

⑽ **關鍵在於堅持不懈**　對 1000 名長壽老人多次橫向檢測，16 年長期縱向觀察，對照古今中外千差萬別的長壽報導，得出如下的結論：健康長壽是多因素綜合起作用的結果，關鍵在於一輩子堅持不懈地過著看似平凡而被忽

視、又適合於本人的生活方式。

3. 長命百歲第一方——張學良自解長壽密碼

巴爾扎克說得好：「苦難對於天才是一塊墊腳石，對能幹的人是一筆財富，對弱者則是萬丈深淵」。歷經人生曲折磨難，飽受千古奇冤，屈辱一生的張學良，自西安事變護送蔣介石返京（南京）後，被囚禁已長達半個多世紀。在這漫長的折磨中，他靠什麼又能登上百歲壽域而雄風仍健，並愉快地活著？請看：

(1) 張學良的長壽密碼

① **愛情蘊力量，伴侶有佳人** 禍從天降，患難孤寂之際，于鳳至、趙四小姐先後來到他身邊，這是一種具有神奇之力的精神撫慰。趙四小姐侍奉得無微不至，同甘共苦、形影相隨到白頭。使張真正擺脫了政治的羈絆，免去了世事的紛繁，得以清靜養護，心境超然，可謂是一生倍愛「紅粉知己」的甘露滋養。

② **逆境靠意志，信念更堅定** 深信自己所作所為光明磊落，為抗日救國而付出是值得的，從不後悔，心胸坦蕩，無怨無悔。他信奉基督教，在逆境中更加堅定信仰，信念的力量支撐他，使他度過漫長的囚禁生活。

③ **生活懂健身，養生動兼靜** 年輕時就有廣泛的興趣愛好，在囚禁後仍能做到動靜結合。既能經常打網球、排球、散步，又能讀書、看報、釣魚、下棋、種菜、養鳥、搓麻將、栽蘭花、唱京戲、說笑話，自得其樂，調養心身。

④ **生活有規律，文化品位高** 36 歲剛被囚禁時，仍堅持每天 6 點起床，按時跑步，三餐有節，中午小睡。他天

性聰慧，七歲啟蒙，熟讀「四書」、「五經」，對古今中外的學問他都有濃厚的興趣。遣送台灣新竹井上溫泉後，潛心研修《明史》。常與書畫大師張大千（加上張治忠，人稱「三張」）聚會交流。他極愛蘭花，種蘭花 200 餘盆，以此作聖潔的精神文化享受。

⑤ **幽默詼諧，樂觀進取**　他曾多次對人說：「如果明天我被槍斃，今天晚上我仍然會睡得又香又甜。」93 歲時據報導，在友人家聚會時，又說又笑，又唱京劇，又猜謎，又寫詩，足見將軍一生幽默和樂觀的處世態度。

⑵ **自解長命百歲第一方**

1990 年，他 90 歲時獲准赴美探親，在中正機場公開露面時，回答了記者的追問。他笑著說：「我的一生諸位都知道，作為『刁民』，過的是漫長的漂泊生活，移居台灣 45 年，大家都看到的，過的是幽禁生涯，已用行動公佈了我的『養生之道』，沒有多少好談的，不必對我做宣傳了。」

2000 年 6 月 3 日，當他百歲華誕，新華社駐美國的記者又問及他的養生秘訣，他笑答：「怎麼說呢，我只不過在過簡單的生活，什麼都不放在心上，其他就沒有了。」其實，這短短數言就是他首次道破長命百歲第一方的長壽密碼——「什麼都不放在心上」，也正是這 8 個字一直使他健康而愉快地活著。你能做到「什麼都不放在心上」嗎？這是何等豁達智慧的心境啊！

1936 年 12 月 12 日西安事變後，先後被蔣介石囚禁於南京、奉化、貴州麒麟洞、黃山、萍鄉、沅陵鳳凰山、重慶歌樂山等地達 10 年之久。1946 年抗日戰爭勝利一週

年後，被國民黨原高等軍事法庭判處 10 年徒刑的他此時
不特赦，也該刑滿釋放了。但蔣介石卻把他祕密從重慶解
往台灣新竹井山溫泉「管束」。

屢有為他求情求釋的，蔣總答：等我死了再說。但到
臨死前又囑蔣經國「不要放虎歸山」。到了蔣經國接管蔣
介石權力中期，張認為自己人生的大半已嘗遍苦與樂，剩
下的小部分要不至於再壞下去，就得避開「政治漩渦」，
「什麼都不放在心上」，像以往幽禁時那樣，過那種讀
書、寫字、練身、研究歷史、養花種樹的生活。

這不禁使人想起那位「無門慧開」的雲門文偃禪師的
那首《禪詩》：「春有百花秋有月，夏有涼風冬有雪；若
無閒事在心頭，便是人間好時節。」與張學良的 8 字箴言
對照，也一樣禪味十足的長壽之道了。

4. 巴馬人的長壽「經」

廣西壯族自治區巴馬，早已被世界衛生組織認定為長
壽縣、長壽地區之一。下面 5 點總結是健康管理專家西木
博士不久前採訪後歸納的。他應邀到巴馬縣的平篆鄉平安
村巴盤屯進行了為期半個月左右的觀察，一共拜訪了 10
位長壽老人，其中 5 位百歲以上。他們都很瘦，但都很有
精神，很有力氣，耳不聾，眼不花，能穿針引線。他們做
飯、織布、散步、聊天、做家務，不像城裏老人那樣臥床
不起需要人照顧。有一位 108 歲的黃老太太最神奇，90%
的頭髮還是黑的。巴馬長壽的秘訣很多，真實情況怎樣？
請看他的採訪才知道。

(1) 巴馬老人照樣吃肉，但烹調有異

過去的說法，巴馬人主要吃素，幾乎不吃肉。而西木

拜訪的許多位老人都吃肉。「過去吃素多,那是因為生活貧困,沒肉可吃,現在有肉了,當然要吃」。巴馬最高壽的 111 歲的黃卜新老人,兩三天吃一次肉,一週吃一次魚。有位 103 歲的老太太,最喜歡用生菜包著煮熟的魚吃,吃得香極了。

巴馬有地產的香豬、黑山羊、油魚、土雞、土鴨都是老人們愛吃的肉食,只是吃法和城裏完全不一樣,幾乎從來不炒、煎、炸,只用清水煮熟後切著吃。「白切」成了這裏最常見的吃法,不放任何作料,最多蘸點鹽。我們知道烹調方法從優到劣的順序依次為:生、蒸、煮、炒、烤、炸,調味品越少越好。巴馬人的吃法很講究科學,遵守「保全營養和減少毒素」的原則。

(2)「吃得少只吃六七成飽」

依然是巴馬人在吃上的一大特點。儘管吃得比以前好了,大多每天只是兩稀一乾,早餐和晚餐喝玉米粥或火麻湯,中午才吃肉和玉米、紅薯等。每頓飯只吃六七成飽,糧食主要有玉米、粳米、糯米、小米、紅薯、山芋等,大多沒有經過精細的加工,營養保存好。吃山野菜是當地一大特色,苦菜、野藤菜、雷公根等等,還有竹筍、香菇、木耳等山珍。絕對不吃零食、喝飲料或「加餐」等。「吃六七成飽」是當地人的飲食習慣。

(3) 水好空氣清新,愛喝生水

多數巴馬人不喝茶,不喝飲料,也不燒水,而是直接喝上游的河水或泉水。貫穿巴馬全境的盤陽河四進四出於地下溶洞,礦物質含量十分豐富,富含鋅、錳、鉛、鎂,呈弱鹼性,pH 在 75～78 之間。空氣清新的標準是看負

離子含量的多少。巴馬空氣中負離子的含量為 1500～
2500 個/立方公分；而都市的空氣一般只含 200～500 個/
立方公分；最高也只有 1000 個/立方公分。村民們一幅幅
安閒耕作的圖像印入西木腦海，其樂融融。在村裏也聽不
到什麼人高聲說話，一派安逸、恬淡的生活畫卷和景象。

(4) 最愛的運動是洗浴游泳

一到黃昏，西木在河邊散步，一群群在河裏洗浴的人
們不時映入眼簾，有孩子、有成人，還有許多老人，悠然
似神仙。當地人反映，巴馬人非常喜歡洗浴。過去，男女
老幼同時而浴，現在已是男女分開，男人在上游，女人在
下游。

(5) 規律生活一生勞作

巴馬人一生都崇尚勞動。有些 90 歲以上的老人，雖
然兒孫滿堂，不愁吃穿，但仍要做家務，挑水砍柴洗衣做
飯。他們晚上九十點鐘睡覺，早晨六七點鐘起來幹活，日
出而作，日落而息。這種規律生活一直沿傳至今。

西木說，他所見到的 10 位老人，見到的第一面時幾
乎都在幹活，有的餵雞，有的織布，只有最高壽的 111 歲
的黃卜新老人例外，她在鄰居家串門。西木一見她就驚訝
極了，腰桿兒筆直，眼不花，耳朵有一點點背。據說 3 年
前老人還經常上山砍柴。一家人其樂融融。其實老人無
後，和她住在一起的，是她丈夫第二個妻子留下的孩子
們。不瞭解的人根本看不出來他們沒有血緣關係。

「可見，環境和生活方式才是真正影響一個人的壽命
的主要原因呀！」西木感嘆道。

5. 皇帝多短命，名醫常高壽

從秦漢到明清，我國封建時代各個時期都有生卒年月可查的皇帝共 209 人，其中，活過 80 歲的只有 4 人；70～79 歲的 4 人；60～69 歲的 24 人；50～59 歲的 35 人；40～49 歲的 29 人；30～39 歲的 48 人；20～29 歲的 34 人；不足 20 歲的 31 人。其中壽過古稀的僅 8 人，未過半百的 142 人，平均壽命僅 39 歲。

我國古代有醫著傳世，並有生卒年代的或年壽數記載的大醫學家 40 人，其中活過百歲的 2 人，90 歲的 2 人，80～89 歲的 15 人，70～79 歲的 14 人，60～69 歲的 4 人，50～59 歲的 3 人。

壽過古稀的共 33 人，占 93%，未過半百的人，平均壽命 79 歲，是皇帝的 2 倍。

經過分析，皇帝多短命的原因：

⑴ 爭權奪利、死於非命的多；

⑵ 後宮嬪妃成群、酒色過度、樂極生悲的多；

⑶ 迷信方士丹術，糊塗而死的多；

⑷ 身有病痛，御醫不敢開方下藥，貽誤致死的多。

名醫多高壽的原因：

⑴ 飲食起居多嚴格遵循醫道，且醫德高尚，助人為樂，情緒穩定。

⑵ 古時行醫者，多自己採藥製藥，常勞頓於山林湖澤之中，不乏運動及體力勞動，且呼吸新鮮空氣。這些因素均是有利名醫獲得高壽的良好條件。

⑶ 飲食清淡並注意節制。以唐代大醫家孫思邈為例，他的壽命經人們考證，爭論中有 101 歲、121 歲、

141 歲等，不管哪個年齡是真實的，他都是一個名副其實的長壽者。

三、端粒與生命長短之謎

2009 年 3 位美國科學家因揭示了人類衰老的奧秘而榮獲諾貝爾生理學和醫學獎。科學家發現：人的壽命由內外兩大因素所決定，內因是基因（尤其是位於染色體頂端的端粒）外因是環境。

（一）基因起關鍵的內因作用

內因：機體內的遺傳因素，在人體衰老進程中起主導作用。新發現的端粒是主管細胞衰老的鑰匙。

1. 百歲老人多有「長壽基因」

從調查發現，百歲老人大都有長壽的家族史，一般他們的父母及兄弟姐妹大多可活過 80 歲大關。

有人統計過：山東乳山市 58 位百歲老人中，41 人有家族長壽紀錄。另外 17 人中，有 1 位係幼年時被從外地拐賣而來，記不得老家的情況；有 14 人因年老耳聾無法交流，不知有無家族長壽紀錄；已知中，只有兩人是無長壽家族史的。

在乳山市百歲老人中，王錦文和王錦秀係親姐妹，它們的父親活到 89 歲，母親 87 歲。妹妹王秀亭現齡也已 95 歲了，行動照樣自如，耳聰目明。

百歲老人單貞香有兩個兄弟，分別活到 94 歲、92 歲；有 1 個妹妹也活到 100 歲。百歲老人于心忠，其弟弟于德忠現也已 99 歲了。

有長壽家族史，說明這個家族擁有「長壽基因」。

2. 端粒控制人體衰老的進程

(1) 什麼是端粒？基因是如何調控人的壽命的？

這要從衰老的祕密說起。科學家發現人類的衰老與染色體的端粒丟失有關。那麼端粒究竟是什麼？筆者授早在2004 年撰寫《大健康目標—壽》時就已經指出：「……分子生物學這個 21 世紀的領頭學科，進一步證明了『老化時鐘』在細胞核的染色體上，染色體端粒是人體壽命生埋時鐘的核心所在。」

染色體是細胞核的主要結構，它在細胞分裂時出現，呈棒狀結構，在細胞不分裂時分散開來。中間有一收縮處稱為著絲點，它將棒狀染色體分為長短不一的兩個臂。臂的末端即為端粒，它像一頂高帽子置於染色體的頭上。

從分子水平來看，端粒由 DNA（脫氧核糖核酸）組成。細胞每分裂一次，染色體頂端的端粒也縮短一截，即核苷酸序列要減少一些，到新生的細胞中去。當端粒縮短到不能再縮短時，細胞也就無法再繼續分裂下去，此時細胞開始死亡。所以說，端粒的長短是控制細胞生命長短的鑰匙所在。

我國專家已測定出，年輕的 24 代細胞端粒區的長度為 9.2kb（千鹼基），衰老的 64 代細胞端粒區長度為 7kb，在傳代中端粒區大約丟失了 2kb。平均丟失約 50kp（千鹼基對）。人體的正常體細胞分裂次數平均為 50 次左右，當接近終點時，因為端粒變得太短而影響 DNA 的複製，終止傳代能力就意味著細胞衰老直到死亡。

(2) 端粒的研究有助於攻克癌症

科學家在研究中發現：精子和癌細胞內的染色體端粒

是不會因為細胞分裂而縮短的，這是因為從中發現了一種能維持端粒長度的酶，稱作端粒酶。研究揭示了只有端粒酶可以修復受損的端粒，可重建端粒。

研究證明，癌細胞的端粒區丟失則少得多，甚至不丟失。如子宮頸癌細胞 100 代與 150 代相比，其端粒區長度未因代齡增加而縮短，皆為 14kb（千鹼基）。為什麼腫瘤細胞的端粒區總能保持原有長度而不縮短？這主要是因為癌細胞端粒區含有非常活躍的端粒酶，它能催化端粒合成，使端粒恢復原有長度。它是保證癌細胞瘋長、亂長，最終導致腫瘤擴張的根本原因。

如果能夠摧毀具有這麼高活動性的細胞，那麼，人類就可能能夠治療癌症。當然，端粒酶的這種特性也使我們看到了人類可以延長壽命的曙光。

⑶ 端粒長短影響細胞壽命的長度

端粒和端粒酶研究有助於攻克醫學領域 3 個方面的難題，即癌症、特定遺傳病（如皮膚病、肺病和某種先天性再生障礙性貧血）和衰老。端粒酶在細胞老化過程中起著關鍵作用，它是於 1984 年被破譯其作用的，它可以修復受損的端粒，使其在傳代中不縮短端粒的長度，即永葆細胞的青春活力！所以被稱作「長生不老」的鑰匙。端粒經常被比作鞋帶頭上包裹的、用於防止鞋帶頭散開的塑料片，它就像塑料片保護鞋帶一樣，保護著染色體。

3. 人從 3 5 歲後就開始衰老

細胞的衰老反映了機體的衰老。

從端粒的研究證明了，人在幼年時，細胞不斷地分裂，一分為二，二分為四……子細胞不斷地成倍地增長，

人就不斷地發育長大。待細胞無法再分裂新生時，老細胞又不斷地變老死去，於是出現牙齒脫落，頭髮變白脫髮，機體衰老，直到死亡。

經研究，人體除了幹細胞與生殖細胞外，體細胞端粒的長度，也會隨著年歲的增加而縮短。但是，不同組織細胞的端粒變短的速度各不相同。

一般的規律是：一個人從出生到 16 歲以前。各組織器官生長和功能迅速增長，16～20 歲進入生長平穩期，直到 30～35 歲。35 歲開始，有的器官及組織的功能，因體細胞的衰老而減退了。其中，肺最容易衰老，因此要重視對肺的保護和鍛鍊。其次是腎小球，然後是心臟，神經系統和腦組織的衰老速度則相對緩慢一些。

研究還發現，男性端粒的縮短速度比女性要快，這可能是女性比男性長壽的基因因素所在。

（二）環境起重要外因作用

外因：環境和生活習慣對長壽的作用，可能達到 66%。

1. 外環境良好、經濟發達國家百歲老人多

北大抗衰老中心童坦君院士指出：基因僅僅是長壽原因中一部分的因素，甚至連一半的決定作用都起不到，大半的因素還在於環境。

聯合國規定，長壽地區的標準是每百萬人口中要有 75 位以上的百歲老人。按此標準，世界五大長壽地區是：中國新疆維吾爾自治區的和田與阿克蘇、廣西壯族自治區的巴馬地區、巴基斯坦的早薩、厄瓜多爾的比爾卡班巴、格魯吉亞的阿布哈吉亞。世界長壽地區的存在，說明

良好的自然環境對機體生命具有良好影響。

前幾年統計數字告訴我們，美國有百歲老人 4 萬多人，日本有 2 萬多人，中國有百歲老人 2 萬多人。經濟發達國家長壽水準高達 10%以上；而非洲某些經濟落後的國家的長壽水準只有 0.5%以下。台灣人2014年平均壽命，男性 76.72 歲，女性 83.19 歲。這些都是社會經濟因素對衰老和壽命影響的有力證據。

外環境對衰老的影響是由內環境起作用的。

2. 內環境的影響加速衰老

童院士認為：如果僅僅想要依靠「長壽基因」獲得長壽，這種想法過於簡單，包括基因在內的長壽遺傳控制體系，也要受到內環境的影響加速衰老。

如自由基可攻擊生物膜，破壞組織細胞結構，直接破壞線粒體，損傷細胞的功能，而加速衰老。隨著年歲的增長，內環境會變得更加惡劣，如抗氧化能力不斷下降，自由基代謝出現障礙，體內自由基增多。如果包括基因在內的遺傳控制體系也受到自由基的攻擊而損傷，就會加速機體衰老的進程。

再如，隨著機體年齡的增長，各種機能的降低，對外界環境變化適應能力的減弱，代償功能的低下，就容易出現各種老年病，如高血壓、高血脂、高血糖、低密度脂蛋白和肥胖等，病變反過來也會加速機體衰老。如脂代謝紊亂是動脈粥樣硬化的基礎。硬化了的動脈，使機體各重要器官──心、腦、腎等出現供血不足，從而加速其退行性病變。高血壓致使血液裏的血管緊張素和腎素等不斷升高，進而引起組織缺血，導致衰老加速。

有些衰老是可逆的，如透過體育鍛鍊和控制飲食可以消除肥胖；有些衰老是不可逆的如高血壓，一旦戴上這頂「帽子」，就要終生服藥。

3. 好心態是長壽者的共同特點

外環境的好與壞也需要由內環境起作用。

擁有一個好心態，是所有長壽老人共同的特點之一。若在世界最長壽地區的外高加索，參加當地人的婚禮，你總會發現八九十歲的老人和年輕人一起又唱又跳。那裏還舉辦過 90 歲以上老人的「選美大賽」，參加者中年齡最大的是 106 歲。

在中國長壽地區巴馬縣的調查中發現，80 歲以上的老人中，92.1%的人自我心理感覺良好，94%的人參加一項以上的社會活動，72.4%的人感覺有真正信賴的人。多數長壽老人家庭和睦，經常與親戚見面，平時種花或者飼養小動物，心境穩定。

為什麼心態好壞能夠影響壽命長短？這是因為神經調節（神經系統）和體液調節（內分泌系統）一起作用，維持著內環境的穩定，「心態」直接作用於神經系統而影響著內環境。好心態是情緒穩定、神經系統健康的表現。

4. 適應環境者長壽

今年 110 歲的南京大學生命科學院的鄭集教授，也是一個適應環境的高手。很多人退休後不能適應，患上了抑鬱症，他卻說：莫道朝霞美，更愛夕陽紅。他「慾寡神自舒，心寬體常適，且喜老來健，尚無頹廢姿」。百歲老人仍著書不輟。

剛剛獲得推鉛球世界冠軍的澳洲百歲老太露絲・弗里

斯說：「100歲很老嗎？不，我覺得自己還很『年輕』，沒什麼是我做不了的。」

童院士說：「要心理平衡，就需要適應。適應生活、適應環境、適應社會，只有『適應環境』的生命，才算真正意義上的長壽！」讓我們記住這句話，並付諸行動。

四、人究竟能活多少歲

就人群而言，人壽可以從科學上得到論證，既不是靠良好的願望，也不是聽信傳說，而是靠現代科學的論證。

1. 老祖宗的「天才預測」——嵇康定律

《黃帝內經》就指出「度百歲」的人生壽數目標。這是在2000多年前人均壽命還十分低下的情況下作出的「天才論斷」。更早的是《周禮》、《左傳》和《莊子》等著作中，也都論述了人的壽命應在百歲以上。《周禮》認為：「百二十歲為上壽，中壽百歲，下壽八十。」《洪範》這部書把活到120歲看成是「盡終其天年」。

嵇康的論斷最具代表性。他在《善生論》中說：「上壽百二十，古今所同。」就是說，人類的壽命為120歲，過去和現在都一樣。直到現代用科學手段和方法都一再證明人壽為120歲左右。

2. 壽逾百歲的現代科學論證

(1) 生長係數說　德國生物學家布豐提出壽命的「生長係數」概念。他認為動物和人的壽命，與其生長期有個倍數關係，其係數（倍數）為5～7，即各種動物和人的壽命是其生長期的5～7倍。生長係數乘以生長期，即為壽命。例如，人的生長期（以骨骼停止生長時作為生長期

的終點）為 25 年，此時不再長高，測定骨骼是否癒合為準。則 25×（5～7）= 125～175（年），即人的壽限。

(2) **性成熟係數說** 在廣泛研究了哺乳動物的壽命與其性成熟年齡的關係後發現：壽命與性成熟年齡間也有個倍數關係。其係數為 8～10。人的性成熟年齡平均為 14 歲（此時女性來月經，男性遺精），則人的壽命為：14×（8～10）=112～140（歲）。

(3) **基因組學說** 透過測序發現了「壽命基因」、「衰老基因」及「長壽基因」。若壽命基因能正常運轉，則人壽至少為 120 歲；長壽基因（長壽、高壽者明顯）正常運轉則可活到 150 歲；由「基因工程」，還可延至 300 歲以上。

(4) **海弗列克係數說** 最令人信服又經過半個多世紀考驗的海弗列克係數說，是關於人壽的生理時鐘學說（又稱人壽生理時鐘）的可靠依據。20 世紀 60 年代，美國科學家海弗列克用細胞培養法研究人體胚胎成纖維細胞的壽命。他原先認為，只要培養條件良好，所培養的細胞就可以無限制地分裂下去。不料，從他培養的結果發現，細胞分裂到 50 代左右時即失去有絲分裂的能力，不再分裂繁殖而衰老死亡。海氏認為，這是人的壽命在細胞水平上的表現。他還發現，細胞壽命的長短顯然是受細胞內類似「時鐘」一樣的機制所控制。透過深入研究，他得知，這種「時鐘」存在於細胞核內。

近年來，人類基因組學又進一步證明，「時鐘」在細胞核染色體的端粒上。染色體端粒上的 DNA 序列隨細胞的分裂次數而縮短，縮短到一定長度時，細胞便失去了分

裂能力而死亡。所以，壽命生理時鐘存在在端粒 DNA 鏈的長度上。

　　海氏的另一直接貢獻是計算出培養細胞分裂一代的時間，相當於人的年齡 2.4 年。稱為海弗列克係數。據此推算，人的壽命應為：2.4×50=120（歲）。與嵇康定律相吻合。值得注意的是，這是指人群而言的，就個體而言，還存在著個體差異。

　　古今中外都出現過百歲老人，這進一步說明人應該能活到百歲以上。對周口店北京猿人的年齡鑑定證明，多數為 15 歲左右死去，只有 1 人為 50 歲，這在當時是相當高壽了。當時人類的平均壽命在 20 歲以內。現在台灣人平均壽命在 70 歲以上。說明隨著社會進步，科技發展，人壽還在不斷延長著。

3. 2020 年可能出現人均百歲的國家

　　⑴ 各國壽命與健康年齡　第 60 屆世界衛生大會於 2007 年在瑞士日內瓦公佈世界各國民眾的壽命與健康年齡，其中聖馬力諾男性最長壽，平均壽命為 80 歲；而塞拉利昂男性僅為 37 歲。

　　與以往報告不同的是，此次世衛組織除統計壽命數字（表示生存時間長短）外，還列出了健康年齡（能健康生活的平均年數）。在這一項中，台灣男女平均為 72.6 歲，中國男性和女性分別為 63 歲和 65 歲，不僅低於往屆榜首的日本（男 72 歲和女 78 歲），也不及瑞士、德國、澳洲等國。

　　壽命數字只是單一的衡量指標，表示生存時間長短；健康數字則是指一個人不得大病的時間，這能真正顯示出

人的生存狀態、生活品質等。從這個角度講，真正關乎生命質量的是健康年齡，而非單純的壽命。

健康是文明程度的表現。經濟越發達，社會文明程度就越高，人們也越關注健康；人們越關注健康，就越能夠推動社會文化發展，這是一個良性循環。

⑵ 外國人的「養生經」與長壽原因 —— 他山之石，可為我用

① 談到長壽原因，很多 90 多歲的日本老人認為：米飯、醬湯、魚類，再加上日本人每餐必有的蔬菜，使得營養和熱量攝入都達最佳狀態。除合理飲食外，日本人幾乎每天都泡澡，這樣能減少細菌感染、促進血液循環。因此，使 80 歲以上的老人看上去也是精神煥發。

② 瑞士是本次大會的東道主，其男女壽命同樣居世界前列，究其原因，和瑞士人愛吃奶酪有關。奶酪含有豐富的維生素、鈣和蛋白質等，能增加抵抗力，還能保護視力，增進新陳代謝。此外，歐洲國家普遍抵制美式快餐，認為快餐容易導致肥胖和營養不良。

除飲食外，瑞士人還熱衷戶外活動 —— 冬天滑雪，夏天登山，學校還會放為期一週的「滑雪假」。許多瑞士家庭不買電視機，而將坐在電視機前的時間用於運動。

③ 儘管澳洲人一直被肥胖困擾，但仍以男性平均壽命 79 歲，女性 84 歲躋身長壽榜前三甲。澳洲人對健康的關注是從嬰兒期開始的。儘管澳洲人也面臨著各種壓力，但他們天性樂觀。

④ 紐約人的長壽祕密揭示 ——「誰走得更快，誰就能活得越久」。紐約人是全美國各地區居民中平均壽命最

長的，祕密何在？經研究發現，居然是他們超快的行走速度。

在紐約生活過的人，大多有這樣的感覺：生活在紐約就像是在地獄——震耳欲聾的噪音、擁堵不堪的街道、渾濁刺鼻的空氣、忙碌擁擠的人流。人們必須一週工作 60 小時，住狹小破舊的公寓……紐約城——雖然很刺激，但遠不是一個健康的、適合居住的城市。

現今，全美居民的平均壽命為 77.8 歲，而紐約人的平均壽命為 78.6 歲。

「誰走得越快，誰就能活得越久」。這是巴爾的摩市抗衰老國家研究中心的女研究員埃里安諾‧西蒙西克說：這是我們在實驗後得出的結論。她讓 3075 位 70 多歲的老人每天以儘可能快的速度跑完一段 400 米長的路程。在堅持了 6 年之後，西蒙西克的研究小組對老人們的健康狀況進行了全面檢查。

測試結果表明：有 1/4 的老人未能完成任務，未能每天堅持跑完 400 米；一部分老人非常漂亮地完成了任務，並在 5 分鐘內就能跑完全程，他們患心肌梗塞的比例要比其他老人低；還有一部分老人也能完成任務，但所用時間在 5 分鐘以上。而他們每多花 5 分鐘，在未來 4 年內可能死亡的風險就增加 30%。

紐約人都像上足了發條似的，鉚足了勁，心無旁騖地趕著時間。沒人願意開車，因為汽車價格太貴，停車費高達一個月工資之多，堵車時間更久……所以紐約人就邁開雙腿走出了全美人壽最高的城市人。

⑤「袖珍長壽國」——聖馬力諾的長壽原因。世界

衛生組織 2007 年 5 月 18 日發佈的《2007 年世界衛生統計報告》顯示，歐洲小國聖馬力諾的男性壽命最長，平均壽命高達 86 歲，女性壽命也在排名中名列前茅。究其長壽原因是：

第一，氣候宜人，空氣新鮮。聖馬力諾位於歐洲亞平寧半島東北部，四周與義大利接壤，氣候宜人，風景秀麗。年平均氣溫 16℃，屬亞熱帶地中海氣候。首都聖馬力諾市位於蒂塔諾山的斜坡上，這裏的空氣更是清新無比，讓人感到很清甜，吸入胸中清新滋潤。研究人員認為，山上氣溫、氣壓較低，風速較大，太陽輻射尤其紫外線含量充沛，有助於鈣、磷代謝和機體免疫力的提高。呼吸清新的山風，可穩定情緒，預防哮喘發作，還能改善肺的換氣功能。

第二，民風淳樸，富裕祥和。聖馬力諾號稱「君子之國」。這裏也是世界上絕無僅有的「不設防線的城邦」，異域遊客和本土居民均可自由出入，無哨所、關卡、邊檢，也無須簽證。在這樣的環境中生活，心態平和，少有壓力，人與人之間彼此互相尊重，和睦相處。平和樂觀的心態是眾多長壽者的共同特點，聖馬力諾也不無例外。

第三，養生三件寶。在聖馬力諾飲食上流傳著這樣一句話：「麵包+葡萄酒+橄欖油，活到九十九」。全麥麵包、葡萄酒、橄欖油是聖馬力諾人每天不可缺少的食物。他們如此長壽與他們合理的飲食結構有關。

⑶ **長命百歲不是夢**　1965 年，當美國導演斯坦利‧庫布里克開始拍攝《2001 太空漫遊》片，幻想著 36 年後人類飛天的時候，他也許不會想到，僅僅只過了四年，人

類就登上了月球。

現在，我們正在經歷 21 世紀的前 20 年，世界正仕經歷一場全球性的技術革命，生物技術（克隆動物、幹細胞培養、器官移植……）、納米技術、材料技術和訊息技術的融合，其速度越來越快。經過長達 20 年的光陰，人類的壽命將會發生怎樣的變化呢？這就是長命百歲再也不是紙上談兵，而是可能在一個國家實現，一個地區出現。

人類壽命問題，歸根結底是生物技術、納米技術、材料技術和訊息技術的互相融合，使醫學領域發生層出不窮的重大突破。特別是基因和幹細胞的研究領域。

2008 年，「組織工程」器官移植、癌症基因掃瞄、個性化人類基因圖譜等已經讓我們清晰地看到生物技術、納米技術、材料技術和訊息技術相互滲透相互融合的曙光。到那時，醫療人員可以給每位患者進行全方位的基因檢測和生物學特徵掃瞄，然後製成一套每個人獨一無二的生物特徵及健康檔案。然後採用半導體技術製成一個閃存卡，到那時廢除一切病歷，就診只需攜帶小小的閃存卡。甚至可以製成生物芯片而植入自己體內。

全新的傳感器、納米新材料和生物材料技術，將會給手術設備和手術方式帶來翻天覆地的革新，許多重大外科手術，可以使用伽馬刀，甚至無須開刀即可完成。

不久前，日本科學家成功地用 16 年前冷凍的「已故」牛細胞克隆了 4 頭牛，其中 3 頭存活。這就是說到 2020 年，人類的「重生」或「起死回生」也許可以成為現實。而遺傳修飾技術的使用，可使懷孕前就進行排除「不良基因」的「手術」，從而誕生出「完美寶寶」。

到了 2020 年，許多困擾人類已久的癌症、艾滋病、禽流感、A 型流感等不能根治的疾病，也許會獲得解決的途徑。當然，新的疾病和生態變化，也會給人類健康帶來新的挑戰。

不管發生什麼，按照澳洲科學家的預測，到 2020 年，人均壽命超過百歲的國家很可能會出現。2008 年，世界上最長壽的國家是日本，其女性平均壽命已經達到了 86 歲。離 100 歲還會遠嗎？

五、為什麼大多數人未能活到「天年」

雖然古今中外都有許多有據可查的百歲老人，但大多人為什麼達不到這一壽數呢？有些人一踏上 60 歲左右就明顯衰老。這引起了眾多科學家的重視與探索，一時出現了許多衰老學說。

筆者曾作過統計，流行於中國的衰老學說約有 40 種。例如，遺傳程序學說、自由基損傷學說、交聯學說、自身中毒學說、內分泌失調學說、營養失衡學說、生殖機能減退學說、大腦衰退學說等。這些學說都有一定的根據，但卻是用單一因子來解釋衰老，而衰老的真實原因又非單一因子所能承擔的，而是由綜合因素所造成的。不能用瞎子摸象，只見一點，不觀全貌。現將難以盡終天年的各種因素分析一下。

1. 十大因素難以「盡終天年」

(1) 直立　雙腳直立行走是人與動物的最大區別。直立解放了前肢，但大腦處於人體的最上端，為大腦進一步發育與增大提供了極好的條件，使人類成了「世界的主

宰」、「萬物之靈」。但進化的同時，也帶來了退化。直立使人由腹式呼吸轉變為胸式呼吸，致使呼吸攝氧不足，使身體由於慢性缺氧而早衰，尤其是處於最上端的大腦最易缺氧，其腦病也就隨之增多。

(2) **雙足行走**　直立行走，腳跟先著地，觸地時的振動直傳大腦，導致大腦的「終生振盪和損傷」，大腦的易缺血、缺氧，使人類致死致衰的慢性病增多。

(3) **生存本能的丟失**　由於不受大自然的直接影響，人類的靈活性、敏捷性、柔韌性及忍耐性等生存本能遠遠不如動物。這些生存本能的短缺，對動物來說便意味著死亡。但對人類來說，雖不會導致直接死亡，卻可導致早衰易病。在這方面「人不如動物」，因此，人的壽命也不如一些動物長。

(4) **飲食離自然越來越遠**　吃得越來越細，越來越精，說明加工的程序越來越多，離自然越來越遠。「吃」出來的病也就越來越多。

(5) **人類的抗病能力普遍削弱**　人類長期以來使用化學藥物和抗生素，毒性作用越來越大，病菌抗藥能力、抵抗抗生素能力越來越強（結核病又捲土重來就是這個原因），出現了「無藥可用」的「超級細菌」時代。病多壽就短。

(6) **人類的感官普遍退化**　城市青年人的聽力還不如非洲 70 歲老人的聽力；視力下降尤為嚴重；還有環境污染危害到人類生殖退化，男性精子越來越少、活力下降、畸形增加，直接威脅著人類的生存能力。

(7) **心理問題「氾濫」**　人是有思想的，以此來區別

動物。人的心理問題、心理障礙及其疾病而引發的自殺和他殺層出不窮。戰爭對健康和壽命的破壞是毀滅性的。

(8) 環境污染已到了危機的程度　人類在生產和生活中所排放的「三廢」（廢氣、廢水、廢渣）嚴重破壞了人類居住的環境，使環境中的「三致」（致基因突變、致胎兒畸形、致癌）物質增加，嚴重降低了人類的生命質量。時至今日，地球氣溫的日益變暖，也是人類自己惹的禍。

(9) 破壞了生理時鐘的運行　自愛迪生 1884 年發明電燈以來，就有 1/3 的人在電燈下匆忙工作，不像祖先那樣「日出而作，日落而息」保持生理時鐘有效地運轉。這種破壞自然也要影響到生命「壽鐘」的準點，即影響到壽命不能按原來的節律運轉到終點，出現折壽、夭壽。

(10) 性亂愈演愈烈　人類除了繁衍後代，還為了滿足性慾，從而帶來了一系列的社會問題。如嫖娼、賣淫、非法同居、婚外戀、包二奶等，並衍生出性病、情殺、亂倫等，其後果是心身受害、社會不安定、家庭不和睦，從而帶來早亡、早衰、自殺、減壽。

以上 10 條影響人類壽命的因素，有的是無法克服和糾正的，如直立、雙足行走等，但更多的是人類自身存在與壽命相悖的弊端，如飲食遠離自然、環境污染、性亂、生理時鐘顛倒等問題，經過努力是可以避免或減少影響的。

2. 人類健康長壽十大威脅

世界衛生組織 2002 年 10 月 30 日向世界公佈了人類健康長壽十大威脅，並指出如果戰勝這些威脅，人們可以多活 5～10 年。在立項研究的 25 種人類健康長壽主要威脅中有 10 項是重大威脅：①體重不足或超重、肥胖；②

不安全性交；③高血壓；④菸癮；⑤酗酒；⑥不潔飲水；
⑦膽固醇過高症；⑧室內煙塵；⑨缺鐵症；⑩不可抗拒的
自然災害。

　　報告中指出：這十大威脅造成的後果比人們想像的要
嚴重得多。全世界每年有 5600 萬人死亡，其中 40%與這
十大威脅密切相關。同時還指出：富國居民和窮國居民各
自所面臨的健康威脅有較大差別。在貧窮國家，主要缺乏
食物，有 1.7 億的兒童體重不足，而在高、中收入的國
家，有 10 億成年人的體重超標或患肥胖症。

　　報告告誡各國政府和個人，要採取措施預防這些重大
威脅，否則到 2020 年，菸草和體重超標或肥胖症每年致
死的人數會大幅度增加；而體重不足，每年也會損害上億
兒童的健康。

3. 生命時鐘磨損論

　　生命時鐘磨損論衰老說即生理時鐘衰老學說。1991
年，美國科學家喬治提出：衰老的根本原因是機體受內外
因素損傷長期作用的綜合結果，不能過分強調某一因素的
重要性。只有全面地看問題，才能對衰老原因和本質有一
個深刻的認識。

　　在這一新觀點的指引下，生理時鐘衰老說可滿足「綜
合因素衰老論」的要求。抗衰老是一項系統工程，大多數
人未能「盡享天年」是因為未實行科學的養生方法，即生
理時鐘養生法，它要求貫徹「養生系統工程」。

　　綜合因素衰老論或生理時鐘衰老（磨損）論是一個新
的飛躍，過去已有的各種衰老學說都可以被它所涵蓋和包
涵。從養生角度來看，過去已有的各種養生方法都不能適

應與滿足生理時鐘養生法的要求。養生觀點也在不斷更新和提高中，只追求長壽，不管生命品質如何的長壽已不是人們追求的目標，人們需要的是「健康長壽」。大健康要求人們健、壽、智、樂、美、德6字健康境界，而生理時鐘養生法能讓你實現此目標。

六、健康快樂享天年

曾經是：「人活七十古來稀」；如今卻是：「七十不稀奇，八十多來兮，九十笑眯眯，百歲定可期」，「六十還是小弟弟，五十還睡在搖籃裏」。許多學者都提出，21世紀是「長壽時代」，達「天年」者將大批湧現。為此，我們提出：健康長壽，需要你一輩子關注！

人體狀態有三：健康狀態、亞健康（半健康）狀態和疾病狀態。亞健康狀態並不會長期停留，它或者由自覺的主觀努力向健康態轉化，或者不自覺地、聽之任之地向疾病態轉化。倘若人人都能自覺地走出亞健康，那麼，人類便能保持長期健康——起碼是80歲前不生病，90歲能夠生活自理，那麼，就能實現輕輕鬆鬆度天年。

1. 儘快走出亞健康狀態

走出亞健康，實際上就是要「把疾病消滅於萌芽狀態」。一旦生了病，就很難回到不生病前的狀態了，不但人受罪，體受虧，早衰、損壽也是必然的事。健康長壽是一輩子的事，需要從娃娃抓起，階段分齡養生（或叫人生關鍵期養生），更有利於健康長壽。

(1) **少小就應養生** 重在日常護理，是延年益壽的基礎。目前存在過度關愛，甚至是溺愛。過食致肥胖，過嬌

致愚蠢，獨立生活能力差，四體不勤，不能吃苦……除降低生活品質外，還降低了健康品質。

⑵ **中年護好精、氣、神三寶** 孔子曰「三十而立」。目前是三十「不立」的佔太多。學業上未立，事業上未立，經濟上未立，道德上未立，家庭、婚姻未立。更重要的是良好的養生習慣未立，健康狀況堪憂。

⑶ **老年宜調補** 食補、藥補、動補、靜補、神補，因人、因時、因地而異地補。

只有少、中、老「三關」順利通過，才有可能登壽域，享天年。

2. 為什麼快樂能長壽？

人活著便有慾望，生活是多彩的，慾望也是多樣的。金錢、愛情、家庭、事業、健康……何為先？在一次公眾調查中發現，無論國內外，健康都是佔首位。健康是 1，其餘都是零，零只有在 1 後面才有意義。健康生活的核心便是快樂。要做到事事快樂，時時快樂，天天快樂，也並非是件容易的事。

快樂是個情緒問題，而情緒是生命的指揮棒。如何用好這根指揮棒？其中的學問可大了。

⑴ **快樂使人長壽** 孔子在論語中說：「樂以忘憂，不知老之將至。」樂可以解憂。現代人響亮地提出：快樂是健康長壽的源泉。波蘭年齡最大的老壽星、年逾 116 歲的雅尼娜・艾茲維科夫斯卡說得好：「無論什麼靈丹妙藥，都比不上快樂來得有用。」她最大的優點就是能用樂觀的態度看待周圍的一切。即使遭遇到了不幸，她也能很快地讓自己解脫出來。快樂可增壽、延壽已是醫學界的共識，

並將成為 21 世紀心理養生的核心內容。

(2) **你會快樂嗎？** 有人會說，遇到不好的事還快樂得起來嗎？難過還來不及呢。問題就出在這兒了。喜事要樂（可不要樂過了頭，當心樂極生悲），憂事也要樂。這怎麼可能呢？可能不可能，就看你怎麼想了。把臉弄傷了，是喜是憂？你一定會說，是憂，但在樂觀者看來卻是樂・幸好未把眼睛弄瞎。事情還是那事情，思維方式不同，便可得出截然不同的結果。所以要學會快樂，只有這樣才可快樂地度過每一天。

(3) **學會利導思維幫你天天快樂** 弊導思維是對事物進行消極意義上的思維方式；而利導思維則與此相反，是對事物從積極意義上的思維方式，因為它讓你看到事物的光明面和未來的前途，所以充滿樂觀和信心。

(4) **為什麼快樂能長壽** 快樂時人體能產生兩種快樂素。

① **多分泌腦內嗎啡**：利導思維時分泌腦內嗎啡（又稱愉快素、快樂素），可使收縮的血管舒張、血壓下降、血流暢通，對身心都有莫大好處。腦內嗎啡還能活躍免疫功能，提高人體抗病、抗癌能力。總之，快樂才可促進腦內嗎啡的分泌，從而有利身心健康。而弊導思維時，體內去甲腎上腺素的分泌是安靜時的 100 倍，它使血管收縮、血壓升高、血流受阻、氧氣供應不足、血小板受損壞，促進血栓形成、動脈硬化。所以，即使不快樂，也不要生氣，尤其是生悶氣，極不利於健康和長壽。

② **增加大腦 α 腦電波** 在 4 種腦電波中，以頻率為每秒 8～13 赫茲的 α 波對人體最有利。這是一種保證身

心健康的和諧波。每當腦內嗎啡分泌時，大腦必定出現
α 波。而睡眠充足的人，在睡眠中也會出現 α 波，所以
按時入睡對長壽很重要。

　　養生的方法有千百種，凡有效者均符合這兩個標準。
已知氣功、瑜伽、太極拳、坐禪、運動等，尤其是利導思
維，均可誘發分泌腦內嗎啡和增加 α 腦電波。

　　零點公司調查表明，認為自己快樂的人只佔
10.46%，認為自己不快樂的人佔 12%。這也許是人們患
病和未達「天年」的一大原因。這裏獻上一首《快樂歌》
與讀者共勉：「人或生來氣血弱，不會快樂疾病作。病一
作，心要樂，心一樂，病都卻。心病還將心藥醫，心不快
樂空服藥。為君獻上快樂歌，便是長生不老藥。」

七、「我命在我不在天」——談「計齡養生延壽」

　　「我命在我不在天」，這是三國時代，曹操說的一句
話。他那個時代就敢於向「天」挑戰。生活在今天的我
們，更有理由和可能來實現這句話。讓我們擺脫「年齡」
的羈絆與束縛，走出因年齡造成的誤區。為此，筆者提出
了「計齡養生」，從深層次上掌握自己的命運。

　　(1) **日曆年齡**　這是我們歷來慣用的以「年」計齡的
方法，稱為「日曆年齡」或「時序年齡」，或「戶口簿年
齡」，活一年長一歲，以年為度量標準。每個人的「年歲」
隨著時間的消逝而均等地增長著，不管身體狀況、心理狀
況如何，均一視同仁，人人平等。

　　這種計齡方法的缺點是不能真正反映人體衰老的程
度，人們已衝破了這一禁區，採用更具科學、更有主觀能

動性的多種計齡新方法。

(2) **生理年齡** 以人體實際老化程度為計齡標準。是指達到一定日曆年齡的人的實際生理結構和功能衰老的程度。日曆年齡相同的人，其生理年齡不盡相同：有人未老先衰、百病纏身，生理年齡可能比日曆年齡還要老；有人寶刀不老、青春常駐，生理年齡比日曆年齡還要小。

這種生理年齡與日曆年齡不同步的現像是普遍存在的，它可以客觀地反映人們實際衰老的程度，它的優點是可以透過體育鍛鍊、合理營養、保持樂觀心情等措施延長生理年齡。壽命與生理年齡更為密切，使用生理年齡可增強實現健康長壽的信心。但缺點是需要藉助醫療衛生的某種檢查和檢測。例如，對骨密度的檢測可實際知曉你骨骼的實際生理年齡是多少，或肌力測試等。

(3) **心理年齡** 以心理狀態和精神面貌為標準。由於社會的生活經歷不同，受教育程度不同，形成每個人的心理健康程度也不相同，這種差別便反映在心理年齡上。日曆年齡相同的人可有不同的心理狀態。有的人年紀輕輕，但心理狀態卻蒼老得很；而有的人雖達垂暮之年，卻仍童心未泯，志在千里。

心理年齡不受時間的支配，許多科技菁英，兩鬢斑白，甚至滿頭銀髮，但在科技探索的征途上，仍保持旺盛的精力和孩子般的好奇心。當然，這些人的心理年齡肯定要比日曆年齡年輕得多。有些年輕人心理頹廢，揚不起生活的風帆，因而人雖年輕，而心理卻衰老了。若能更新觀念，重振雄心他們的心理年齡便會變得年輕。

要想推遲自己的生理年齡，最重要的措施是克服心理

衰老。心理衰老可導致真正的生理衰老。有兩句話值得牢記：「假如你認為自己還年輕，那你永遠年輕；假若你認為自己老了，那你就真的老了。」筆者的座右銘是：「須使歲月充滿生機，莫讓生命空添歲月。」延長生理年齡的訣竅首先在於保持自己的心理年輕。

(4) 社會年齡　以參加社會實踐活動的能力作為度量標準。它與一個人的經驗、知識、才能的積累成正比。處世閱歷的深與淺，知識的淵博與貧乏，學習及工作能力的強與弱，在今天的社會競爭中顯得愈來愈重要。有的人，雖然年紀一大把，但辦起事來卻十分幼稚可笑；有的人則少年老成，心眼特多。後者，他的社會年齡就比前者大，雖然前者的日曆年齡比後者大，但這不受日曆年齡的限制。活動廣泛、交際活躍、經驗豐富、知識淵博、才華橫溢、能言善辯、思想深刻、足智多謀、處世老練等，均可作為評定社會年齡的標準。

(5) 外貌年齡　包括外表形體、儀表、風度、裝束、打扮、髮型、談吐等。由於遺傳因素和後天保養的差異，日曆年齡相同的人，其外貌年齡可相關很大。特別是女性，對外貌年齡十分敏感。有的人外貌年齡可比日曆年齡小 10～20 歲，這對健康有極大的激發和刺激作用。

愛美、追求美是人的天性，也是女性的本能。「俏」、「靚」、「美」是「心理營養素」，也是延年益壽的「添加劑」和「自助餐」。隨著社會文明的發展，外貌年齡愈來愈受到重視。美容、化妝、服飾、修養、風度等都會影響人的外貌年齡；而外貌年齡反過來也積極地影響著生理、心理、社會和日曆年齡，它可使人煥發青春意識、萌發童

心、重新認識自我，助你攀登壽域。

八、活不到百歲是自己的錯

假如說，健康長壽在過去還只是一種良好的願望，那麼，在今天科學空前發達，社會長足進步的太平盛世，應該是有條件、有能力去實現它！在這裏我們向你提出：能活100歲；敢活100歲；善活100歲的方方面面，那麼，再活不到100歲，就該是自己的錯了。

1. 能活100歲

前面我們已經說過，無論是古代「天才的預言」，還是當今的科學論證，都證明人類的自然壽命應該在 100～120歲。這為我們壽逾百歲提供了有力的佐證。

長壽者古今有。不但現在出現長壽村、長壽縣。就是在古代，物質條件十分匱乏的年代仍然出現星星點點的百歲老人。難道我們還不如古人？

世界衛生組織曾經宣佈：「每個人的健康與長壽，60%取決於自己，15%取決於遺傳因素，10%取決於社會因素，8%取決於醫療條件，7%取決於氣候等環境條件的影響。」從中可以看出長壽與否起決定作用的還是你自己，當然活不到百歲就是自己的錯。

要想長生不老是不可能的，這違反自然規律，但推遲、延緩衰老進程，實現壽逾百歲完全是可能的。

2. 敢活100歲

(1) 珍惜你的「長壽權」　我們說：壽逾百歲是每個人在這個世界上最大的權利，別的權與此權相比都不顯得那麼重要了。所以這個最大之權怎麼可以隨便放棄呢？應

該為此一搏，也值得為此一搏，好好珍惜你在這個世上的長壽權！

(2) **拂去心頭的壽命坎** 許多人都受「人生七十古來稀」的負面影響，所以，有人提出應停用「古稀」一詞。在我國豐富的詞彙中，用「弱冠」表示 20 歲，「而立」表示 30 歲，「不惑」指 40 歲，「半百」50 歲，「花甲」指 60 歲，「耄耋」指 80～90 歲，「期頤」指百歲，還帶有「人瑞」的祥光等等。惟「古稀」一詞帶有消極悲觀色彩和情緒，或許在古代，把 70 歲的老人稱為古稀還說得過去，但時至今天，再把 70 歲稱為古稀於情於理相悖了，且給人有「愚弄」、「荒謬」的感覺。雖是約定俗成，習慣成自然，但在如今八十才算下壽，七十還是小弟弟的時代，確定太不符合時代潮流了。

有人建議：是否可將「古稀」改為「耆艾」指 70 歲。這樣可以拂去心頭的壽命坎。你想 70 歲都到「古稀」了我還有什麼奔頭。

(3) **擺脫年齡的羈絆** 能擺脫年齡羈絆的人，例如冰心老人，她說：「我是無知到了不知老之已到的地步。」百歲老人袁曉園說：「歲月催人偏不老。」但大多數人都擺脫不了「年齡」的陰影，有「年齡焦慮」。

前面我們已經介紹了「計齡養生延壽」，並講述「日曆年齡」、「生理年齡」、「心理年齡」、「社會年齡」、「外貌年齡」等，不同的年齡各有不同的計齡標準和方法，總的目的還是一個減少年齡造成的心理壓力。在年齡養生問題上也是智者見智，仁者見仁，怎麼對自己有利就採用哪種計齡方式，不必強求統一。

3. 善活 100 歲

(1) 做聰明人，不幹愚蠢事 人是世界萬物中最聰明者，人們在改造客觀世界中創造了輝煌卓越的成就：可上天、可入地、下海、鑽洞、網絡、訊息、基因、克隆、數位化、登外星球……但人類自身的建設都相對滯後，在影響健康長壽的 20 多種因素面前，人顯得束手無策，軟弱無力。正如盧梭所說：「在人類一切知識中，知之甚少而又最重要的是關於人類自身的知識。」可是現在的情況是：人類對人的精子的知識，還不如土星上光環的知識多。提高健康長壽水準應是人類的首要任務。用這一點來衡量人類似乎不太聰明。

更有愚蠢者，用健康作本錢去換取金錢、地位和財富；或以犧牲健康為代價，如抽菸、酗酒、過夜生活、通宵打麻將等來獲取所謂的「享受」。

健康時（或年輕時）不知珍惜健康，等失去健康時才想到要去養生保健（為時已晚），陷入了「健康圍城」，你說是不是表現很愚蠢。

還有，青山綠水、藍天白雲的大好世界不知珍惜，拚命開發，掠奪資源，非把地球弄得千瘡百孔、滿目瘡痍還不罷休，環境污染、氣候變暖已到了「危機」的程度。人類在這個問題面前又是一個悖論的例證。

(2) 做自己情緒的主人，不生氣 康德說：「生氣，是拿別人的錯誤懲罰自己。」大仲馬說：「人生是一串由無數小煩惱組成的念珠。達觀的人是笑著數完這串念珠的。」人生在世，不如意者八九。上述的格言，教我們如何正確對待身邊的不如意之事。心理學家把心理健康的標

準概括為：智力正常、情緒正常、意志健康、行為協調、人際適應與反應適度等指標。

生氣是一種情緒的釋放；氣過了，心緒趨於平靜了，這也是件好事。怕的是不該生氣的也生氣，「為小事而生氣的人，生命是短促的」，即指此而言。

比生氣危害更大的是慪氣。一般敏感的女性更容易慪氣、生悶氣。生悶氣有十大危害，自然對健康長壽不利。請看：

① **損害呼吸系統**：可引起氣促、胸悶、肺膨脹、氣逆、咳嗽等。

② **損害肝臟**：氣傷肝，易造成肝不適，肝氣不順，肝膽不和。久之，易引發癌症。

③ **損害消化系統**：氣滿胸，不飢不渴，氣滯於胃，使腸胃蠕動減弱，消化腺分泌消化液減少。

④ **損害心臟**：久滯之氣不能及時排出體外，入侵心臟，引起心跳加快，負荷加重，久之生變。

⑤ **損害神經系統**：氣擾神經，可引起失眠，導致頭昏、頭痛和查不出原因的不固定疼痛。

⑥ **損害腎臟**：逆氣衝出腎臟，導致腎衰、腰膝無力、性功能衰退或完全喪失性功能。

⑦ **損害泌尿系統**：可引起尿急尿頻。

⑧ **損害內分泌系統**：尤以引起甲狀腺功能亢進。

⑨ **損害皮膚**：可引起氣腫、氣脹和神經性皮炎、色素沉著，形成黃褐斑，使面容憔悴。

⑩ **損害免疫系統**：誘發癌症、削弱人體對各種入侵病毒、病菌的抵抗力等。

(3) 巧施人生健康工程　養生這個詞最早出現在《莊子‧內篇》上。所謂養，就是保養、培養、護養的意思；所謂生，就是生命、生存、生長的意思。養生就是根據生命發展的規律，以達到保養身體、健康精神、增進智慧，延長壽命的科學理論和方法。

① 20 世紀經歷了三個健康定義。1948 年之前，那時認為健康就是無病；1948 年世界衛生組織成立，健康的定義是在生理、心理、社會上的和諧狀態，有人稱之為三要素健康定義；從那以後的 40 年中，人類的平均壽命，提高了 30 歲左右；到了 20 世紀 90 年代，環境污染越來越嚴重，到了威脅人類生存和健康的程度，所以在健康的定義上又加了「環境」要素，成了「四要素」的健康定義。在以後的 10 年中，世界平均壽命又增加了 10 歲。

20 世紀末，80 多位諾貝爾獎得主相聚紐約，討論 21 世紀人類最重要的是什麼？對於這一人類的首要問題，這些人類菁英、智慧之星的共同結論是：健康！

在此同時我國養生專家和筆者討論提出「大健康」概念，即人類需要：健（健康）、壽（長壽）、智（智慧）、樂（快樂）、美（美麗）、德（道德）六字人類最佳境界。這是人類千百年來的夢寐追求。可以預計新的健康檔次，將引導世界創造出新的健康長壽記錄！

② 健康的基礎工程，即生理養生，它包括：吃得合理（營養均衡）、睡得香甜、玩得開心、動靜適度等。

③ 健康的調控工程，即規律生活。但凡長壽、高壽的老人，都有一個共同的特點，那就是生活規律，使自己的生理時鐘與大自然週而復始的生息變化規律和諧、合

拍。無論起居、飲食、醒睡、工作、學習、用腦、鍛鍊、休閒等，總之，生活中的一切吃喝拉撒睡、行動坐臥走都養成定時、定量的習慣，讓生命的航船預期抵達彼岸而善終天年。各種生命時鐘的準點（健康），必將導致人體最大的「鐘」——壽命鐘的運轉正常。

④ 健康的上層建築，即保持心境穩定。健康的人生，離不開良好的心情與情緒。因此，心胸開闊、性格開朗、情緒樂觀、豁達大度都是健康神養的核心。

⑤ 健康的強化工程，「運動的作用可以代替藥物，但所有的藥物都不能代替運動」（蒂素言）。因此，我們每天要活動每一塊肌肉，每一個關節。

年輕人，可進行大運動量鍛鍊，中老年每人每週至少進行 3 次運動，每次不少於 15～30 分鐘。

⑥ 健康輔助工程，即興趣愛好。興趣可刺激引發大腦產生 α 波和腦啡肽物質，是一種使人長壽的腦電波和產生愉快素的物質，均有利健康長壽。

⑦ 健康的維繫工程，即哲理養生，是養生的最高境界。明代哲學家王夫之的「六然」、「四看」值得提倡。

「六然」，即自如超然：超凡脫俗，超然達觀；處人藹然：與人為善，和藹相親；無事澄然：澄然明志，寧靜志遠；處事斷然：不優柔寡斷，當斷則斷；得意淡然：不居功自傲，忘乎所以；失意泰然：不灰心喪志，輕裝前進。

「四看」，即「大事難事看擔當」；「逆境順境看襟懷」、「臨喜臨怒看涵養」、「群行群止看見識」。

⑧ 健康的現場施工，即人生關鍵期養生保健。

以上各項「工程」需要一個最佳的施工時間，早了、遲了都不行。

關於人生關鍵期養生，詳見本章第一節內容。

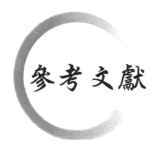

參考文獻

〔*1〕 宋為民. 時間中醫學〔G〕. 南京：南京中醫學院（鉛印），1980.

〔2〕 宋為民、陸月蓮. 人體生理時鐘趣談〔M〕. 上海：上海中醫學院出版社，1989.

〔*3〕 宋為民、陸月蓮. 康壽新觀—生理時鐘養生〔M〕. 天津：天津科學技術出版社，1991.

〔4〕 宋為民. 時間養生學〔G〕. 南京：南京中醫學院（打印教材），1991.

〔5〕 宋為民、陸月蓮. 生理時鐘養生〔G〕. 南京：江蘇省老齡委「為你健康工程」讀物，1993.

〔*6〕 宋為民、陸月蓮. 生命關鍵期保養大全〔M〕. 南京：東南大學出版社，1994.

〔7〕 宋為民. 四季養生〔M〕. 天津：天津科技翻譯出版公司，2002.

〔8〕 宋為民. 生理時鐘養生—撥正您的生命指針〔M〕. 天津：天津科技翻譯出版公司，2002.

〔*9〕 宋為民. 生理時鐘學說〔G〕. 南京：南京中醫學院（鉛印）教材，1997.

〔10〕 宋為民.人生關鍵期養生—健康活到一百歲〔M〕.
天津：天津科技翻譯出版公司，2002.

〔11〕 宋為民.人生命全過程的時間結構〔J〕.四川省生
理科學，1989.

〔12〕 宋為民.時間護理學〔M〕.天津：天津科學技術
出版社，1988.

〔13〕 宋為民.休閒，一柄健康雙刃劍〔N〕.雙休日，
1999，（7）：61.

〔14〕 宋為民.週末瘋狂，磨損生命之鐘〔N〕.雙休日，
1999創刊號.

〔15〕 宋為民.健康，需要生理時鐘準點〔J〕.家庭醫
生，2002，（4）：卷首.

〔16〕 宋為民.起居有序，食睡定時〔J〕.今日保健，
1999，（1）：34.

〔17〕 宋為民.健康需要自己管理〔J〕.自我保健，
2003，（4）卷首.

〔18〕 宋為民.方興未艾的生理時鐘養生〔J〕.長壽，
1997：（6）：16.

〔*19〕 宋為民.養生新理論—生理時鐘養生法（上、下）
〔J〕.健康指南，1996（2）：4；（3）：6.

〔20〕 宋為民.高血壓，我有獨門秘方—擇時降壓很重要
〔J〕.祝您健康，2005，（1）：6.

〔21〕 宋為民.訊息時代，你如何養生〔J〕.大眾醫學，
2001（10）卷首.

〔22〕 宋為民.慎對中年剪刀差〔J〕.養生月刊，2006
（2）：106-109.

〔23〕 宋為民. 考試前要幫助孩子撥正生理時鐘家長，1999，（3）：58.

〔24〕 宋為民. 撥正您的生理時鐘〔J〕. 老年學研究通訊，1998，3.

〔25〕 宋為民. 認識您的血壓鐘〔J〕. 中華養生保健，2006，（8）：15-16.

〔26〕 宋為民. 用好大腦的生理時鐘〔J〕. 健康時報，2007，6：25.

〔*27〕 宋為民. 如何保養生理時鐘（上、下）〔J〕. 家庭醫生報.

〔*28〕 宋為民. 休息有學問〔J〕. 今日保健，1997，（1）：30.

〔*29〕 宋為民. 長壽新觀——生理時鐘養生法〔J〕. 健康報，1989，2.

〔*30〕 宋為民. 試論中國時間醫學的發展途徑〔J〕. 南京中醫學報，1989（1）：55-56.

〔*31〕 宋為民. 以自然之道養自然之身〔G〕. 首屆國際易醫學術研討會，1995.

〔32〕 宋為民. 時間醫學〔G〕. 首屆全國時間生物學與時間醫學大會，1995.

〔33〕 宋為民. 青少年既要冬補又要防胖〔J〕. 科學大眾，1998，（1）：31.

〔34〕 宋為民. 保養生理時鐘，春節莫放鬆〔J〕. 科學大眾，1998，（2）：40.

〔35〕 宋為民. 如何喚醒孩子有講究〔J〕. 好家長，2001，（5）：32.

〔36〕 宋為民：「莫錯過金色的五月——談身高〔J〕. 好家長，2001，（5）：33.

〔37〕 宋為民. 治療高血壓——擇時〔J〕. 健康博覽，1997，（8）：14

〔38〕 宋為民. 健康需要自己來管理〔J〕. 自我管理，2003，（4）卷首.

〔39〕 宋為民. 生理時鐘養生抗衰延壽〔J〕. 健康指南，1996，（6）：13.

〔40〕 宋為民. 被動覺醒是慢性自殺嗎〔J〕. 健康指南，2001，（12）：13.

〔41〕 宋為民. 秋季——減肥的黃金時段〔J〕. 祝您健康，1999，（9）：25.

〔42〕 宋為民. 生養教化——用心須在人之初〔J〕. 中醫藥出版社，1994.

〔43〕 宋為民.「關鍵期」過勞會折壽〔M〕. 揚子晚報，2006.

〔44〕 宋為民. 用好大腦的『生理時鐘』〔J〕. 健康時報，2007.

〔*45〕 宋為民. 新概念——全天候血壓〔N〕. 健康極，2000.

〔46〕 南京中醫學院醫經教研組. 黃帝內經素問譯釋〔N〕.

*為獲獎作品

歡迎至本公司購買書籍

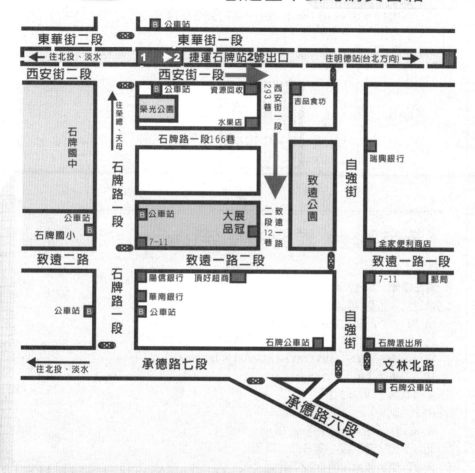

建議路線

1.搭乘捷運‧公車

　　淡水線石牌站下車，由石牌捷運站２號出口出站(出站後靠右邊)，沿著捷運高架往台北方向走(往明德站方向)，其街名為西安街，約走100公尺(勿超過紅綠燈)，由西安街一段293巷進來(巷口有一公車站牌，站名為自強街口)，本公司位於致遠公園對面。搭公車者請於石牌站(石牌派出所)下車，走進自強街，遇致遠路口左轉，右手邊第一條巷子即為本社位置。

2.自行開車或騎車

　　由承德路接石牌路，看到陽信銀行右轉，此條即為致遠一路二段，在遇到自強街(紅綠燈)前的巷子(致遠公園)左轉，即可看到本公司招牌。

國家圖書館出版品預行編目資料

《黃帝內經》順時養生法 / 宋為民主編
——初版，——臺北市，品冠文化，2016 [民 105.05]
面；21公分—（休閒保健叢書；34）
ISBN　978-986-5734-46-6（平裝附影音光碟）
1.內經　2.中醫典籍　3.養生
413.11　　　　　　　　　　　　　　　　　105003333

《黃帝內經》順時養生法（附VCD）

主　　編／宋為民
責任編輯／壽亞荷
發行人／蔡孟甫
出版者／品冠文化出版社
社　　址／臺北市北投區（石牌）致遠一路 2 段 12 巷 1 號
電　　話／（02）28233123，28236031，28236033
傳　　真／（02）28272069
郵政劃撥／19346241
網　　址／www.dah-jaan.com.tw
E-mail／service@dah-jann.com.tw
登記證／北市建一字第 227242 號
承印者／傳興印刷有限公司
裝　　訂／眾友企業公司
排版者／菩薩蠻數位文化有限公司
授權者／遼寧科學技術出版社
初版 1 刷／2016 年（民 105 年）5 月　　　　定價／400元

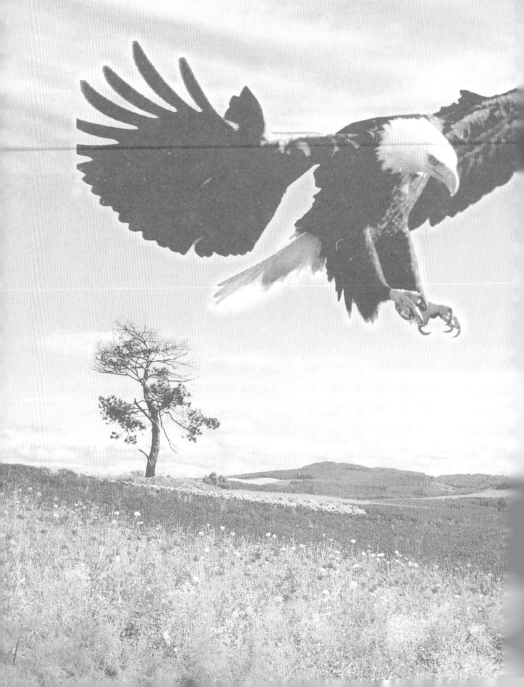

大展好書　好書大展
好書　冠群可期